올바른 스트레칭 처방

PRESCRIPTIVE STRETCHING

제2판

근육 통증의 원인을 잡는

올바른 스트레칭 처방

셀프 및 파트너 스트레칭

엄 기 매 외 옮김

PRESCRIPTIVE STRETCHING

SECOND EDITION

KRISTIAN BERG

영 문 출 판 사

■ **옮긴이** (가나다 순)

김항진 모던 필라테스 대표 이사

백형진 동국대학교 산학협력단 겸임교수

심경섭 여주대학교 건강운동재활과 교수

엄기매 여주대학교 물리치료과 교수

근육 통증의 원인을 잡는

올바른 스트레칭 처방

2022년 4월 15일 초판인쇄
2022년 4월 22일 초판발행

지은이 : Kristian Berg
옮긴이 : 엄 기 매 외
발행인 : 박 병 조
발행처 : 도서출판 영문출판사
등 록 : 1987년 12월 21일 제2-419호
주 소 : 서울시 강남구 삼성동 69-1
전 화 : (02) 514-5590, 776-5590
팩 스 : (02) 756-8943
홈페이지 : www.ymsbook.net
E-mail : yeongmunsa@empal.com
정 가 : 23,000 원
ISBN 978-89-7224-528-5 93510

※ 파본은 교환해 드립니다.

목차 CONTENTS

서론 INTRODUCTION

사람은 요통이 있는 사람과 요통이 발생할
가능성이 있는 사람의 두 가지 범주로 분류될 수 있다.

전 세계 사람들은 나에게 우편물을 보내고, 이메일을 보내거나 전화를 걸어 그들이 지시에 따랐고, 결코 체념하지 않았으며, 그래서 현재는 오래 지속되던 통증이 없어졌다고 말하고 있다는 사실은 아마도 나로 하여금 제3의 범주가 있다고 확신을 갖고 말할 수 있을지도 모른다는 생각을 갖게 한다. 제3의 범주는 요통이 결코 다시는 생기지 않을 사람들이다.

내가 신경근골격 질환을 치료하던 마사지치료를 실행하는 전문가(naprapath) 시절에는 같은 환자로부터 자주 질문이 튀어나왔다. "스트레칭이 정말 필요한 것입니까? 꼭 해야 합니까?" 대답은 긍정도 부정도 아니다. 해야 합니까? 글쎄, 치아를 닦아야 하나요? 아니요, 정말 그렇지는 않지만, 대부분의 사람은 치아를 닦지 않을 경우의 결과를 충분히 인식하고 있다. 유감스럽게도, 우리는 온갖 부위에서 통증을 느낄 때까지 몸의 스트레칭과 케어를 게을리 한 결과를 알지 못한다.

우리는 그때 통증이 우리의 행동과 연관성이 있다는 것을 인식하지 못할지도 모른다. 우리는 지금까지 몸이 유지관리를 필요로 하지 않았는데 왜 지금 통증이 시작되는 것일까? 우리가 지난 6개월 동안 치아를 닦지 않았다면
그만큼 충치에 놀랐을까? 여러분은 통증에 대비한다.
몸은 여러분이 과거 20년까지 한 일을 잊지 않고 있다.

그래서, 우리는 스트레칭을 필요로 하는가? 스트레칭과 운동은 몸의 일상적 유지관리의 일부라 생각한다.
이것은 우리가 양치질 하는 습관과 같아야 한다.

사람과 동물은 모두가 어떠한 형태로든 똑같이 스트레칭을 실행하여 왔다. 잠에서 깨어난 고양이나 개를 생각해 보자. 이들은 어떤 활동을 시작하기 전에 어깨와 엉덩이 근육을 신장시킨다. 우리의 생활이 우리들에게 점점 적은 활동을 요구하고 있기 때문에 이 동물의 본능을 상실할 가능성이 있는가? 이것이 사실일지도 모르지만, 본능은 여전히 그곳에 있는 것이다. 우리가 아침에 하품을 할 때는 팔을 위와 바깥쪽으로 신장시키고 허리를 구부리는 경향이
있다.

체조선수로서 나의 지난 10년이라는 시간은 정말 고통스러웠다. 허리가 항상 아팠다. 나는 심지어 그 직장생활이 끝나기도 전에 허리를 삐끗하는 경험을 하였다. 체조선수로서 그리고 유연성이 있는 선수로서 나는 정말 근육과 유연성의 권위자라고 생각하였다. 그 후, 마사지치료 전문가가 되기 위한 공부를 하는 동안에 나는 내가 그 존재조차 몰랐던 근육에 대해 알게 되었다.

그러나 학창시절 동안에도 나의 허리는 계속해서 아팠다. 치료에 관계없이 통증은 극히 약간 개선되었을 뿐이었다. 얼마 후, 나는 특정 근육을 꾸준히 스트레칭함으로써 어느 정도의 개선을 느끼기 시작하였다. 몸의 반대쪽 근육도 마찬가지 정도로 부드럽고 유연해야 한다고 결심하였다. 나는 결과가 보이기 시작하였다. 최근에는 허리가 아프지 않다. 훈련 후나 게으름을 피운 후에 통증을 느끼기 시작하면, 이전에 내가 스트레칭을 한 근육과 같은 근육의 스트레칭을 할 뿐이다. 내가 스트레칭을 끝냈을 때 통증은 사라진다. 돌이켜보면, 만약 내가 현재 알고 있는 것을 그때 알았더라면, 하나의 체조선수로서 내가 어떻게 수행하였을지 가끔 궁금해진다. 하나의 근육의 건강은 세상을 변화시켰다.

이것이 내가 나의 환자에게 전달하려고 하는 경험이다. 모든 환자가 가정에서 해야 할 한 가지 운동을 한다. 나는 누가 숙제를 하였고 누가 숙제를 안했는지, 누가 숙제를 잊었는지 쉽게 알 수 있다. 협력함으로써 우리는 통증을 감소시키고 가동성을 높인다는 바람직한 결과에 신속하게 도달한다.

스트레칭을 하는 책이나 잡지는 흔히 기적적인 스트레칭으로 가득 차 있다. 유감스럽게도, 이 책들은 왜 우리가 스트레칭을 할 필요가 있는지의 참된 이유를 언급하지 않고 있다. 그 기사 안에 기재된 운동은 잘못되어 있거나 위험한 것이 있고, 이것을 실행하기 위한 지시나 설명은 흔히 불완전하고 따라 하기 어렵거나 존재하지 않는다.

이 책은 도구(수단)이기 때문에 다른 모든 도구와 마찬가지로 조심해서 다루어야 한다. 이것을 꼼꼼히 읽고 그림을 철저히 학습하기 바란다. 이 운동은 기능을 하지만 이것을 올바르게 할 때에만 기능을 한다. 이 책의 이번 판에 있는 새로운 파트너 스트레칭은 특히 강력한 도구이며 의도하지 않은 부상을 피하기 위한 전체 스트레칭 과정 내내 스트레칭을 하는 사람과 파트너 모두가 텍스트를 읽고 그림을 보며 서로의 말을 경청하는 것이 얼마나 중요한지를 꼭 강조하고 싶다.

역자 서문 TRANSLATOR'S PREFACE

임상에서 환자를 치료하다 보면 스트레칭의 중요성을 자주 언급합니다. 그러나 어떤 근육을 어떻게 스트레칭을 해야 하는지, 또 어떤 강도로 얼마나 수행해야 올바른 스트레칭이라고 할 수 있고, 효과를 볼 수 있는가에 대한 답은 항상 숙제로 남아있었습니다. 이 책은 막연히 알고 있던 스트레칭 지식들을 근육별로 정리하여 임상적 지식과 함께 제시하고 있어 스트레칭을 통한 통증 완화를 목적으로 하는 임상가들에게는 큰 도움이 될 것으로 생각합니다.

"임상에서 환자를 치료할 때, 스트레칭이 어떤 영향을 미치는가?" 이런 궁금증을 해소하기 위한 가이드라인을 독자들이 얻을 수 있도록 이해하기 쉽게 번역하였고, 다양한 시각적인 자료를 삽입하여 전체적인 가독성을 높였습니다. 각 근육마다 하나의 소챕터 형식으로 구성되어 있어 원하는 근육 스트레칭 파트만 빠르게 찾아서 볼 수 있도록 제작되었습니다.

"임상적용이 바로 가능한가?" 이 책은 근육별 초입부에 임상에서 흔히 발생하는 잘못된 스트레칭의 문제점과 주의점을 경험담처럼 서술하여 공감대를 형성하고, 그에 대한 해결책을 제시함으로써 이 책을 읽기 전과 후의 임상적 접근방법에 대한 분명한 차이가 있도록 서술되었습니다.

한편, 구분되는 적절한 원색의 사용을 통해 근육의 모양을 직관적으로 파악할 수 있도록 하였고, 근육에 대한 설명을 간략히 제시하여 근육에 대한 이해를 빠르게 할 수 있도록 고안되었고, 근육 긴장이 되는 원인을 일상생활동작, 스포츠활동, 직업특성 등의 예시와 함께 기술하여 임상적용에 도움이 되도록 노력하였습니다. 긴장이 되었을 때, 나타나는 증상과 유연성 검사방법을 주의사항과 함께 제시하여 이해를 돕고, 스트레칭 기법을 자세히 묘사하여 독자들로 하여금 상상속에서 스스로 근육 긴장정도를 평가하고 스트레칭을 해보는 상황을 머릿속으로 그려볼 수 있도록 상세히 기술되었습니다. 또한, 스트레칭 시 실수하는 부분들의 예시들을 나열하여 주의하도록 하였고, 최종 논평을 통해 "스트레칭의 근육 통증감소 효과를 어떻게 더 높일 것인가?" 물음에 대한 방안을 첨언하면서 근육별 소챕터가 마무리 되도록 구성되었습니다.

마지막으로 이 책은 셀프 및 파트너 스트레칭 방법도 함께 제시하여 임상가들이 임상적 적용에 큰 도움이 될 수 있도록 하였고, 그림과 함께 기술되어 있어 동작을 따라하는데, 큰 어려움이 없도록 고안되었습니다. 스트레칭은 이상적인 자세로 수행해야 셀프 또는 파트너와 함께 할 때 최상의 결과를 얻을 수 있는데, 하나의 근육에 여러 가지 효율적인 스트레칭 자세들을 제시하여 선택적 적용이 가능하도록 기술되었습니다.

이 책의 번역을 위해 애쓰신 분들께 감사의 말씀을 전하고, 서적의 출간을 위해 애쓰시는 영문출판사 직원 분들께도 감사의 말씀을 전합니다.

이 책을 번역하기에 앞서 "스트레칭이 과연 근육 통증 완화에 효과가 있을까?"란 질문에 대한 답이 매우 궁금했었는데, 그 궁금증을 이 책을 통해 많이 해소한 것 같습니다.

이 책을 통해 공부하시는 학생과 임상전문가 분들께도 조금이나마 도움이 되었으면 합니다.

역자대표 엄 기 매

인체의 근육과 뼈

MUSCLES AND BONES OF THE HUMAN BODY

근육의 라틴어 명칭은 보통 근육이 어떻게 생겼는가 또는 그 근육이 어떠한 기능을 하는가를 설명한다. 이러한 이유로 라틴어 용어를 학습하는 것은 유용하다. 어깨올림근(견갑거근, levator scapulae muscle)을 예로 들어보자. lavator는 levatio에서 유래하며, 이것은 올림(raise)을 의미한다. 여러분은 현대어인 elevator를 알 수 있다. scapula는 어깨뼈의 라틴어이다. 그 예는 매우 많다. 여러분이 라틴어 용어에 정통하고 있으면 근육의 사용법과 위치를 쉽사리 추론할 수 있다. 여기서는 몇 가지 예를 나타내기로 한다.

Abdominis = Abdomen 복부

Abductor = Outward moving
바깥쪽으로 움직이는 것(벌림 : 외전)

Adductor = Inward moving
안쪽으로 움직이는 것(모음 : 내전)

Antebrachii = Forearm
아래팔(전완)

Anterior = Front side 앞–, 앞쪽

Bi = Two 둘

Brachii = Upper arm 위팔(상완)

Brevis = Short 짧은(단)

Caput = Head 머리

Dorsum = Back 등, 등쪽

Externus = Outer/external 바깥(외)

Extensor = Muscle that extends/straightens
펴는/똑바르게 하는 근육

Femoris = Thigh 넓적다리(대퇴)

Flexor = Muscle that bends
굽히는 근육

Infra = Below 아래–

Internus = Inner/internal 속(내)

Lateralis = Toward the side
가쪽(외측)

Levator = Muscle that raises
올리는 근육(거근)

Longus = Long 긴(장)

Magnus/Major = Large/greater than
큰(대)/~보다 큰

Minimus/Minor = Small/lesser than
작은(소)/~보다 작은

Musculus = Muscle 근육

Musculi = Muscles 근육들

Obliquus = Slanted 경사진

Posterior = Back side 뒤–, 뒤쪽

Processus = Proces 돌기

Rectus = Straight 곧은(직)

Spinae = Spine 척추

Supra = Above 위–

Tri = Three 셋

스트레칭에 대한 주의사항

이 책 전체에 걸쳐서 모든 스트레칭은 오른쪽에 대한 것을 보여주고 있다.
당연히 왼쪽도 스트레칭을 할 필요가 있다.

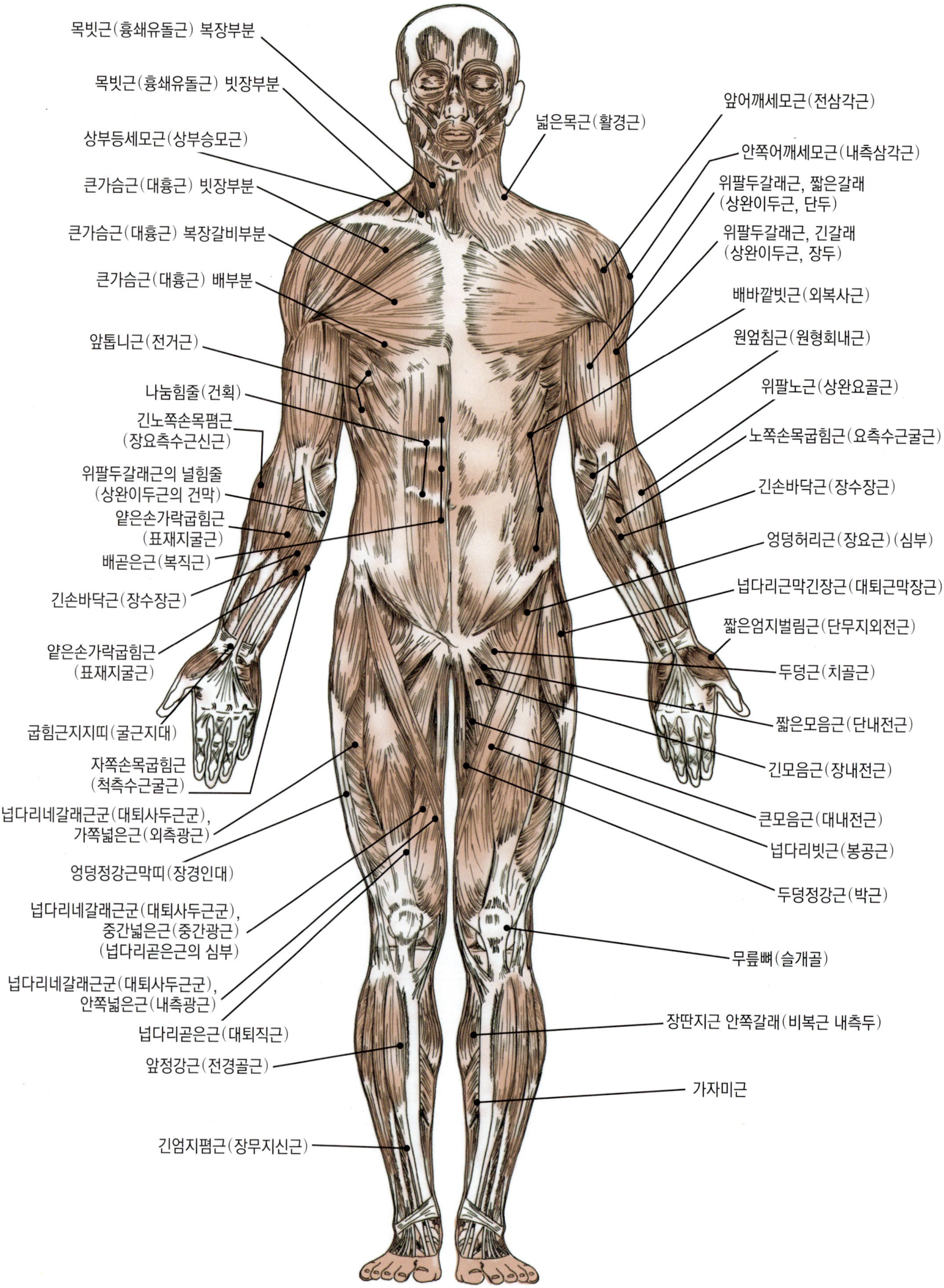
목빗근(흉쇄유돌근) 복장부분
목빗근(흉쇄유돌근) 빗장부분
상부등세모근(상부승모근)
큰가슴근(대흉근) 빗장부분
큰가슴근(대흉근) 복장갈비부분
큰가슴근(대흉근) 배부분
앞톱니근(전거근)
나눔힘줄(건획)
긴노쪽손목폄근
(장요측수근신근)
위팔두갈래근의 널힘줄
(상완이두근의 건막)
얕은손가락굽힘근
(표재지굴근)
배곧은근(복직근)
긴손바닥근(장수장근)
얕은손가락굽힘근
(표재지굴근)
굽힘근지지띠(굴근지대)
자쪽손목굽힘근
(척측수근굴근)
넙다리네갈래근군(대퇴사두근군),
가쪽넓은근(외측광근)
엉덩정강근막띠(장경인대)
넙다리네갈래근군(대퇴사두근군),
중간넓은근(중간광근)
(넙다리곧은근의 심부)
넙다리네갈래근군(대퇴사두근군),
안쪽넓은근(내측광근)
넙다리곧은근(대퇴직근)
앞정강근(전경골근)
긴엄지폄근(장무지신근)
넓은목근(활경근)
앞어깨세모근(전삼각근)
안쪽어깨세모근(내측삼각근)
위팔두갈래근, 짧은갈래
(상완이두근, 단두)
위팔두갈래근, 긴갈래
(상완이두근, 장두)
배바깥빗근(외복사근)
원엎침근(원형회내근)
위팔노근(상완요골근)
노쪽손목굽힘근(요측수근굴근)
긴손바닥근(장수장근)
엉덩허리근(장요근)(심부)
넙다리근막긴장근(대퇴근막장근)
짧은엄지벌림근(단무지외전근)
두덩근(치골근)
짧은모음근(단내전근)
긴모음근(장내전근)
큰모음근(대내전근)
넙다리빗근(봉공근)
두덩정강근(박근)
무릎뼈(슬개골)
장딴지근 안쪽갈래(비복근 내측두)
가자미근

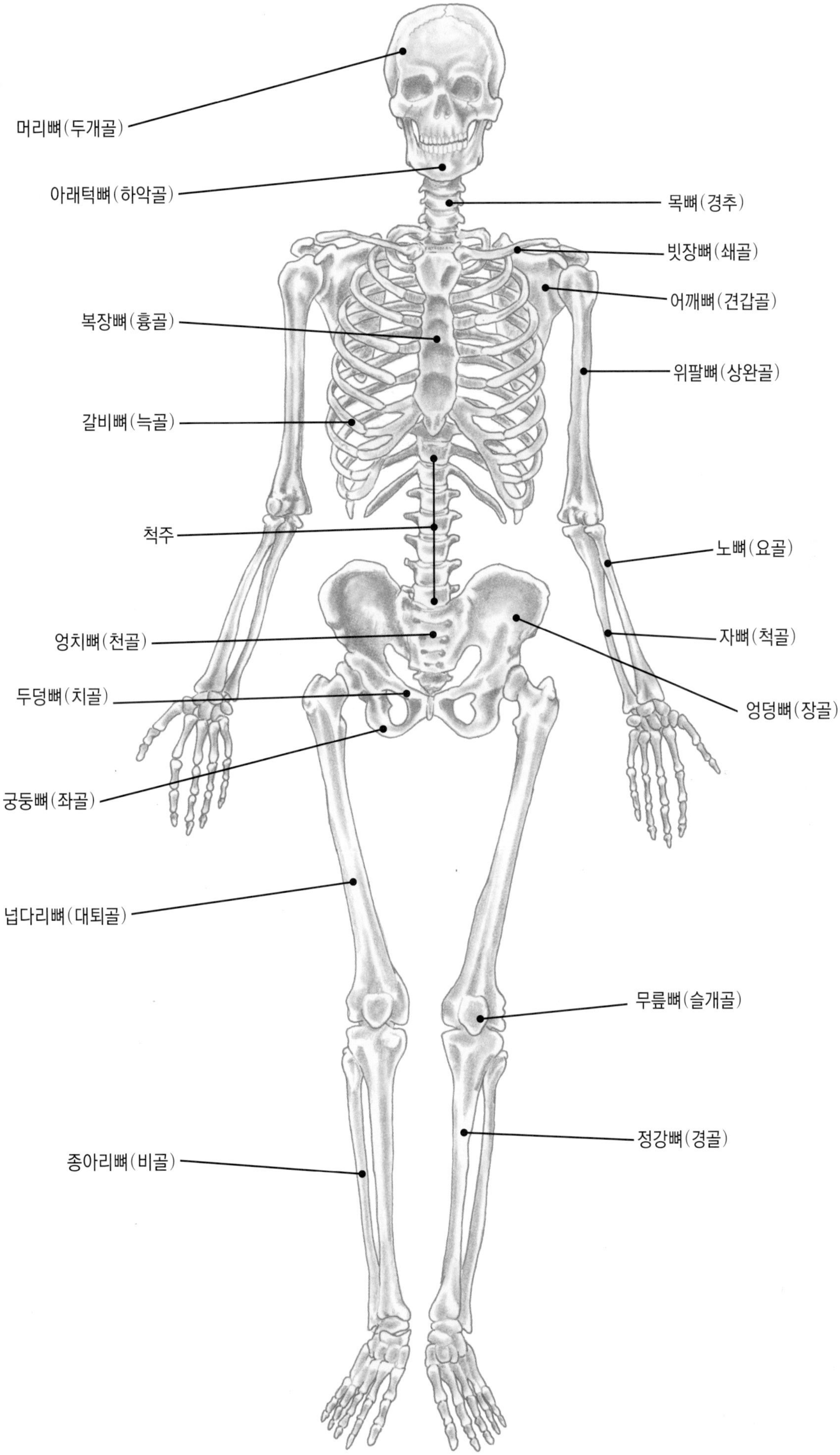

머리뼈(두개골)
아래턱뼈(하악골)
목뼈(경추)
빗장뼈(쇄골)
어깨뼈(견갑골)
복장뼈(흉골)
위팔뼈(상완골)
갈비뼈(늑골)
척주
노뼈(요골)
엉치뼈(천골)
자뼈(척골)
두덩뼈(치골)
엉덩뼈(장골)
궁둥뼈(좌골)
넙다리뼈(대퇴골)
무릎뼈(슬개골)
정강뼈(경골)
종아리뼈(비골)

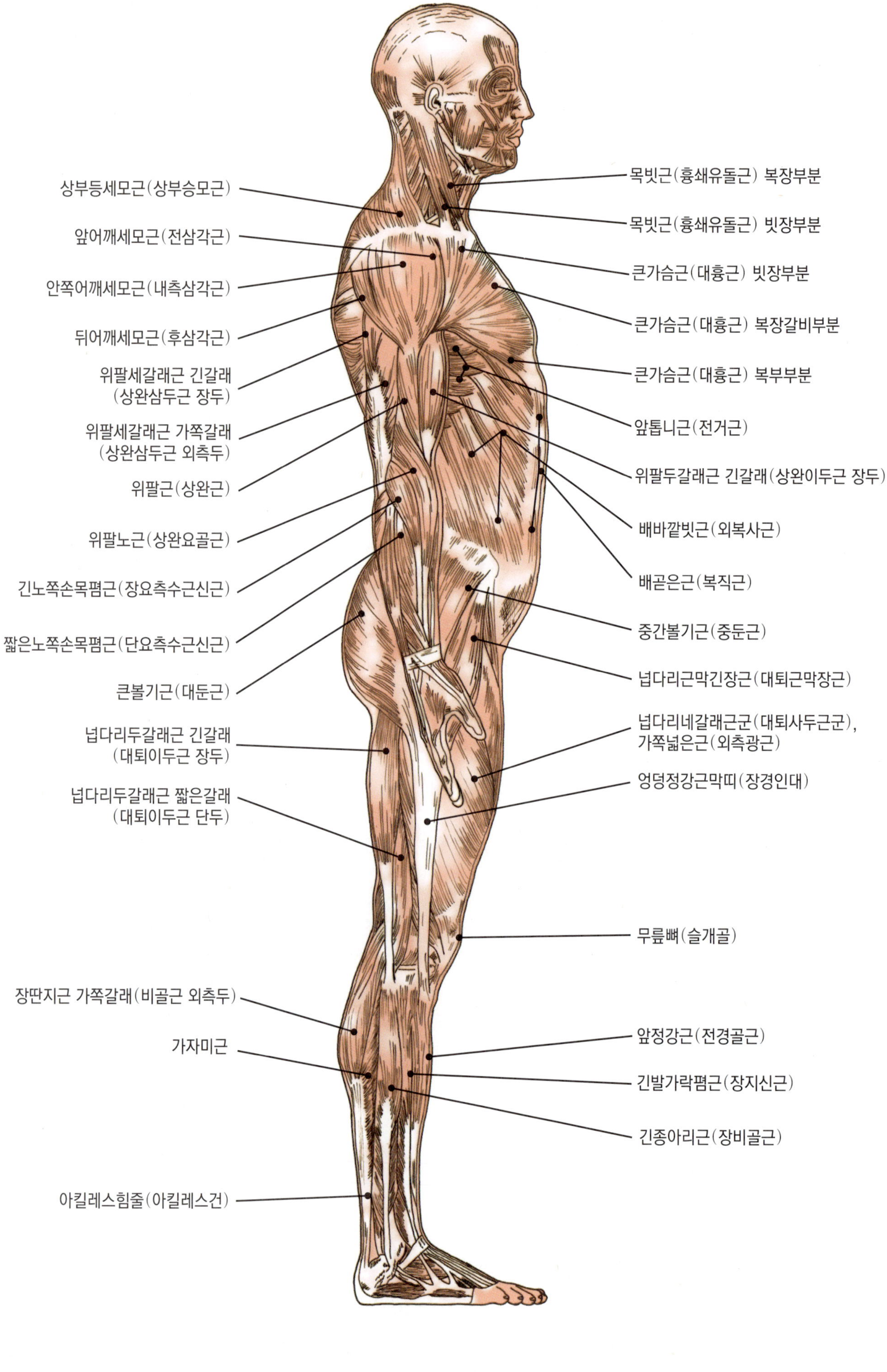
상부등세모근(상부승모근)
앞어깨세모근(전삼각근)
안쪽어깨세모근(내측삼각근)
뒤어깨세모근(후삼각근)
위팔세갈래근 긴갈래
(상완삼두근 장두)
위팔세갈래근 가쪽갈래
(상완삼두근 외측두)
위팔근(상완근)
위팔노근(상완요골근)
긴노쪽손목폄근(장요측수근신근)
짧은노쪽손목폄근(단요측수근신근)
큰볼기근(대둔근)
넙다리두갈래근 긴갈래
(대퇴이두근 장두)
넙다리두갈래근 짧은갈래
(대퇴이두근 단두)
장딴지근 가쪽갈래(비골근 외측두)
가자미근
아킬레스힘줄(아킬레스건)
목빗근(흉쇄유돌근) 복장부분
목빗근(흉쇄유돌근) 빗장부분
큰가슴근(대흉근) 빗장부분
큰가슴근(대흉근) 복장갈비부분
큰가슴근(대흉근) 복부부분
앞톱니근(전거근)
위팔두갈래근 긴갈래(상완이두근 장두)
배바깥빗근(외복사근)
배곧은근(복직근)
중간볼기근(중둔근)
넙다리근막긴장근(대퇴근막장근)
넙다리네갈래근군(대퇴사두근군),
가쪽넓은근(외측광근)
엉덩정강근막띠(장경인대)
무릎뼈(슬개골)
앞정강근(전경골근)
긴발가락폄근(장지신근)
긴종아리근(장비골근)

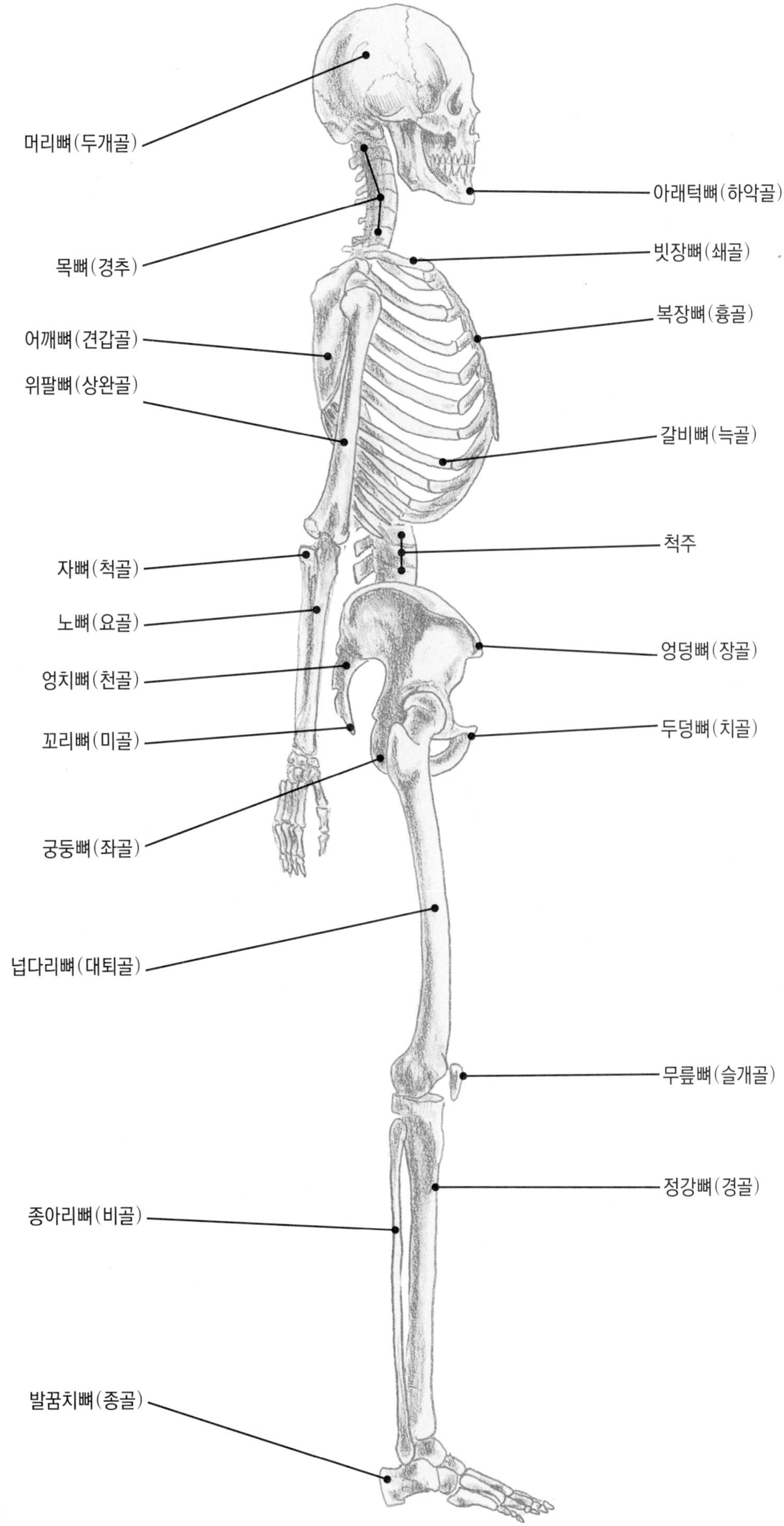
머리뼈(두개골)
아래턱뼈(하악골)
목뼈(경추)
빗장뼈(쇄골)
복장뼈(흉골)
어깨뼈(견갑골)
위팔뼈(상완골)
갈비뼈(늑골)
척주
자뼈(척골)
노뼈(요골)
엉덩뼈(장골)
엉치뼈(천골)
꼬리뼈(미골)
두덩뼈(치골)
궁둥뼈(좌골)
넙다리뼈(대퇴골)
무릎뼈(슬개골)
정강뼈(경골)
종아리뼈(비골)
발꿈치뼈(종골)

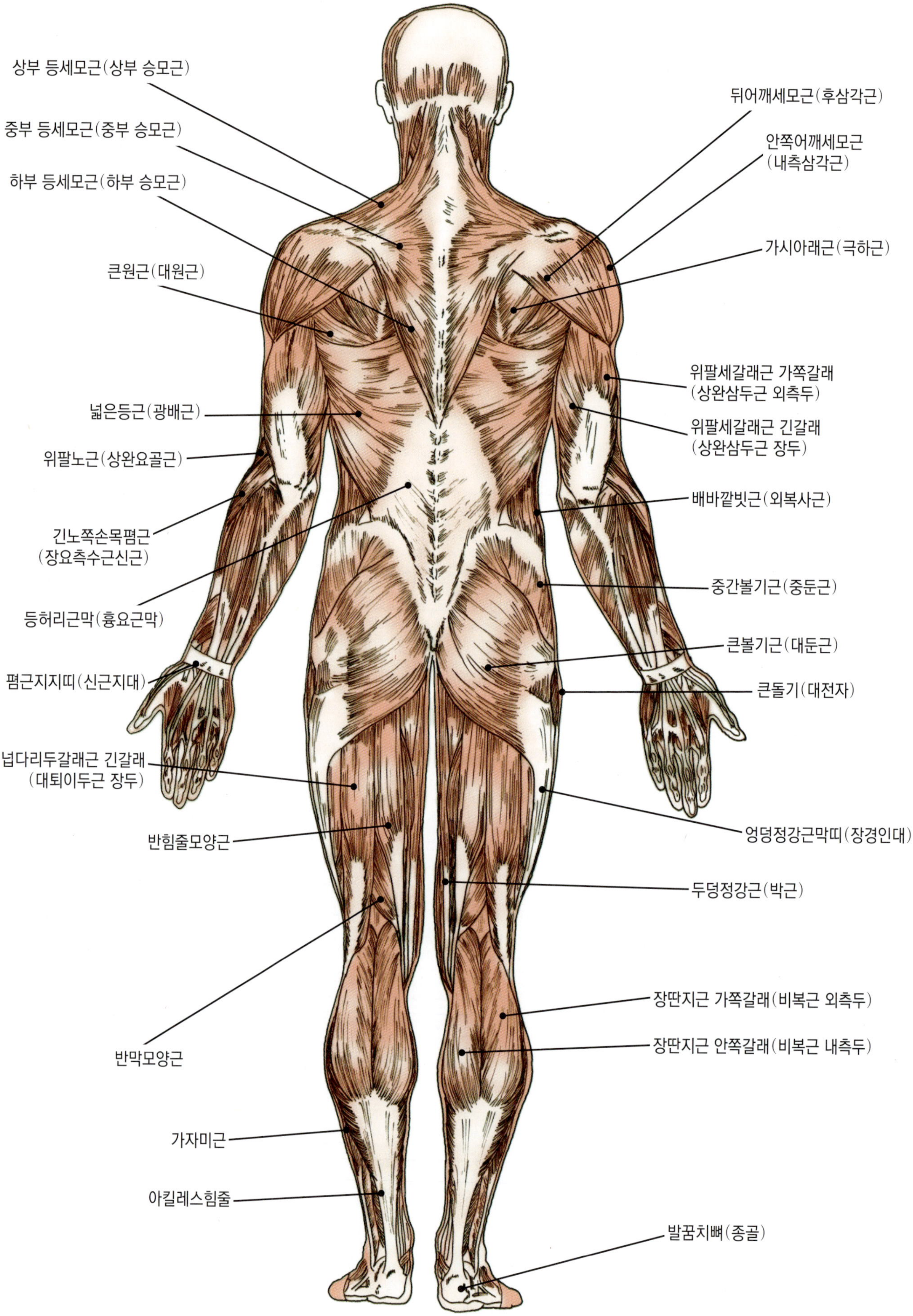
상부 등세모근(상부 승모근)
중부 등세모근(중부 승모근)
하부 등세모근(하부 승모근)
큰원근(대원근)
넓은등근(광배근)
위팔노근(상완요골근)
긴노쪽손목폄근
(장요측수근신근)
등허리근막(흉요근막)
폄근지지띠(신근지대)
넙다리두갈래근 긴갈래
(대퇴이두근 장두)
반힘줄모양근
반막모양근
가자미근
아킬레스힘줄
뒤어깨세모근(후삼각근)
안쪽어깨세모근
(내측삼각근)
가시아래근(극하근)
위팔세갈래근 가쪽갈래
(상완삼두근 외측두)
위팔세갈래근 긴갈래
(상완삼두근 장두)
배바깥빗근(외복사근)
중간볼기근(중둔근)
큰볼기근(대둔근)
큰돌기(대전자)
엉덩정강근막띠(장경인대)
두덩정강근(박근)
장딴지근 가쪽갈래(비복근 외측두)
장딴지근 안쪽갈래(비복근 내측두)
발꿈치뼈(종골)

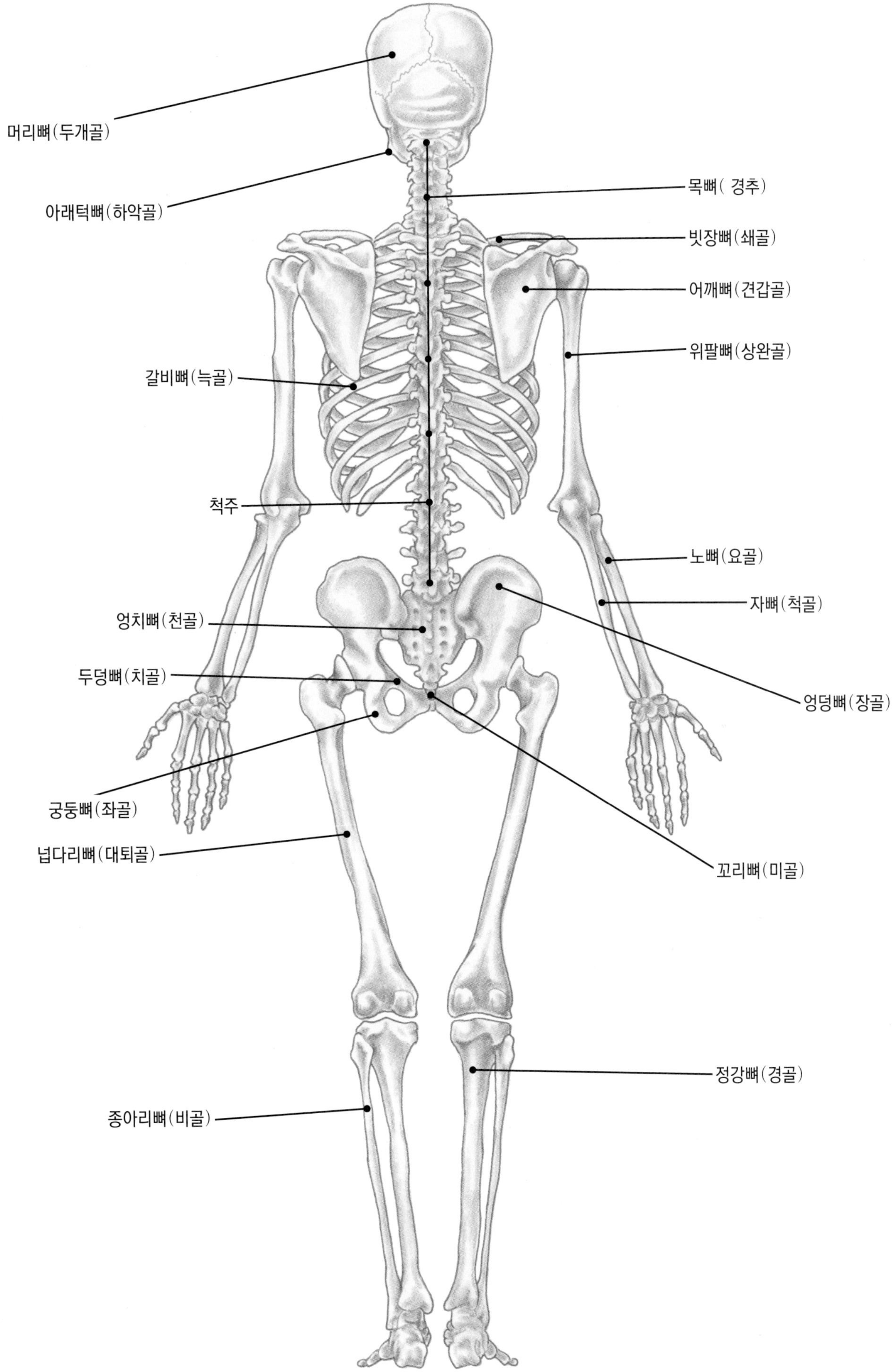
머리뼈(두개골)
아래턱뼈(하악골)
목뼈(경추)
빗장뼈(쇄골)
어깨뼈(견갑골)
위팔뼈(상완골)
갈비뼈(늑골)
척주
노뼈(요골)
자뼈(척골)
엉치뼈(천골)
두덩뼈(치골)
엉덩뼈(장골)
궁둥뼈(좌골)
넙다리뼈(대퇴골)
꼬리뼈(미골)
정강뼈(경골)
종아리뼈(비골)

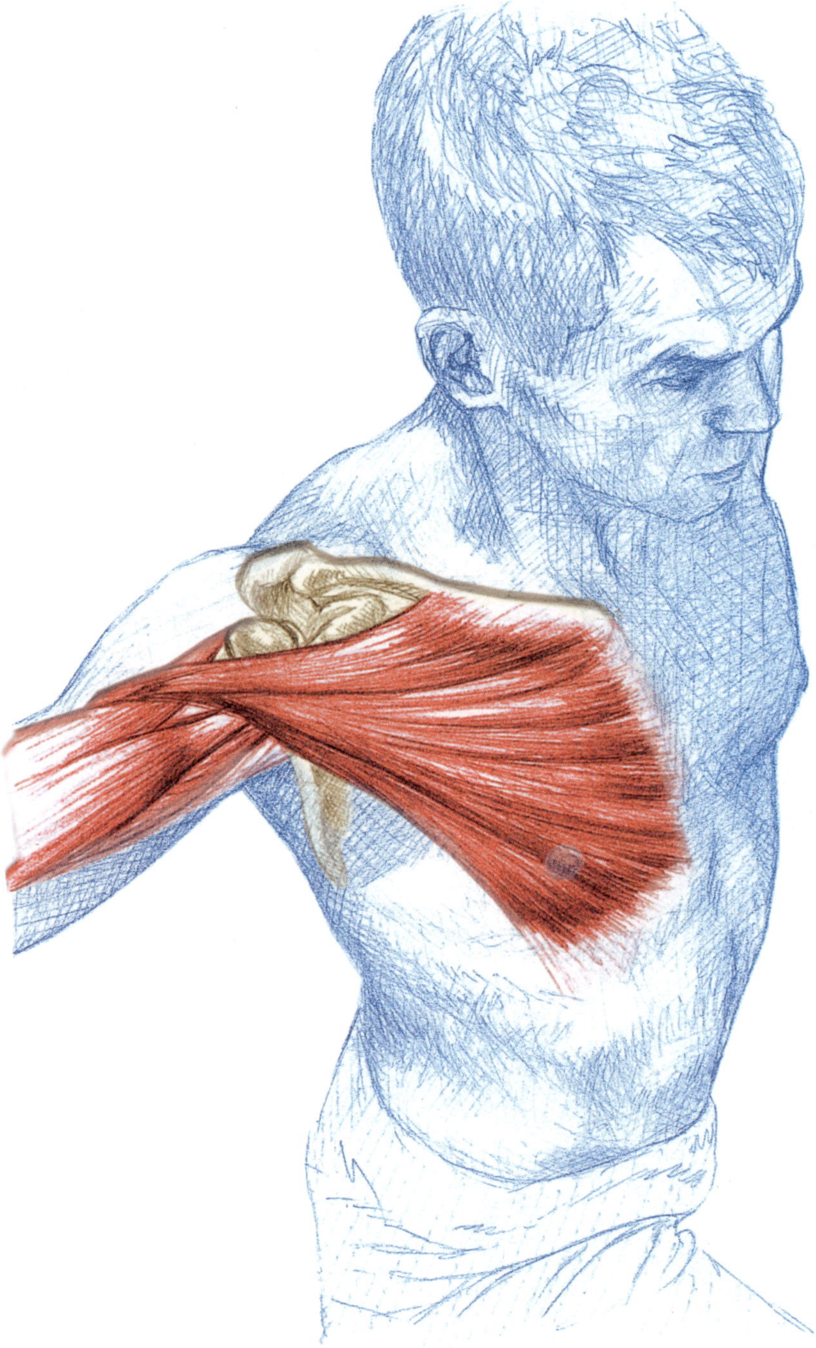

스트레칭의 기본

STRETCHING FUNDAMENTALS

생리학 PHYSIOLOGY

인간의 몸은 놀라운 창조물이다. 다양한 시스템에 의해 시각, 청각, 및 순환에서부터 콩팥과 심장에 이르기까지 모두가 의도한 대로 기능하는 것이 보장된다. 가장 중요한 시스템의 하나는 움직임, 유연성, 근력, 협응 및 균형을 조절하는 운동 시스템이다.

이 시스템들에는 뼈, 관절, 골격근이 포함되어 있으며, 일생을 통해 건강을 유지하기 위해 모두가 저항력을 필요로 한다. 우리들은 어렸을 때 모든 구성요소를 정렬하고 성인이 되어서도 이것들을 유지해야 한다.

우리가 움직이면 이환된(병변이 있는) 부위로 혈류를 증가시킨다. 혈액은 근육이 필요로 하는 산소와 기타 영양소를 운반한다. 또한 온도가 상승하여 근육을 유연하게 한다. 근육의 저항력은 성장을 촉진하고 다음의 운동에 대비하여 몸이 더 강해진다. 몸이 순응할 수 있도록 조금씩 저항력을 올려야 한다. 저항력을 너무 빨리 올리면, 근육은 과부하가 된다. 모든 형태의 과부하는 상대적이다. 이것들의 과부하에는 지나치게 오래 걷는 것, 지나치게 자주 걷는 것 또는 지나치게 무거운 것을 들어 올리는 것이 포함된다. 지나치게 오래 앉아 있으면 과부하가 될 수도 있다.

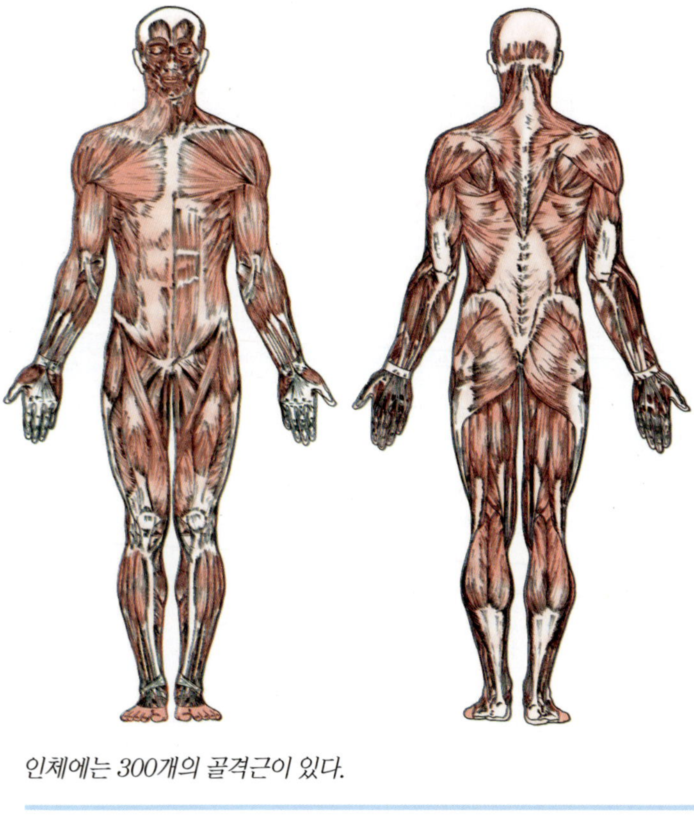

인체에는 300개의 골격근이 있다.

어떤 종류의 훈련이나 스트레칭을 하는 동안에 부상을 방지하기 위해서는 저항력을 서서히 증가시키는 것이 중요하다. 여러분이 무리를 하지 않는 것처럼 느끼고 있다 해도 몸은 모든 행동을 기록하고 있다. 단시간에 무언가를 과도하게 하면 몸은 통증을 감지하여 여러분에게 알려준다.

근육계 THE MUSCULAR SYSTEM

몸에는 관절의 움직임을 만들어내도록 설계된 약 300개의 골격근이 있다. 이 근육들을 잡아 늘인 고무줄이라 생각하자. 근육이 활동을 개시할 때, 근육은 고무줄처럼 잡아당겨진다. 근육에 탄력이 있으면 있을수록 움직임은 더 원활해진다.

어떤 일도 시키는 일이 없는 근육은 안정 시에 더 강해지지 않는다. 그 대신에, 이러한 근육은 단단해지고(조여지고) 단축되어 통증을 야기한다. 그 근육들이 필요할 때, 그 근육들은 일에 익숙해져 있지 않기 때문에 피로해지기 쉽다. 그 결과, 의자를 움직이는 것과 같은 단순한 일상적인 과제를 수행하는 동안에 허리를 삐끗할지도 모른다.

몸은 균형을 필요로 한다. 몸을 사용할 때, 몸 앞에 있는 근육들은 모든 것을 앞쪽으로 잡아당긴다. 이 근육들이 단축되면, 등을 구부린 자세가 발생한다. 따라서 똑바로 서기 위해서는 등에 있는 근육이 똑같이 길고 강하거나 또는 짧고 약하거나 할 필요가 있다. 최상의 시나리오에서는 몸의 앞과 뒤에 있는 근육들이 똑같이 탄력성이 있고 균형을 유지하기 위해 적은 에너지를 필요로 한다.

몸의 서로 다른 쪽(앞과 뒤 또는 오른쪽과 왼쪽) 근육 사이의 관계는 수행과 웰빙(weill-being)의 양쪽에 매우 중요하다.

우리가 적게 움직일 때 혈액순환은 감소하기 때문에 반복적으로 단단해지는(조여지는) 근육(예들 들어, 스트레스를 받고 있는 동안)은 시간 경과와 더불어 탄력성이 상실되고 뻣뻣해진다.

근육의 유형

근육조직에는 가로무늬 골격근, 평활근육 및 가로무늬 심장근육의 세 가지 유형이 있다.

스트레칭에 관해서는 우리는 가로무늬골격근 조직(평활근육은 창자 및 혈관과 같은 튜브모양 기관에 있으며 심장근육은 심장에만 있다)에 관심이 있다.

골격근은 근육내막(endomysium)으로서 알려진 결합조직의 집(sheath)으로 덮여 있는 근섬유(근세포)로 구성되어 있다. 섬유는 다발(bundles) 또는 신경다발(fascicles)로 배열되어 있으며, 이것은 차례로 근육다발막(perimysium)으로서 알려진 결합조직의 집에 의해 결합되어 있다. 전체 근육은 근육외막(epimysium)이라 불리는 바깥 결합조직으로 에워싸여 있으며 근육들을 결합시킨다. 이 결합조직 또는 근막(fasciae)의 모두는 기시부와 부착부의 근육에 포함되어 있다. 각각의 근섬유는 힘줄을 통해 뼈에 부착하여 있다.

근섬유에는 수십만 개의 근원섬유(myofibrils)가 포함되어 있으며, 이것은 골격근의 기본적 수축요소인 근육원섬유마디(sarcomeres)로 구성되어 있다. 근원섬유(myofibrils)에는 액틴(actin)과 미오신(myosin)이라는 2개의 단백질 필라멘트가 포함되어 있고, 이것은 근육에 줄무늬(striation)를 만드는 반복 패턴으로 배열되어 있다. 근원섬유와 근육원섬유마디는 근육수축이 일어나는 곳에 있다.

4 페이지에 있는 그림은 액틴과 미오신의 필라멘트를 보여주고 있다. 근육이 수축할 때 굵은 미오신 필라멘트에 있는 머리가 가느다란 액틴 필라멘트와 상호작용을 하는 가교를 형성한다. 즉, 미오신의 머리는 안쪽으로 접히고 근육원섬유마디의 중심을 향해서 액틴 필라멘트를 가까이 끌어당겨 수축을 일으킨다. 정상적으로 이완된 근육에서는 근

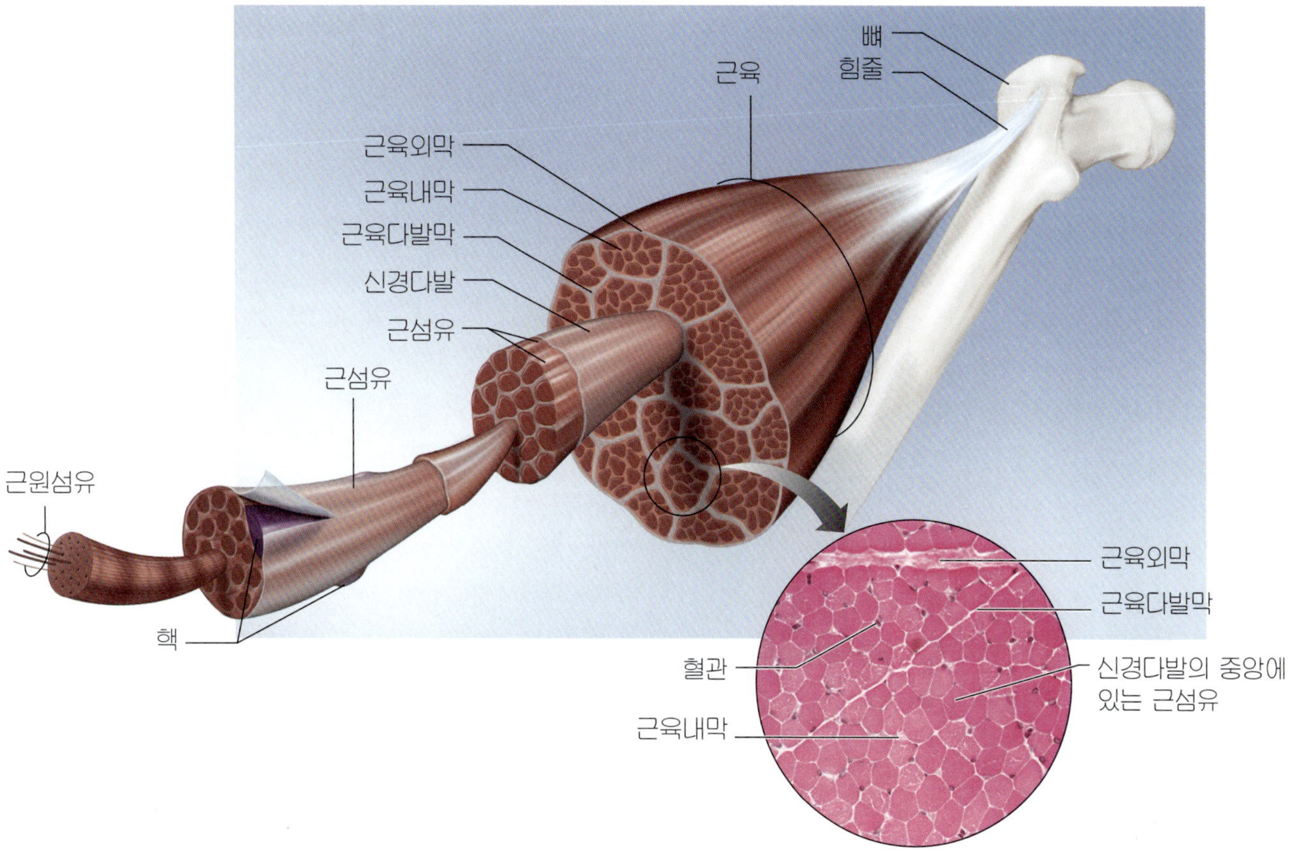

근육의 기본 구조

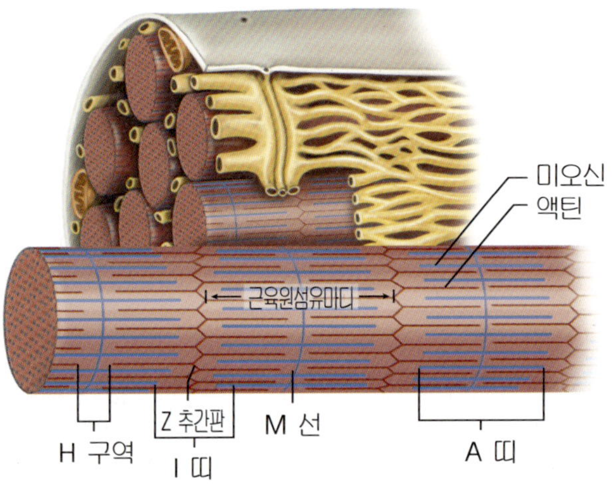

근육원섬유마디에는 액틴(가느다란) 필라멘트와 미오신(굵은) 필라멘트로 배열되어 있다.

육원섬유마디는 안정 시 길이의 150%까지 신장시킬 수 있으며, 이것은 근육원섬유마디는 근육이 이완할 때 가동범위(ROM)의 제한요인이 아니라는 것을 의미한다. 그러나 근육이 긴장한 경우는 스트레칭은 긴장을 이완시키고 따라서 단기적으로는 ROM이 증가한다.

근육방추

근육조직에는 근육방추도 포함되어 있으며, 이것은 근육 길이를 모니터링하는 수용체이다. 이 수용체들은 작은 근육의 실(thread)(방추속근육섬유)과 신경종말로 구성되어 있다. 근육방추는 신장(elongation)의 정도와 폄(extension)의 속도 양쪽에 반응한다. 근육이 크게 신장하여 있을 때 – 그리고 특히 빠른 속도로 신장이 이루어질 때 – 근육방추는 안쪽으로 향한 임펄스를 척수로 보내며, 그곳에서 이것들은 바깥쪽으로 향한 임펄스로 전환되어 근육 신장을 만들어낸다. 이 동역학이 이른바 신장반사(stretch reflex)를 구성한다.

근육방추를 과다하게 자극하여 신장반사를 유발하지 않도록 하기 위해서는 천천히 스트레칭을 할 필요가 있다. 그 후 근육방추는 적응의 과정을 통해 서서히 스트레칭의 정도에 익숙해질 것이다.

근육이 수축할 때 근육방추도 또한 교감신경계의 임펄스 전달의 증가에 의해 반응한다. 이 반응은 수축된 근육의 긴장을 높이고 근육 길항체(muscle's antagonists)의 긴장을 감소 또는 억제시킨다. 예를 들어, 위팔두갈래근이 수축할 때 위팔세갈래근은 이완한다. 때로는 길항근 억제(antagonist inhibition)라 불리는 이 과정은 일부 스트레칭 기법에서 사용될 수 있다.

골지힘줄기관

근육힘줄에는 골지힘줄기관이 포함되고 이것은 긴장을 모티터링하는 감각수용체이다. 이것은 근섬유가 힘줄에 고정되는 곳에 부착하고 있다. 따라서 이것들은 근섬유와 직렬로 놓여 있다. 골지힘줄기관은 근육힘줄의 신장(늘어남; elongation)에 반응한다. 수동적(passive) 스트레칭인 경우, 근섬유는 주로 신장되지만, 근육이 펴진 위치에서 수축되면 골지힘줄기관은 강력하게 자극을 받는다.

힘줄의 수축 또는 신장의 강도가 일정 임계한도를 넘어서면 골지힘줄기관을 통해 하나의 반사가 유발되어 근육이 이완하는 원인이 된다. 이완은 힘줄의 손상을 예방하는 방어기전으로서 작용한다. 이 반사는 보통 역신장반사(inverse stretch reflex) 또는 반근육신전반사(anti-myotatic reflex)라 불린다.

스트레칭을 하여 근육을 이완시키려고 할 때 골지힘줄기관의 효과가 이용될 수 있다. 이 실행은 때로는 자기억제라고 불린다.

근막과 결합조직

앞에서 서술한 것처럼, 근막은 근육섬유, 근육섬유다발 및 근육 전체를 에워싸는 결합조직 막이다. 근막은 모든 기관, 근육, 뼈 및 신경 내에서 볼 수 있고 이것들을 에워싸고 있다.

두 가지 유형의 결합조직이 가동범위에 영향을 미칠 수 있다. 즉, 교원성과 탄력성이다. 교원성 결합조직이 지배할 때 가동범위(ROM)는 비교적 제한된다. 탄력성 섬유가 지배할 때 가동범위는 더 커진다.

결합조직은 가동범위를 제한하는 데 가장 큰 역할을 수행한다. 일정한 한계 내에서 스트레칭을 통해 그리고 부상 후의 재활을 통해 이 조직을 수정함으로써 가동범위에 영향을 줄 수 있다. 최근에 근막에 대한 연구가 증가함에 따라 이전에 생각했던 것보다 훨씬 폭넓은 방법으로 가동범위의 많은 측면에 아마도 영향을 줄 것이라는 것을 알았다.

스트레칭은 근육조직과 마찬가지로 근막에 영향을 주며, 이것은 우리가 스트레칭에 의해 경험한 효과가 부분적으로는 근막의 스트레칭에 관련이 있다는 것을 의미한다. 그 중에서도 근막의 수용체를 자극하는 것은 근육긴장의 저하, 교감신경계의 활동 감소 및 혈관확장(혈관이 확장하여 순환이 증가한다)으로 이어진다는 것을 우리는 알고 있다.

길항근

길항근이란 현재 작동하고 있는, 또는 스트레칭을 하고 있는 근육과는 반대의 움직임을 만들어내는 근육이다. 스트레칭을 하고 있는 근육이 팔꿈치를 굽히면, 길항근은 팔꿈치를 곧게 펴준다. 따라서 일련의 근육을 사용해서 움직임을 실행하면 단단한 길항근은 그 움직임에 저항을 제공할 것이다. 여러분이 대부분의 트러블을 야기하는 길항근을 알고 있다면 여러분은 훨씬 더 효율적으로 될 수 있을 것이다. 예를 들어, 달리기를 하는 동안에는 엉덩관절 굽힘근과 넙다리네갈래근을 사용하여 다리를 앞으로 내민다. 다리를 뒤쪽으로 움직이는 넓적다리의 뒷면에 있는 근육은 다리가 앞으로 진행함에 따라 신장하게 될 것이다. 이 근육들이 단단하면 움직임을 방해할 것이다. 달리기를 하기 전에 이 근육들을 신장시키면 활동을 더 효율적으로 되게 한다.

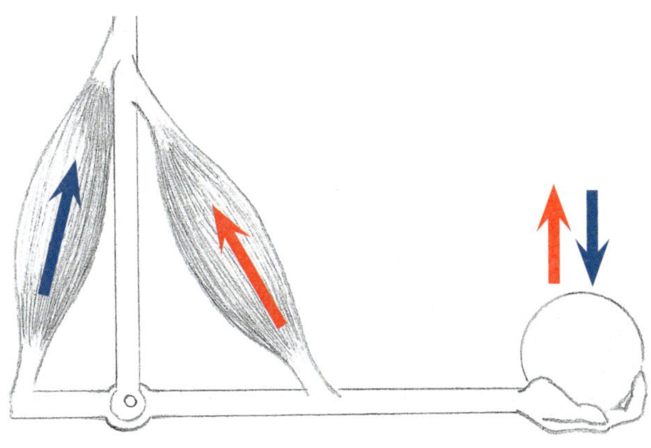

적색은 공을 올리고 청색은 공을 내린다.
이것은 반대방향으로 작용하기 때문에 길항근이다.

단축된 근육 및 통증유발점

근육이 활동할 때 부산물이 생긴다. 이 부산물의 하나는 젖산(lactic acid)이라 불린다. 장시간 무언가를 가지고 다닌 사람이라면 누구라도 젖산의 효과를 느낀 일이 있다. 먼저, 여러분은 근육에 후끈거림을 느낀다. 점점 더 피로해짐에 따라 그 부위는 실제로 아프기 시작한다. 여러분이 가지고 다니던 것을 손에서 떼면 혈액이 근육에서부터 젖산을 제거하기 때문에 통증이 사라진다.

계속해서 근육을 조이면 젖산이 너무 많아진다는 문제가 발생한다. 오늘날, 스트레스 때문에, 우리들은 목과 어깨부위의 근육을 계속해서 조이고 있다. 이 습관은 또한 약한 근육에 의해서 또는 몸을 단축된 근육에 적응시키는 것에 의해서 야기될 수 있는 나쁜 자세의 하나의 원인이 된다. 이 나쁜 습관은 또한 바른 자세로 서 있거나 앉아 있을 때 저항을 증가시킨다. 이 저항은 근육을 한층 더 단축시킬 수 있다.

통증유발점은 쌀알 크기에서부터 완두콩 크기에 이르기까지 크기가 달라질 수 있는 근육의 매듭(결절)으로서 가장 잘 설명될 수 있다. 통증유발점은 국소적로 몸의 다른 영역에도 통증을 야기할 수 있다. 이것은 활동적이거나 잠재적일 수 있다. 예를 들어, 어깨부위의 활동적 통증유발점인 등세모근(승모근)은 귀 주변 또는 이마와 눈 가까이에서 두통을 일으킬 수 있다. 같은 부위의 잠재적 통증유발점은 눌렀을 때에 유사한 통증을 일으킨다.

통증유발점은 정적인 방법으로 단축 또는 조여지는 근육에 나타나고 그것에 의해 젖산을 만들어낸다. 이것은 또한 휴식을 취하지 않고 과도하게 일하는 근육에서 나타날 수 있다. 통증유발점은 팔 아래로 그리고 손과 다리로 방산되는 통증을 만들어낼 수 있다. 이것은 또한 등(back)에 국소적인 통증을 야기할 수 있다. 일부 통증유발점은 모든 사람에 대해서 항상 같은 부위에 통증을 일으킨다. 이것은 우리들이 통증의 원인을 찾는 데에 도움이 된다. 스트레칭은 통증유발점을 제거하거나 활동적인 것을 경감시키는 하나의 좋은 방법이다.

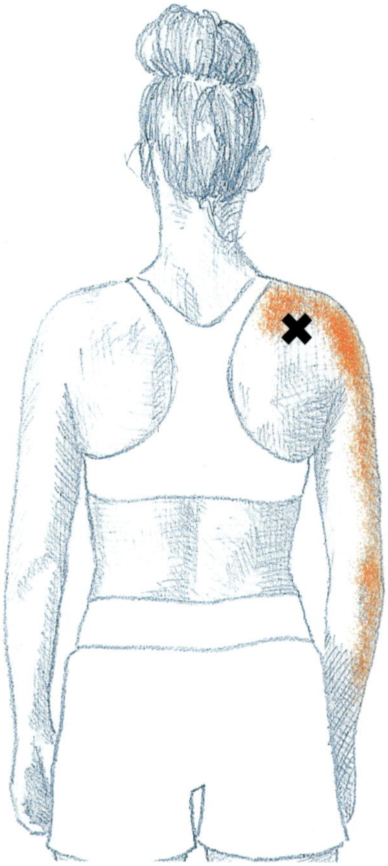

X는 통증유발점의 위치를 표시한다. 한편 색칠이 된 부분은 통증이 느껴질 가능성이 있는 부위를 나타낸다. 전체 부위가 반드시 이환되는(병변이 있는) 것은 아니다.

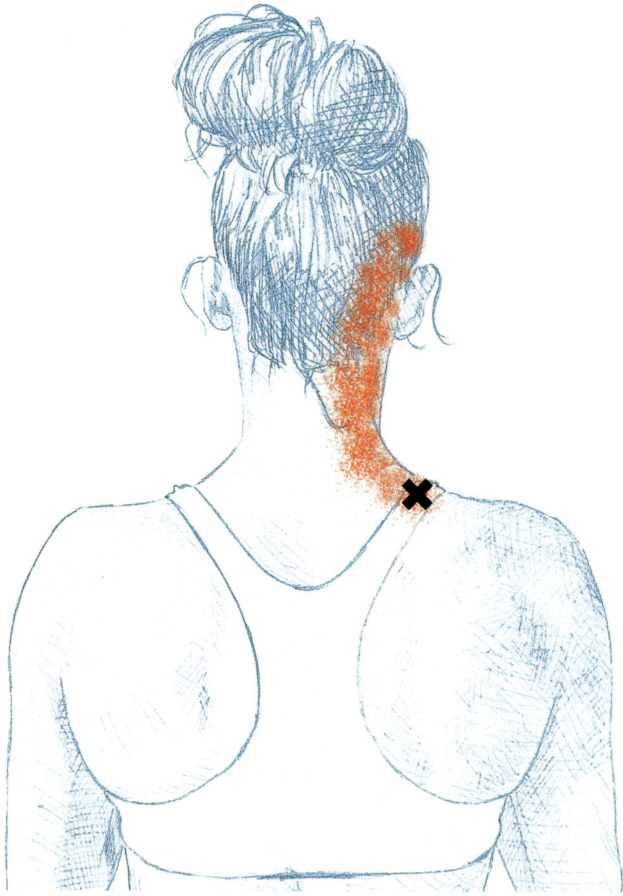

가장 일반적인 두통은 등세모근 상부에 있는 통증유발점에서부터 생겨난다.

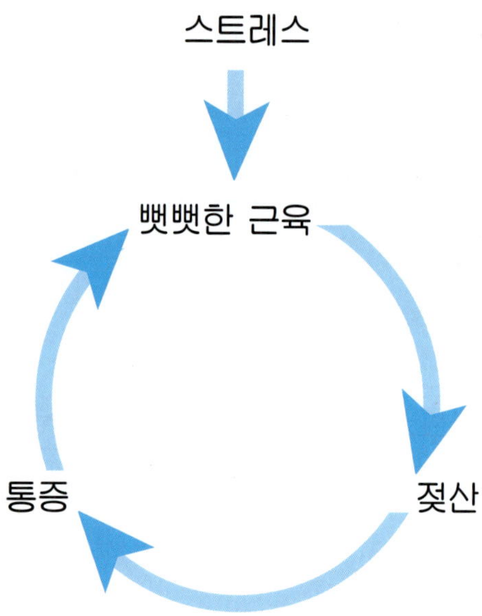

다음의 것은 단축된 근육과 통증유발점이 발생하는 가장 일반적인 이유이다 :

- 스트레스
- 나쁜 자세
- 정적인 부하
- 앉아 있는 것(일반적으로 활동하지 않는다)
- 불편한 자세로 장시간 잠을 자는 것
- 반복적인 움직임(특히 머리 위)
- 열악한 기법으로 훈련하는 것
- 다리를 꼬아 앉는 것
- 습관적으로 같은 어깨에 가방을 메고 다니는 것
- 한기가 들 때

골격계 THE SKELETAL SYSTEM

근육과 허파에서부터 간(liver)과 창자에 이르기까지 몸의 모든 것은 골격에 매달려 있다. 골격이 지나치게 취약하면 모든 것이 허물어진다. 움직임과 부하는 골격을 자극하여 다음날의 필요에 대비하기 위해 밤 동안에 그 자체를 강화하고 재건한다. 그러나 늘 앉아 지내는 생활은 골격이 튼튼해지는 이유를 주지 않는다. 활동을 하지 않는 것은 골격의 재구축이 멈추고 가늘어져 내구성이 저하하는 원인이 된다. 유감스럽게도, 강력한 골격을 구축하는 시간은 한정되어 있다. 이 과정은 25세까지 일어나지만, 그 후는 골격을 대폭적으로 강화하는 것은 매우 어렵다. 그래서 여러분의 아이들이 하루 종일 컴퓨터 또는 TV 앞에 앉아 있는 대신에 반드시 밖으로 나가서 돌아다니게 하도록 하기 바란다. 골격과 몸은 휴식을 위해서가 아니라 일을 위해서 만들어진 것이다.

관절 JOINTS

관절 또는 두 뼈 사이의 연결은 운동 시스템의 가장 민감한 부분일지도 모른다. 뼈의 양 끝은 진동을 완화시키고 마찰을 줄이는 연골로 덮여 있다. 골격의 기타 부분과 마찬가지로 연골에 부하를 가할 필요가 있다. 이것은 인생의 첫 수년 동안에 두꺼워진다. 연골에 부하가 많이 걸릴수록 연골은 더 두꺼워지고 더 기능적으로 된다.

항상 여닫지만 기름칠을 하지 않는 문은 삐걱거리기 시작할 것이다. 유지관리와 움직임을 필요로 하는 관절도 마찬가지라 할 수 있다. 부하를 가하는 것은 관절을 돌보는 최선의 방법이다. 관절을 그 전체 가동범위를 통해 움직이면 관절이 자극되어 다음 번 사용될 때 관절이 더 협응적으로 된다. 사용하지 않는 관절은 굳어져버린다.

석고붕대를 하고 불과 12시간 후에 팔꿈관절의 가동성은 그 원래 기능의 30%로 감소한다.

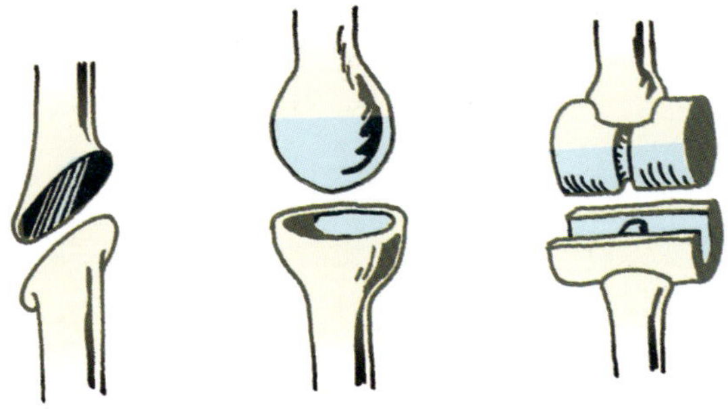

평면관절, 절구관절 및 경첩관절은 몸의 6종류의 관절 중의 3개이다. 관절의 형태에 따라 실행할 수 있는 움직임이 결정된다.

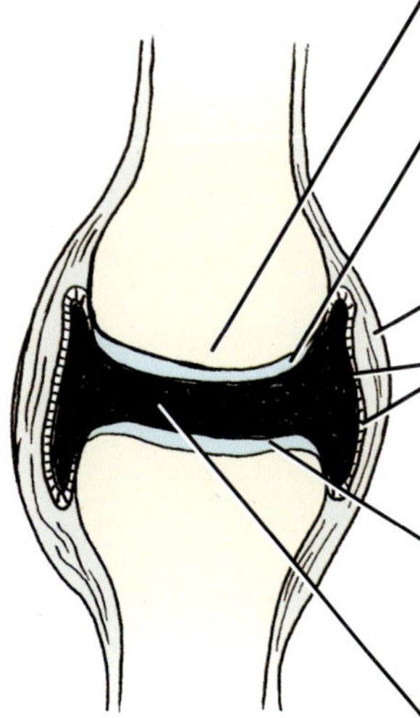

뼈가 골절되면 몸은 이것을 치유하고, 그 다음에 또 다른 골절의 가능성을 감소시키기 위해 그 위에 조직의 층을 추가한다.

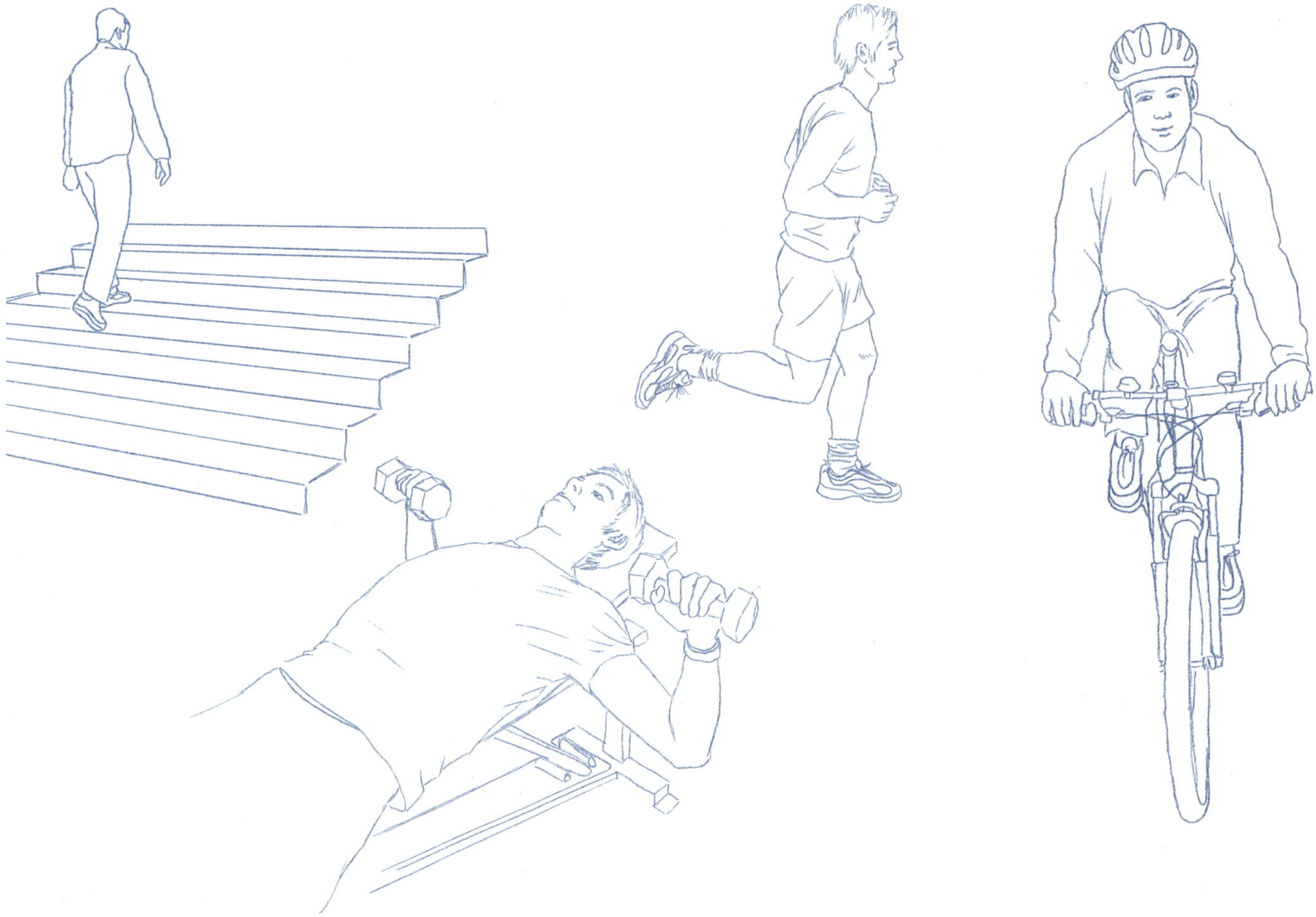

총괄해서 말하면, 하루에 대략 30분 동안 움직이는 것은 등과 몸을 보호하기 위한 최선의 방법이다.

움직여라! GET MOVING!

유감스럽게도 현대의 생활은 의자, 에스컬레이터, 엘리베이터와 같은 편의시설을 제공하여 필요로 하는 자극을 몸에서 박탈하고 있다. 하루 종일 휴식을 취하는 것은 몸을 괴로움과 문제로부터 구해주지 않는다. 그 대신에 이것은 몸이 기분 좋게 느껴질 기회를 감소시킨다. 우리의 몸은 몇 주일 동안 계속해서, 바람직하게는 배낭을 메고 걷도록 구축되어 있다. 이것은 젊은이와 고령자 모두에게 해당된다.

자기가 얼마만큼 움직이고 있는가를 기록하는 좋은 방법은 한걸음 한걸음을 세는 활동 추적기(activity tracker)를 마련하는 것이다. 그러나 여러분의 나머지 몸은 다리가 움직인 것만큼 일을 해야 한다. 기분을 좋게 느끼기 위해서는 모든 관절과 근육은 일상 활동을 필요로 한다. 몸이 기분 좋게 느껴질 때 기분이 좋은 것이다.

보수계(Pedometer)

1,000보 미만 :	소파에서 내려와야 한다.
1,000~3,000보 :	움직임의 부족은 건강에 위험하다.
3,000~5,000보 :	더 좋지만, 이제는 밖으로 나가도록 노력한다.
5,000~10,000보 :	거의 다 왔다. 몇 걸음만 더 가면 된다.
10,000보 이상 :	수고했다! 이제 참된 건강상의 이점이 나타나기 시작할 것이다.

활동을 하지 않은 결과
RESULTS OF INACTIVITY

심장
심장이 자극을 받는 일이 없다면, 심장은 가능한 한 일(기능)을 하지 않아 일하는 것이 필요할 때 특별히 애를 쓸 수 없게 한다. 약한 심장도 또한 혈액순환을 방해한다.

근육
사용하지 않는 근육은 쇠약해져 필요할 때에 잘 기능을 하지 않는다. 힘줄은 취약해져 갑작스러운 움직임으로 쉽게 파열될 수 있다. 유지관리가 되지 않는 근육은 탄력성을 잃고 뻣뻣해진다.

관절
젊었을 때, 몸의 연골은 움직임에 의해 강화된다. 어렸을 때 활동하지 않았다면, 연골이 활동적이었을 때보다 얇아질 것이다. 얇은 연골은 관절염(arthritis)의 위험성이 높아진다.

뼈
연골과 마찬가지로 뼈는 부하가 가해지면 더 강해진다. 취약한 뼈의 주된 원인은 활동을 하지 않는 것이다. 골다공증은 고령자 골절의 가장 일반적인 원인이다.

순환
활동을 하지 않는 것은 모세혈관 또는 작은 혈관의 수축을 야기하여 근육과 다른 조직으로의 산소 분배를 방해한다.

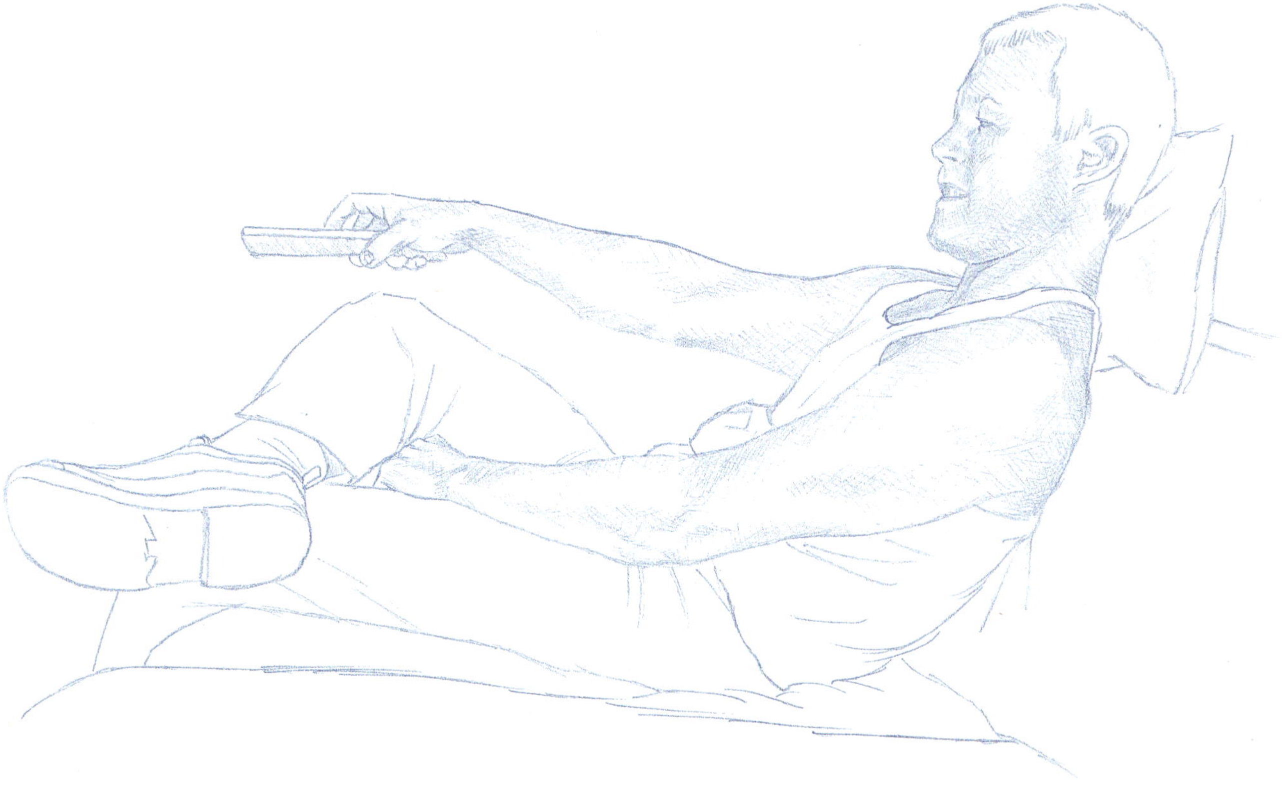

일상생활에 어떤 활동을 포함시키는 한, 약간 게으른 것은 위험하지 않다.

왜 스트레칭을 하는가? WHY STRETCH?

스트레칭의 전체적인 목적은 관절의 가동성 또는 가동범위(ROM)를 증가시키는 것이다.
여기서 설명하는 복수의 기전을 통해 발생하는 이점은 통증완화와 양호한 기능을 하는 것이 포함된다.

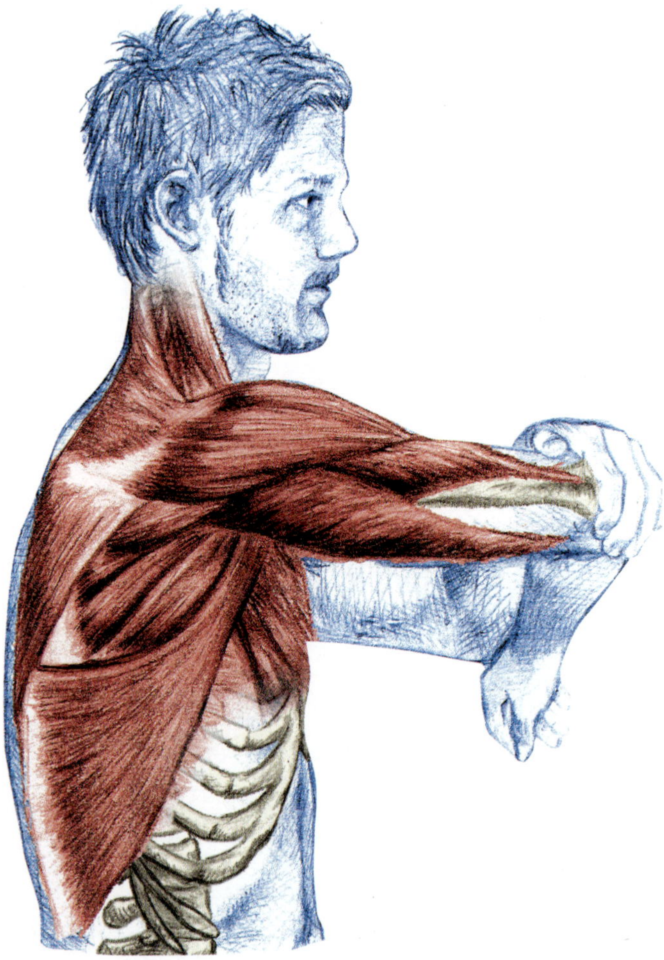

어깨 앞부분의 통증을 경감할 수 있는 가시아래근(극하근)의 스트레칭.

스트레칭을 사용하여 관절 가동성을 높이는 방법을 이해하기 위해서는 ROM을 제한하는 다음의 요인을 알아야 한다.

- ***기계적 제한.*** 수동적인 유연성은 조직, 근육, 근막, 인대, 관절주머니 및 힘줄의 점탄성 제한에 의해 나쁜 영향을 받을지도 모른다. 근육이 약하거나 단단한 경우, 능동적 스트레칭을 하는 동안 근육 길이와 장력이 신경계에 의해 조절되기 때문에 완전한 ROM 보다도 적은 움직임과 스트레칭이 실행되게 할 것이다.
- ***감각 제한.*** 스트레칭 허용범위란 가동범위 전체에서 스트레칭의 감각과 일어날 수 있는 불쾌감을 받아들이는 사람의 능력을 가리킨다. 이 감각이 너무나도 통증을 수반하거나 불쾌한 경우, 신경계는 그것이 기분좋게 느껴지는 장소로 스트레칭을 후퇴시키는 신호를 보낼 것이다. 이것은 관절에서 완전한 가동범위를 달성하는 능력을 제한할지도 모른다.
- ***심리적 제한.*** 뇌는 스트레칭에 관한 이전의 불쾌한 경험을 상기시켜 운동조절을 통해 심리적 제한을 강요하며, 그 결과 사람이 완전히 스트레칭을 하는 것을 방해하게 된다.

스트레칭 효과의 일부는 충분히 문서화되어 있으나 그렇지 않은 것이 있다.

- ***스트레칭 허용범위의 향상.*** 조직이 스트레칭을 통해 펴질 때, 조직은 더 허용범위가 커져 덜 단단하게 느낀다. 이것은 사람이 자기의 스트레칭 허용범위 향상을 가능케 하고 완전한 가동범위에서 불쾌감을 덜

느끼게 한다.

- ***수동적 유연성 향상.*** 점탄성은 조직액 수준의 변화에 영향을 받는다. 이는 또한 결합조직 흉터의 개선된 기능(이전의 조직 손상에 기인한다)의 영향을 받을 수도 있다.
- ***능동적 유연성 향상.*** 스트레칭은 운동기능을 향상시키고 이에 따라 몸은 근육의 활동을 보다 좋게 하여 특정 목적을 위해 근육을 사용하는 것을 가능케 한다.
- ***심리적 영향.*** 개인의 기대는 플라시보 효과를 통해 긍정적인 역할을 수행할지도 모른다.
- ***신경근육의 활동 저하.*** 스트레칭은 (그중에서도) 혈액순환 증가와 통증의 경감으로 인해서 근육이완을 야기한다. 이것은 근막의 수용체에도 신호를 보내서 근육을 신장시킨다.
- ***신체활동 중 부상의 위험성 경감.*** 스트레칭은 근육긴장(장력의 정도)을 정상화하고 혈액순환도 개선하며, 운동기능을 개선함으로써 부상의 위험성을 경감시킨다.
- ***운동 후의 회복력 향상.*** 스트레칭은 혈액순환과 국소 산소공급(이것은 비교적 약하게 검출된 효과이다)에 회복력을 향상시킨다. 연구에서는 운동통증의 경감도 보여주지만, 이 경감은 보편적이라고는 할 수 없다.
- ***보다 나은 물리적 수행.*** 일부 연구에서는 신경근육 활동의 개선, 협응 및 고유수용을 통해 수행을 향상시키기 위해 스트레칭을 사용할 수 있다는 것을 보여주고 있다. 그러나 다른 연구에서는 신경근육 활동 감소와 근력의 감소로 인해서 수행의 저하를 보여주고 있다. 운동선수와 함께 일할 때는 양쪽 유형의 연구결과를 고려해야 한다.
- ***부상 후의 재활.*** 개개의 연구에서는 스트레칭에 의해 생성된 혈액순환 증가가 손상된 조직의 치유를 자극한다는 것을 보여주고 있다. 몇 가지 증거는 또한 스트레칭이 기능성을 보다 빨리 그리고 상당히 회복시키는 것을 가능케 하고 이것이 근육과 힘줄의 염증상태에 긍정적으로 영향을 준다는 것을 보여주고 있다. 또다시 우리는 과학적 증거는 한계가 있고 개별적인 사례가 크게 다르다는 것을 명심해야 한다.

통증은 ROM 감소의 하나의 원인이 되고 긴장되거나 뻣뻣한 근육에 의해 여러 가지 방식으로 일으킬 수 있다 :

- 긴장의 증가는 혈액순환을 손상시키고 국부성 빈혈(schemia) (이 리스트 뒤에 설명되는 이른바, D 서클 또는 통증 서클)을 야기한다.
- 긴장된 근육은 부분적인 근육 긴장, 또는 통증유발점의 영향을 받을 수 있으며, 이것은 국소적인 통증과 예상된 통증을 일으킬 수 있다.

예를 들어, 잘못되고 정적인 작업 자세에 의해 야기된 1차 근육긴장은 근육긴장의 증가로 이어지고, 따라서 조직 내의 작은 혈관에 대한 압력을 높인다. 결국, 이 압력은 순환을 악화시키고 이리하여 동맥 쪽과 정맥 쪽 양쪽에의 산소와 영양소 수송을 저해하여 젖산염(젖산)과 같은 대사산물의 축적으로 이어진다. 산소 공급의 장애와 대사산물 수송 저하의 이 조합은 조직 수용체(침해수용기)를 지배하는 pH의 증가를 초래한다. 이 증가는 통증의 수용체로부터 척수에의 임펄스 전달의 증가로 이어지고 이것이 근육 긴장의 증가를 일으키고 따라서 작은 혈관에 대한 압력이 거듭 높아진다. 이리하여 악순환이 만들어졌다.

통증에 더하여 근육이 긴장하거나 단단하면 다음과 같은 역효과가 생길 수 있다 :

- ***부상의 위험성 증가.*** 긴장하거나 뻣뻣한 근육은 파열(전체적, 부분적 및 극소)로 고통을 받을 수 있다.
- ***과부하.*** 조직 긴장이 높아지면 과민과 염증을 야기할지도 모른다.
- ***수행의 저하.*** 긴장된 근육은 작용근(agonist)에서 서로 도달하는 가교(액틴과 미오신 필라멘트)의 수를

감소시킬 수 있다. 이것은 또한 길항근(antagonist)을 억제할 수도 있다.

- ***뻣뻣함****(stiffness)*. 긴장된 또는 뻣뻣한 근육은 가동범위(ROM)를 손상시킬 수 있다.
- ***다른 구조물의 분쇄.*** 긴장된 근육은 때로는 신경과 혈관이 꼬집히는 일이 있다. 예를 들어, 궁둥구멍근(이상근)은 궁둥신경(좌골신경)을 압착하여 다리 통증을 야기한다.

근육 긴장과 이에 수반하는 ROM의 장애는 다음의 것을 포함하는 수많은 가능성 있는 원인으로부터 일어날 수 있다.

- 의식적이든 반사적이든 액틴과 미오신 복합체 활동의 증가. 그 원인은 중추 수준(예컨대, 높은 스트레스), 말초 수준(예컨대, 신경에 의해 아세틸콜린의 방출에 영향을 주는 신경근육 전달 장애) 또는 근육 자체(예컨대, 칼슘 누출)의 국소 수준에서 볼 수 있다.
- 일부 연구에 따르면, 적절한 근육훈련 운동은 가동범위를 10%만큼 감소시킬지도 모른다.
- ROM 장애의 가장 일반적인 원인은 결합조직 구성요소의 단축이다. 단축은 흔히 활동을 하지 않는 것에 의해 야기되지만, 또한 외상과 그에 이어지는 결합조직의 흉터화로부터 일어날 수도 있다.

요약 : 스트레칭에 대한 메커니즘

SUMMARY : MECHANISMS FOR STRETCHING

- ***자기억제.*** 고유수용성 신경근육 촉진법(PNF)에 의해 스트레칭을 하여 작용근을 수축시킬 때 골지힘줄기관이 활성화하며, 이것은 근육이 이완한 후 근육을 잠시 억제한다. 이 억제는 더욱 신장시킬 수 있도록 하기 위해 사용될 수 있을지도 모른다. 이 이론은 완전히 과학적으로 검증되지 않았지만, 일부 연구에서는 다른 방법보다 더 효과적이라는 것이 증명되어 있다.
- ***길항근 억제(상반억제).*** 신장되고 있는 근육의 길항근이 정적으로 수축하면, 길항근의 근육방추가 연속적으로 활성화한다. 그 결과 작용근은 반사적으로 억제된다.
- ***적응, 또는 시냅스 전 억제.*** 편 자세에서의 작용근의 느린 스트레칭과 수축에서는 근육방추속섬유(intrafusal muscle fibers)(즉, 근섬유의 내부 근육섬유)의 가교가 파괴된다. 그 결과, 근육방추의 민감도가 저하하게 된다. 즉, 이것들은 피로해진다. 근육방추 활동의 저하는 근육방추로부터의 내향적 신경섬유와 근육으로의 외향적 신경전달물질 사이의 시냅스에서의 전달물질 감소로 나타난다.
- ***점탄성 수정.*** 느리게 스트레칭을 하면, 특히 근육을 장시간 동안 스트레칭 위치로 유지하면, 근막의 고무줄 효과가 서서히 감소한다.
- ***감각 메커니즘.*** 스트레칭을 하면 근육의 긴장감이 경감되고 이것은 스트레칭을 더 허용하게 한다.
- ***심리적 영향.*** 사람들은 흔히 스트레칭이 ROM을 증가시키고 통증을 경감시키는 것을 도울 것이라 기대한다. 그리고 이 기대는 플라시보 효과에 의해 긍정적인 영향을 미친다.

스트레칭 방법 HOW TO STRETCH

스트레칭을 하는 동안에 잘못된 기법을 사용하면 시간을 낭비하고 부상의 위험성을 높일 수 있다. 근육을 신장할 때, 여러분은 또한 근육이 기능하는(수축하는) 동작과는 정반대의 동작을 적어도 하나 실행할 것이라는 것을 알아야 한다.

근육의 기능이 팔꿈치를 굽히는 것이라면 이것을 신장하기 위해 팔꿈치를 똑바로 할 필요가 있다. 스트레칭을 달성하기 위해 근육이 엉덩관절을 굽히고 무릎관절을 똑바로 하거나 또는 허리의 아치를 증가시키는 경우, 엉덩관절을 펴고 무릎을 굽히거나 또는 등의 아치를 적게 할 필요가 있다. 이 동작의 하나만을 수행하는 것은 목적으로 하는 스트레칭을 만들어내지 못할 것이다. 이것은 또한 관절의 가동성을 과도하게 높일 수 있으며, 이것은 부상으로 이어질 수 있다. 효과적이고 동시에 안전하게 운동하기 위해서는 스트레칭에 대한 지시를 엄밀히 따르기 바란다.

네 가지 주된 원칙

FOUR MAIN PRINCIPLES

안전하게 스트레칭하기 위해서는 통증을 피하고, 천천히 스트레칭하고, 올바른 근육을 스트레칭하며, 그리고 필요한 관절과 근육만을 움직인다는 네 가지의 주된 원칙을 지켜야 한다. 이 가이드라인은 스트레칭을 더 안전하고 효과적으로 만들고 몸에 대한 의식을 높이도록 설계되어 있다.

통증을 피한다.

주의해서 스트레칭하면 근육이 바랐던 방식으로 반응한다. 스트레칭을 강제하면 근육은 협력하기를 원하지 않을 것이다. 통증이 수반되는 곳까지 스트레칭하면 무언가 위험한 일이 일어나고 있는 것은 아닌가라고 생각하여 몸의 방어기전이 작동할 것이다. 근육이 통증을 느끼면, 이것은 수축함으로써 스스로를 보호하려고 한다. 이것은 스트레칭에 의해 달성하고 싶어 하는 것의 반대이다. 물론 불쾌감이 몸으로 확산되지 않는다면 스트레칭을 하는 동안 약간의 통증은 기분 좋게 느껴질 수 있다. 그러나 스트레칭의 화상과 부상으로 이어질 것인 통증을 구별할 수 있어야 한다.

천천히 스트레칭한다.

스트레칭 중에 팔이나 다리를 활짝 펴면, 근육은 너무 빨리 신장할 것이다. 이것에 의해 몸은 근육이 막 찢어지거나 부상을 입을 것이라고 생각하게 한다. 또 다시, 근육을 수축시킴으로써 근육을 보호하려고 시도하여 여러분이 목표에 도달할 수 없도록 할 것이다.

올바른 근육을 스트레칭한다.

당연한 것으로 들릴지도 모르지만 이 규칙을 따르기 위해서는 올바른 기법을 사용해야 한다. 잘못된 방향으로 몇 도 진행하는 움직임은 근육을 신장하는 것과 관절주머니를 잡아당기는 것 또는 마찬가지로 몸에 해를 끼치는 것 사이의 차이를 의미할 수 있다. 몸과 귀중한 시간을 아끼기 위해서는 일을 올바르게 처리하는 것이 중요하다!

다른 근육과 관절에 영향을 미치는 것을 피한다.

부주의하거나 불충분하게 하는 스트레칭은 다른 근육과 관절에 나쁜 영향을 미치고 실제로 건강을 악화시킬 수 있다. 흔히 있는 이 잘못이 일부 사람들이 스트레칭이 가치가 없거나 고통스러운 것이라 생각하게 하는 주된 이유이다.

네 가지 주된 원칙

- 통증을 피한다.
- 천천히 스트레칭한다.
- 올바른 근육을 스트레칭한다.
- 다른 근육과 관절에 영향을 미치는 것을 피한다.

행동규범 THE GOLDEN RULE

스트레칭을 올바르게 하려면 우수한 기법과 연습이 필요하다. 다른 분야와 마찬가지로 연습은 완벽을 만들어낸다. 움직임을 시작할 때는 모든 각도가 올바른지 확인한다. 올바른 속도와 올바른 자세로 움직여야 한다. 근육을 스트레칭할 때는 관절을 가능한 한 움직이지 않도록 하는 것에 중점을 둔다. 인간의 본성은 우리들을 유연하고 쾌적하게 느끼도록 하는 저항이 최소가 되는 길을 택하는 것이다. 그러나 이 접근법은 적절한 스트레칭을 시행하는 방법은 아니다.

고려사항 CONSIDERATION

따뜻할 때와 추울 때의 어느 때에 스트레칭을 해야 하는가?

대부분의 사람은 따뜻할 때 더 쾌적하고 유연하게 느낀다. 그러나 먼저 워밍업이 없이 스트레칭을 할 수 있을까? 스트레칭에 관한 기본적린 가이드라인을 따른다면, 부상을 입을 위험성이 없을 것이다. 하루에 10회 스트레칭을 할 필요가 있는 상태를 바로잡으려고 시도한다면 매번 워밍업을 하는 것은 어렵고 실용적이 아닐 수 있다.

운동 전후에 스트레칭을 해야 하는가?

기분 좋게 느끼고 건강을 유지하기 위해 운동을 한다면, 운동 전, 후 그리고 운동하는 동안에 스트레칭을 하는 것은 괜찮다. 중량물을 들어 올리는 경우, 일하고 있는 근육과 그 길항근의 양쪽 근육을 스트레칭하는 데 도움이 될지도 모른다. 길항근이 유연하고 잘 휘어진다면, 스트레칭은 더 쉬워지고 부상의 위험성이 줄어들 것이다. 단단하고 단축된 종아리 근육은 흔히 보폭(stride)에 영향을 주기 때문에, 달리는 동안에 종아리를 신장하는 것은 부상을 피하는 데 도움이 될 수 있다.

스트레칭을 하루의 일부로 만든다.

스트레칭의 효과를 최대화하는 것은 치아를 닦거나 샤워를 하는 것 같은 일상적인 습관의 일부가 되어야 한다. 근육도 빈번한 유지관리가 필요하다. 단단하거나 단축된 근육과 관련된 문제로 고통을 받는 경우 특히 해당된다. 비록 직장에서 스트레칭하는 것이 바보처럼 느껴질지 몰라도, 두통이 생기거나 허리를 삐끗하는 것을 피하는 데 도움이 될 수 있다. 종업원을 정말 배려하는 고용주는 오전과 오후에 스트레칭을 위한 휴식시간을 허용할 것이다.

스트레칭을 할 수 있기 위해서는 무엇이 필요한가?

스트레칭을 할 수 있기 위한 어떠한 기기도 정말 필요하지 않다. 이 책에서의 모든 운동은 가정에서, 직장에서 또는 체육관에서 할 수 있다. 벽, 테이블, 책(서기 위한), 타월 또는 다리미판은 모두가 기기로서 기능을 잘한다.

행동규범

최소한의 관절 움직임으로 최대의 스트레칭을 실현한다.

스트레칭 기법 STRETCHING TECHNIQUES

스트레칭에는 몇 가지 방법이 있지만, 기본적인 사고방법은 같다. 스트레칭은 근육을 길게 늘여야 한다.

스트레칭은 일반적으로 정적인 것과 동적인 것의 두 가지 주요한 유형으로 구별된다. 정적인 스트레칭은 일정 시간 동안 소정의 위치로 유지되지만, 동적 스트레칭은 여러분이 영향을 미치고 싶은 관절에서 반복된 움직임을 수반한다. 여기서는 통증을 수반하지 않고 긴장을 느낄 때까지 천천히 스트레칭으로 이동하는(근육방추에 대한 자극을 피하기 위해) 정적인 스트레칭 기법에 초점을 맞춘다. 다음으로 그 위치를 비교적 오랜 시간(1분 또는 그 이상까지) 동안 유지한다. 연구는 스트레칭이 얼마만큼 오래 지속되어야 하는가의 점에서 달라진다. 구체적으로는, 연구에서는 수축단계가 3초에서 30초까지 어디서든 지속되어야 하고 스트레칭 단계는 10초에서 60초(또는 그 이상) 지속되어야 한다고 시사하고 있다. 그러나 대부분의 경우, 10초까지의 수축단계와 그것보다 약간 오래 지속되는 스트레칭 단계를 제시하고 있다. 다음으로 천천히 풀어서 시작자세로 되돌아간다.

연구에서는 수동적 스트레칭은 근육의 수정된 감각을

유발하고 이리하여 스트레칭 허용범위와 근육방추에 대한 적응성을 높인다. 바꿔 말하면, 여러분은 조직에서 연습을 쌓은 스트레칭 정도에 익숙해져 있다. 수동적 스트레칭은 조직액 수준의 변화를 일으켜 점탄성을 높이고 근육 긴장을 낮출 수 있다고 생각된다.

수동적 PNF

스트레칭에 대한 가장 안전하고 가장 효과적인 접근법은 고유수용성 신경근육촉진법(PNF)에 의한 것이며 이것은 수축-이완법(contract - release method)으로서도 알려져 있다. 이 접근법은 몸 자체의 방어기전에 속임수를 쓴다. 먼저 근육이 여러분에게 거슬러서 작용하기 시작할 때까지 근육을 스트레칭한다. 이 시점에서 몸은 근육에게 메시지를 보내서 근육을 조이고 그 자체를 방어하도록 한다. 그러나 그 자세를 유지하면 근육은 위험의 가능성을 줄여서 몸은 다시 이완한다. 신체 방어를 진정시키기 위해 그 근육을 자발적으로 조일 수도 있다. PNF법은 몸이 스트레칭과 싸우는 것을 방지하도록 설계되어 있다. 최대의 이익을 얻으려면, 13 페이지에서 보여주는 스트레칭의 네 가지 주된 원칙을 준수하기 바란다.

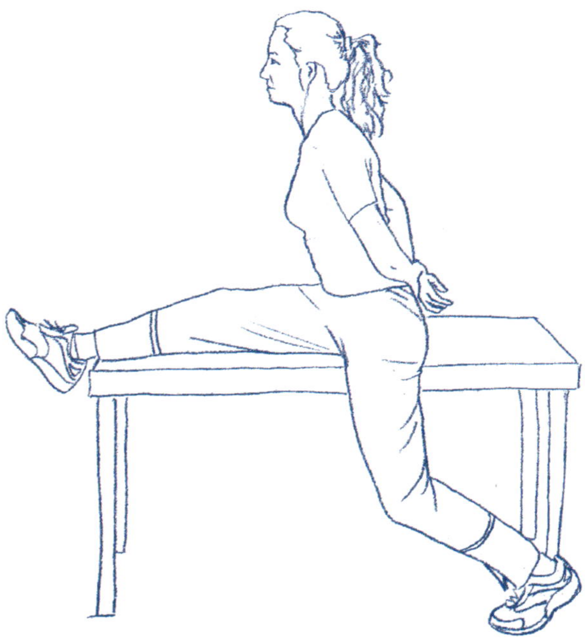

수동적인 뒤넙다리근(hamstring)의 스트레칭.
넓적다리 뒤쪽이 펴지는 것을 느낄 때까지
상체를 앞으로 구부리고 그 자세를 유지한다.

수동적 PNF에서는 통증이 없이 긴장을 느낄 때까지 천천히 스트레칭을 한다. 그 다음에 5~10초 동안 멈춰서 유지한다. 다음으로, 신장한 근육을 5~10초 동안 정적으로 수축시키고 몇 초간 이완한 다음에 수동적으로 더 깊이 스트레칭을 하여 그 위치를 5~10초 동안 유지한다. 이 순서를 2~3회 반복한다.

수동적 PNF의 단계

PNF법은 6단계로 나눌 수 있다 :

1. **올바른 시작자세를 취한다.**
2. **종료 점(ending point)에 도달할 때까지 스트레칭을 한다.**
3. **이완한다.**
4. **근육을 움직이지 않고 수축시킨다.**
5. **이완한다.**
6. **새로운 종료 점까지 스트레칭을 한다.**

운동과 목표에 따라 마지막 4단계를 3~6회 반복한다.

시작자세

올바른 시작자세(서 있든, 앉아 있든, 누워 있든)가 없으면, 효과적으로 스트레칭을 할 수 없다. 이 때문에 나머지의 스트레칭으로 진행하기 전에 시작자세를 학습하는 데 시간을 소비할 필요가 있다. 이렇게 하기 위해서는 스트레칭에 대한 지침을 읽고 시작하기 전에 관련된 일러스트를 주의 깊게 보기 바란다. 스트레칭의 시작자세가 어려운 경우는 거울을 사용하거나 자세를 체크하는 누군가에게 물어보기 바란다.

스트레칭

스트레칭 단계 동안에, 가볍게 찌르는 것 같은 통증(sting)을 느낄 때까지 근육을 길게 늘인다. 몸의 방어 시스템 활성화를 막기 위해서 천천히 조절하면서 적절한 방향으로 스트레칭을 한다. 이 텍스트에서는 많은 스트레칭에 대한 적절한 방향이 화살표로 표시되어 있다.

종료 점

스트레칭에서는 종료 점(ending point)은 어떠한 이유로든 움직임을 멈추는 위치이다. 특정 종료 점은 가변적이지만 다른 종료 점은 설정되어 있다. 하나의 근육을 스트레칭할 때 조만간 항상 종료 점에 도달할 것이다. 근육에 따끔거림이나 통증을 느낄 때 멈출지도 모른다. 움직임은 연부조직(근육, 피부) 또는 서로 마주치는 뼈 부분에 의해 멈출지도 모른다.

PNF법을 사용할 때, 근육에 가벼운 찌르는 것 같은 통증(sting)을 느낄 때 종료 점에 도달한다. 또 다른 종류의 종료 점에 도달할 때, 움직임을 멈춰서 여러분의 기법을 수정하거나 이 근육 스트레칭을 쉬는 것을 고려한다. 또한 다른 근육을 먼저 스트레칭하지 않는 한 특정 근육은 효과적으로 스트레칭할 수 없다는 것을 잊지 말아야 한다.

이완

이완 단계 동안에는 근육을 가능한 한 많이 이완시키면서 종료 점에서 단순히 자기 위치를 유지하기만 하면 된다. 이 단계에서는 몸이 근육을 조이려고 시도하는 것을 줄이려고 노력한다. 이완할 수 있다면, 스트레칭은 더 효과적으로 된다.

수축

수축은 그 방어를 속이기 위해 몸을 신연시키는(distracting) 또 다른 방법이다. 움직임을 방지하기 위해 어떤 형태의 저항(예를 들어, 여러분의 손, 마루, 벽 등)에 대항하여 신장되는 근육을 수축시킨다. 더 움직이지 않고 수축하는 것은 몸의 방어 시스템을 무장 해제시킨다. 이 단계 동안에 이전의 단계에서 느낀 가벼운 찌르는 것 같은 통증은 줄어들거나 없어져야 한다. 그 대신에 통증이 증가하면 최초의 스트레칭 단계에서 도를 넘은 것이다. 그러나 모두를 올바르게 시행하였다면 이제는 새로운 종료 점까지 스트레칭을 할 수 있다고 느낄 것이다. 일러스트에서 녹색 화살표는 뒤넙다리근의 수동적 PNF 치료적 스트레칭의 예를 나타내고 있다. 이 스트레칭에서는 넓적다리의 뒤쪽에서 스트레칭이 느껴질 때까지 파트너가 다리를 들어 올린다. 고객은 작용근(뒤넙다리근)의 스트레칭을 최대 10초 동안 유지하고 그 다음에 이완한다. 또 다른 몇 초 후에 새로운 스트레칭을 수행한다.

능동적 PNF

능동적 PNF는 스트레칭 움직임이 수동적으로 수행되지 않는다는 점에서 수동적 PNF와 다르다. 그 대신에, 길항근을 활성화시키고 그 다음에 작용근과 정적으로 작동하는 것에 의해 유지된다. 그 결과, 스트레칭이 되는 근육은 길항근을 사용하여 새로운 스트레칭 위치로 이동하기 전에 일시적으로 이완한다. 시간간격은 수동적 PNF 스트레칭(최대 10초)과 같고 이 순서는 2~3회 반복된다.

이 그림은 청색 화살표가 붙은 뒤넙다리근의 능동적 PNF에 의한 치료적 스트레칭을 보여주고 있다. 고객은 넙다리네갈래근을 수축시킴으로써 스트레칭 자세를 취한다. 그 자세에서는 고객이 발꿈치를 치료사의 어깨에 밀어붙임으로써 작용근에 대항하여 작동할 수 있도록 다리가 고정된다. 이완 후 고객은 새로운 스트레칭을 능동적으로 수행한다.

수동적 PNF와 마찬가지로 능동적 PNF는 스트레칭 허용 범위의 증가, 골지힘줄기관을 통한 자기억제 및 점탄성의 향상을 촉진한다. 이것은 또한 신장된 길항근을 수축시킴으로써 길항근 억제라 불리는 것을 사용한다. 수축은 근육

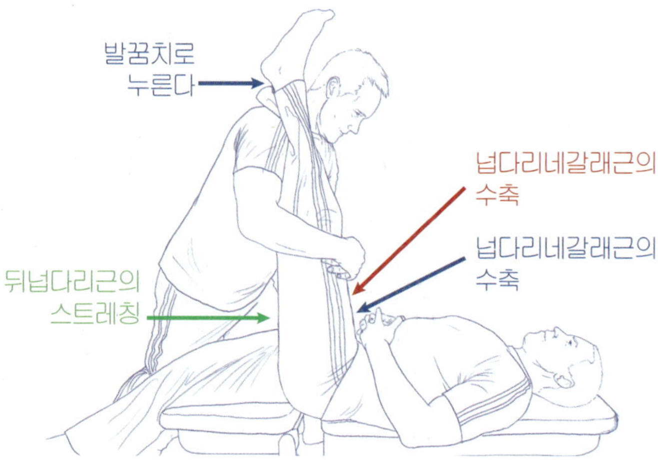

이 그림의 화살표는 다양한 방법을 사용하여 뒤넙다리근의 스트레칭을 하는 데 사용되는 근육을 나타낸다.
녹색 = 수동적 PNF; 청색 = 능동적 PNF; 적색 = INF

방추 시스템이 발화하여 척수가 작용근을 이완시키는 신호를 보내도록 한다.

INF

INF로서 알려진 억제성 신경근육 촉진(Inhibitory Neuromuscular Facilitation)은 길항근 억제만을 사용한다. 즉, 스트레칭 운동은 스트레칭이 된 근육의 길항근을 수축시키고 이 결과로서 스트레칭이 된 근육을 그 위치에 유지함으로써 이루어진다. 그 다음에 길항근은 다시 활성화되어 새로운 자세를 취한다. 이 과정은 2~3회 반복된다.

그림 안에 있는 적색 화살표는 뒤넙다리근의 INF 치료적 스트레칭을 설명하는 데 도움이 된다. 고객은 길항근(넙다리네갈래근)을 사용하여 다리를 가능한 한 높이 스트레칭 위치로 들어 올린다. 파트너는 다리를 그 위치에 고정하고 고객은 최대 10초간 유지하여 길항근을 계속해서 수축시킨다. 그 다음에 고객은 다리를 새로운 스트레칭 위치로 이동하여 여기서 스트레칭이 다시 수행되고 있는 동안 파트너는 다리를 유지한다.

INF는 스트레칭 허용범위의 향상을 촉진하고 점탄성의 향상도 가져온다. INF법은 스트레칭이 되는 근육에 통증이 존재하는 경우에 적합한다. 이러한 경우, 작용근을 정적으로 활성화하는 것은 여간해서 좋은 일은 아니다. 그 이유는 그렇게 하는 것은 보통 통증을 수반하고 근육을 이완시키는 것이 아니라 스트레스를 주기 때문이다. 따라서 흔히 길항근만을 사용하는 것이 효과적이며 그 결과 움직임이 제거된다.

테니스공으로 스트레칭을 한다.

테니스공은 뻣뻣한 근육을 완화하기 위해 사용할 수 있다. 구체적으로는 공을 사용하여 근육에 압력을 가함으로써 가동성을 높이고 통증을 경감할 수 있다. 따라서 대부분의 사람은 스트레칭을 하기 전에 공으로 근육에 압력을 가하면, 뻣뻣한 근육을 스트레칭하는 것이 더 쉽다는 것을 알게 된다.

이것은 강력한 방법이며 알맞게 사용되어야 한다는 것에 주의하기 바란다. 공을 근육 위에서 앞뒤로 굴리는 것은 권장되지 않는다. 그 이유는 그렇게 하면 잠복(비활성) 통증유발점이 활성화되기 때문이다. 이것은 피멍(bruise)이 들 수도 있으므로, 여러분이 피멍이 잘 든다면 특별히 주의해야 한다. 공이 가장 효과적으로 근육에 놓이는 것을 돕기 위해서는 가능한다면 의복 밑에 공을 놓을 것을 고려하기 바란다.

이 방법에서 공을 사용하기 위한 구체적인 방법은 다음과 같다 :

1. 뻣뻣하거나 통증이 있는 근육의 압통점(tender spot)을 찾는다.
2. 따끔따끔 쑤시는 점(sore spot)에 공을 놓는다.
3. 장(ch) 전체에 걸쳐 있는 테니스공의 스트레칭 그림과 같이 표면에 대고 공을 누른다.
4. 통증이 줄어들 때까지 일정한 압력을 유지한다.
5. 다시 압력을 증가시킨다.
6. 제 4단계와 제 5단계를 2~3회 이상 반복하지 않는다.

비결

- 공을 가만히 놔둔다. 근육 위에서 공을 이리저리 굴리는 것을 피한다.
- 각 점에 가하는 압력이 3분 이상을 초과하지 않도록 한다.
- 압력을 가하는 동안 압통이 감소하는 것이 아니라 증가하는 경우, 또는 10점 척도에서 7등급 이상의 통증수준을 경험한 경우는 즉각 공의 사용을 중지한다.
- 공을 너무 강하게 밀거나 쉽게 여러분이 피멍이 잘 드는 경우라면, 피멍이 발생할 수 있다.

스트레칭을 피해야 할 때 WHEN TO AVOID STRETCHING

스트레칭을 하는 것은 거의 항상 유익하지만, 특정 조건에서는 특별한 주의를 기울이거나 완전하게 스트레칭을 하는 것을 피해야 할지도 모른다.

연령

어린이는 당연히 성인보다 유연성이 있다. 나이가 들어감에 따라 몸은 뻣뻣해지고 덜 유연하며 적응력이 떨어져간다. 그러나 이것은 나이가 들어감에 따라 스트레칭을 멈춰야 한다는 것을 의미하는 것은 아니다. 여러분은 항상 가동성을 개선할 수 있고 스트레칭을 함으로써 유연성을 유지할 수 있다. 그렇게 함으로써 연령에 의해 야기되는 일부 통증을 피할 수 있다. 단지 근육이 이완할 수 있을 만큼 충분히 움직이기 위해서 다리를 찢을 수 있어야 할 필요는 없다. 이것은 몸 전체가 계속 조화되는 것을 돕는다. 나이가 들어감에 따라 기억해야 할 가장 중요한 것은 결코 스트레칭을 강제로 하지 않는다는 것이다. 또한, 젊었을 때 한 것처럼 빠르고 쉽게 결과를 얻을 것이라고 생각하지 말아야 한다.

부상 후

특정 부상 후, 곧바로 스트레칭을 시작할 수 있다. 그러나 다른 부상인 경우는, 기다리는 것이 유익할 수 있다. 일반적으로는 근육 염좌 또는 근육 경련 후 48시간이 경과한 다음에 스트레칭을 다시 시작해야 한다. 부상의 정도가 심한 경우에는, 더 오래 기다려야 할지도 모른다. 발목 또는 무릎을 접질린 것 같은 관절에 부상이 있는 경우, 부상의 평가가 끝날 때까지 스트레칭을 시작하는 것을 기다려야 한다. 확실히 평가하기 위해서는, 마사지 치료를 실행하는 전문가(신경근골격계 질환의 전문의) 또는 물리치료사에게 연락하기 바란다. 경직된 목 또는 요통과 같은 다른 급성 부상 또는 증상이 있는 경우, 특정 근육의 스트레칭을 시작하는 것은 항상 좋은 생각이다. 움직임은 흔히 이러한 종류의 부상에 대한 최선의 치료이다. 올바른 기법을 사용하고 있다는 것을 확인하기 바란다.

스트레칭은 또한 반복된 움직임에 의해 야기된 부상에 권장된다. 이것은 단축되거나 경직된 근육으로 이어지며 결국 힘줄에 영향을 미칠 수 있다. 네 가지 기본적 원칙에 따라 스트레칭을 하거나 근육을 수축시킬 때 통증이 증가하면 멈춘다는 것을 잊지 말아야 한다.

목 또는 허리의 접질림

허리를 삐끗하거나 목이 뻣뻣해진 경우의 정확한 진단은 없다. 이 고통들은 근육의 경련(cramps)과 연축(spasms)에서부터 움직이지 않는(또는 이것들의 조합) 척주의 관절까지 무언가에 대한 결과일 수 있다. 통증을 야기하고 가동성을 경감시키는 어떤 증상도 올바르게 진단하여 올바른 치료를 받을 수 있도록 할 필요가 있다. 의사는 흔히 급성요통(acute backache)을 부상이라 말하지만, 이 진단은 통증의 특정 위치 또는 원인을 나타내는 것은 아니다.

오랫 동안, 의사는 급성요통에 대해 2주간의 안정을

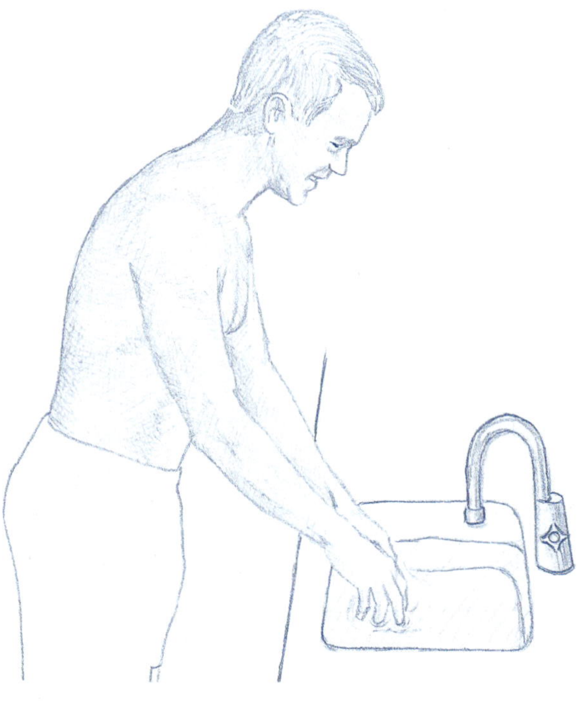

설거지를 하는 데 수반되어 몸을 약간 앞으로 기울이는 것은 허리 문제를 야기할 수 있다.

일상적으로 처방하고 있었다. 오늘날, 우리는 치유를 위해서는 계속 움직일 필요가 있다는 것을 알고 있다. 급성요통을 경험한 사람은 누구라도 평가를 위해 마사지치료 전문가, 척추교정가, 물리치료사, 의사에게 진찰을 받을 필요가 있다.

과다가동성

과다가동성이란 관절의 가동성이 지나치게 큰 것을 가리킨다. 체조선수, 무용수, 또는 무술하는 학생은 이것을 경험할지도 모른다. 과다가동성은 유전적 문제에 의해서도 야기될 수 있다. 관절의 가동성이 너무 크면 관절을 손상시킬 수 있다. 관절과 주위의 인대도 또한 통증신호를 보내기 시작할지도 모른다.

흥미로운 현상은 관절을 에워싼 근육이 단축하여 있어도 관절은 극히 가동성이 있다는 것이다. 따라서 과다가동성은 근육이 반드시 이완되고 유연한다는 것을 의미하는 것은 아니다. 추가적으로 일어나는 관절의 문제를 피하기 위해서는 스트레칭의 기본적인 원칙을 따라야 한다. 기법과 어느 근육을 스트레칭할 것인가의 선택이 과다가동성을 가진 사람이 스트레칭을 해야 할 것인지의 여부를 결정한다. 무엇을 스트레칭하고 건강한 스트레칭이 어떻게 느껴져야 하는지를 알아야 한다.

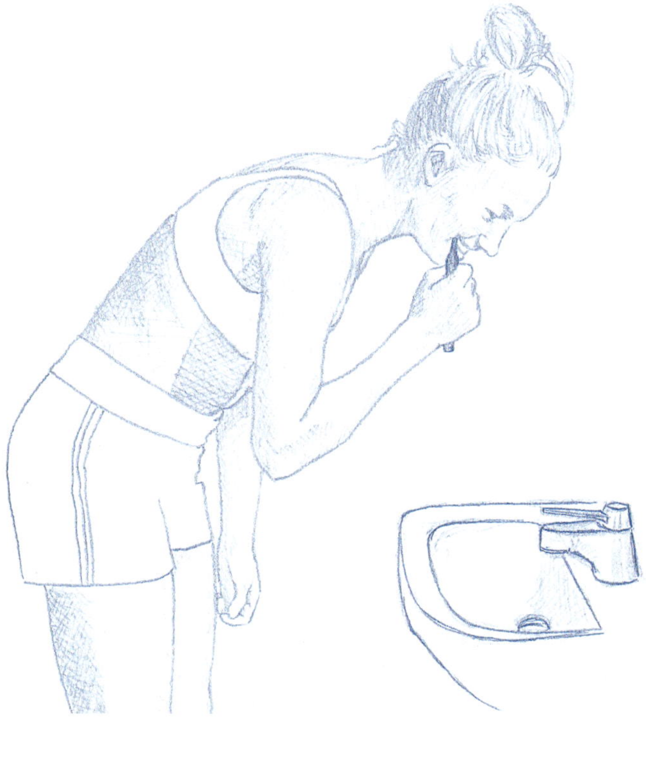

많은 일상 활동은 허리에 부담을 주고 이것은 문제로 이어질 수 있다. 몸을 약간 앞으로 기울이는 것은 허리를 위해 결코 좋은 자세가 아니다.

임신

많은 여성은 임신 중에 허리의 통증을 경험한다. 이것은 주로 태아의 체중 증가에 의한 것이지만, 작업부하의 증가 때문에 근육도 또한 단축된다. 내가 스트레칭 운동을 보조한 거의 모든 여성은 얼마간의 통증 완화를 느껴왔다.

스트레칭 중 또는 스트레칭 후 골반에 통증을 만들어내지 않고 스트레칭을 할 수 있다면, 임신 중에도 계속해서 스트레칭을 할 수 있다. 임신 직후는 골반바닥의 인대가 다시 합쳐지도록 해야 한다. 보통 출산 후 12주에서 전체 스트레칭 프로그램으로 되돌아갈 수 있다. 임신 중에 스트레칭에 접근하는 방법이 확실치 않다면 마사지치료 전문가 또는 물리치료사를 찾아가기 바란다.

의료적 고려사항

스트레칭이 몸에 나쁜 영향을 줄 수 있는 의약품이나 질병은 존재하지 않는다. 그러나 많은 양의 코르티손(cortisone)을 처방 받았다면 평소보다 더 주의해야 한다. 코르티손 주사를 맞은 경우, 다음 10일 동안 특정 부위의 스트레칭을 피하기 바란다. 잘 모르는 경우는 의사 또는 의료 전문가를 찾아가기 바란다.

피해야 할 운동

일반적으로 관절에 최대의 움직임을 가져오지만 근육의 스트레칭을 달성하지 못하는 모든 운동은 매우 좋지 않다. 예를 들어, 발꿈치를 둔부를 향해 뒤쪽으로 움직임으로써 넓적다리 앞을 스트레칭하려고 시도하는 운동이 있다. 이 경우, 무릎관절은 크게 굽어 있지만, 문제가 되는 근육은 별로 스트레칭이 되어 있지 않다. 움직임의 일부는 또한 허리에 스트레스를 가한다. 여기서의 주된 문제는 시작자세에 있다. 그 대신에 113페이지에 있는 넙다리곧은근에 대한 엎드려 누운 자세 운동을 시도하기 바란다. 여러분은 유연성에 차이를 느낄 것이다.

다음 운동은 피한다:

- 선 자세에서 넓적다리 뒤를 스트레칭한다.
- 선 자세에서 넓적다리 안쪽을 스트레칭한다.
- 엎드려 누운 자세에서 넓적다리 앞부분을 스트레칭한다.
- 종아리가 넓적다리에 닿는 동안 엎드려 누운 자세에서 넓적다리의 앞부분을 스트레칭한다.
- 앉은 자세에서 볼기근을 스트레칭한다.
- 똑바른 뒷다리로 선 자세에서 엉덩관절 굽힘근을 스트레칭한다.
- 어깨 높이보다 아래의 똑바른 팔로 흉부를 스트레칭한다.
- 무릎을 꿇은 자세에서 넓적다리의 앞부분을 스트레칭한다.
- 등을 둥글게 하고 손을 무릎 사이에서 교차시킨 상태로 선 자세에서 어깨뼈 사이의 근육을 스트레칭한다.

다음 질환에서는 결코 스트레칭하지 않는다:

- 골절 후
- 고열이 있는 동안
- 관절이 염증을 일으켰을 때
- 아물지 않은 상처 또는 피부 위의 꿰맨 부위가 근육을 덮을 때

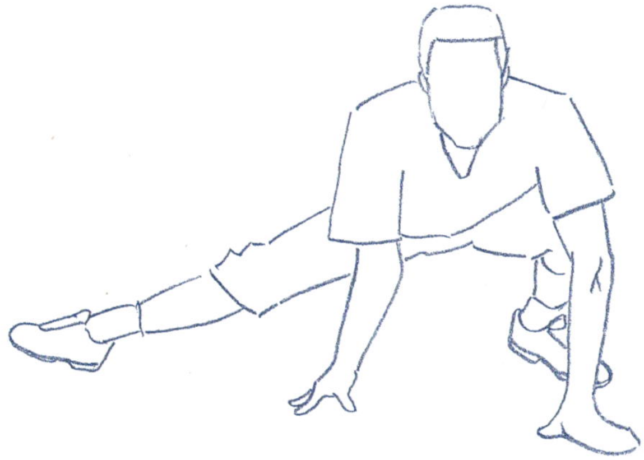

서 있는 동안에 넓적다리 안쪽을 스트레칭하는 것은(흔히 찢기[split]라 불린다) 권장되지 않는다. 이 운동은 무릎 안쪽에 스트레스를 가한다.

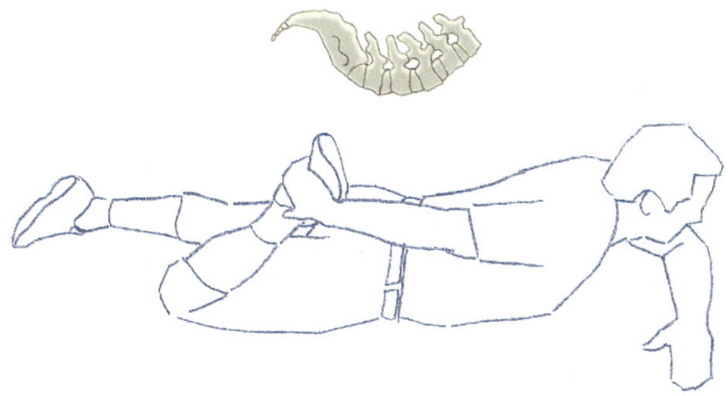

누워 있는 동안에 넓적다리 앞부분을 스트레칭하는 것은 허리에 많은 움직임을 만들어낸다. 그것은 또한 무릎관절의 움직임을 최대화한다.

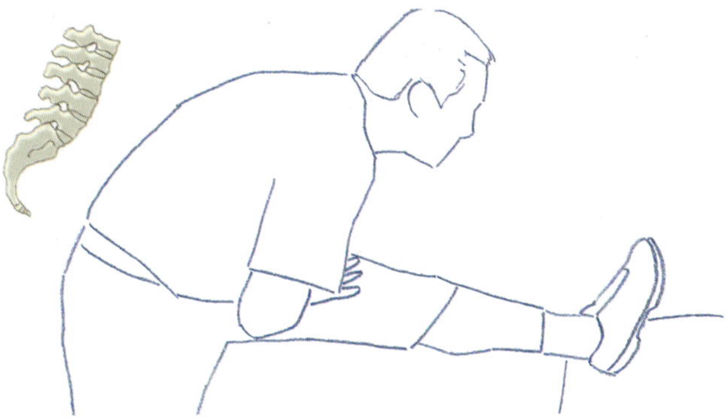

등을 둥글게 하고 다리를 과도하게 편 상태에서 넓적다리 뒤쪽을 스트레칭하면, 무릎관절과 등 양쪽에 과도한 스트레스를 가한다.

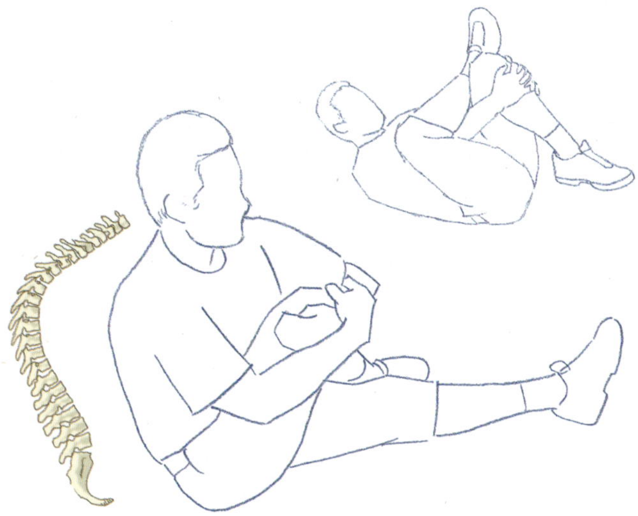

볼기근육을 스트레칭할 때, 허리는 이 그림에 있는 것처럼 둥글게 하는 것이 아니라 허리를 아치형으로 해야 한다.

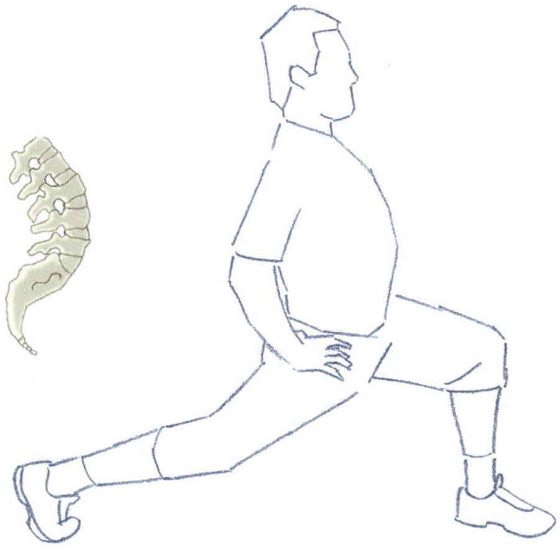

뒤쪽 다리를 똑바로 하여 서 있는 동안에 엉덩관절 굽힘근을 스트레칭하는 것은 권장되지 않는다. 엉덩관절 굽힘근을 스트레칭 할 때 허리의 아치를 크게 해서는 안 된다. 대신에, 등을 평탄하게 한다.

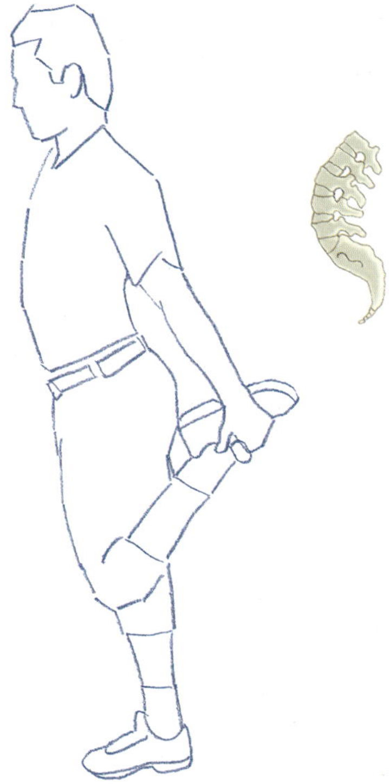

서 있는 동안에 넙적다리 앞부분을 스트레칭할 때 움직임의 대부분은 허리에서 일어난다. 또한 무릎관절의 움직임을 최대화한다.

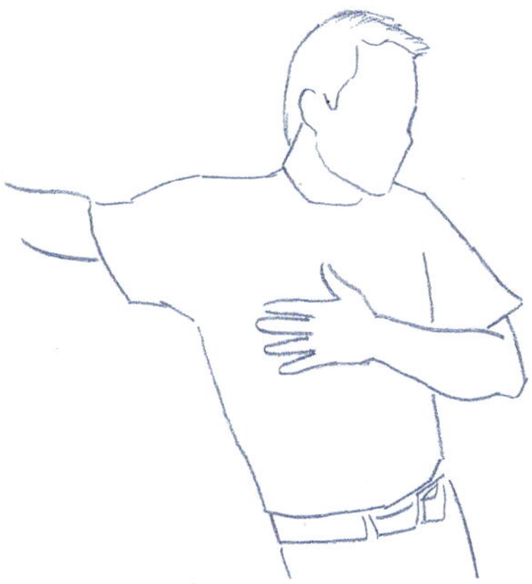

어깨 높이보다 아래의 똑바른 팔로 가슴 근육을 스트레칭하는 것은 권장되지 않는다. 팔을 똑바로 유지하면 팔꿈치에 과도한 스트레스가 걸린다.

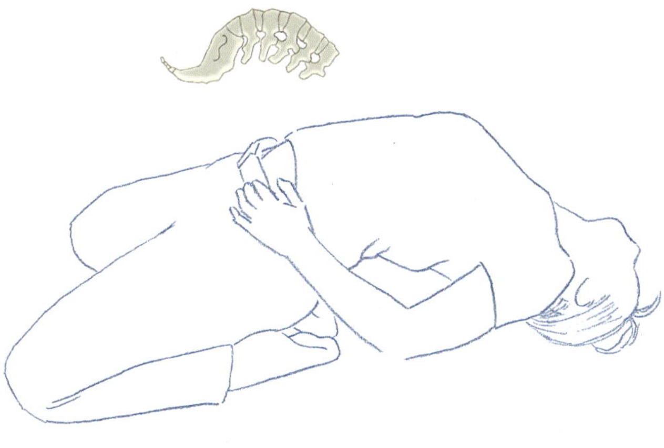

무릎을 꿇는 자세에서 넙적다리 앞부분을 스트레칭하는 것은 권장되지 않는다. 그 이유는 결국 허리의 아치가 증가하고 무릎관절의 움직임이 최대화되기 때문이다.

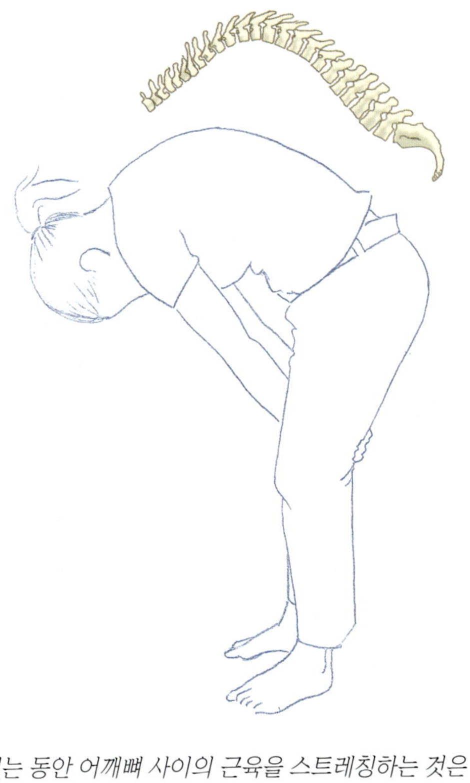

서 있는 동안 어깨뼈 사이의 근육을 스트레칭하는 것은 추간판(discs)에 과도한 스트레스가 가해진다.

좋은 자세는 몸에 도움이 된다

GOOD POSTURE HELPS THE BODY

좋은 자세는 불필요한 정적인 일을 배제함으로써 근육에 도움을 준다. 근육이 정적으로 일하도록 강요당하면, 근육은 에너지를 더 사용하게 되고 이 때문에 더 많은 젖산을 만들어내어 피로를 일으킨다. 좋은 자세는 부하가 가능한 한 몸의 중심 가까이에 오게 하여 앉거나 서는 것이 매우 효율적으로 되게 한다.

나쁜 자세는 다음의 것이 원인으로 발생할 수 있다 :

- **근육의 단축**
- **약한 근육**
- **오래 치료하지 않은 부상**
- **주위 사람들의 자세(어린이는 어른을 따라 한다)**
- **걱정과 스트레스**
- **통증**

척주

척주는 과도한 부하를 가하지 않고 양호한 자세를 달성하기 위한 주요 구성요소이다. 척주와 그것을 에워싼 근육은 유익한 방법으로 몸을 치료할 기회를 제공한다.

척주는 24개의 따로따로의 척추뼈(추골)로 구성되어 있으며 모두 맨 위가 맨 아래보다 약간 작다. 이것은 서로 다른 관절과 인대에 의해 함께 결합되어 있다. 엉치뼈(천골)와 꼬리뼈(미골)는 척추의 맨 아래에 위치하고 있다. 엉치뼈는 볼기뼈(관골) 사이에 끼어 있는 하나의 뼈로 융합된 5개의 척추뼈로 구성되어 있다. 엉치뼈 밑의 뼈는 흔히 꼬리뼈라 불린다. 이것은 또한 함께 융합된 4~5개의 작은 척추뼈로 구성되어 있다.

척추뼈 전체가 다수의 작은 근육으로 덮여 있다. 척추뼈의 맨 위를 제외하고 척추뼈의 각 세트 사이에 추간판(disc)이 있다.

그것은 연골의 고리와 젤리모양 물질의 핵으로 구성되어

척추의 측면도 *척추의 정면도*

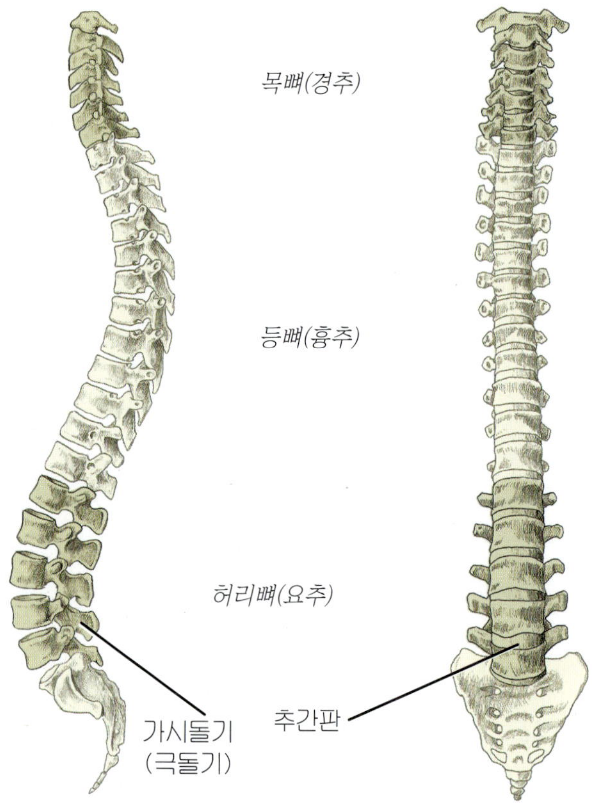

척추의 측면도 *척추의 윗면도*

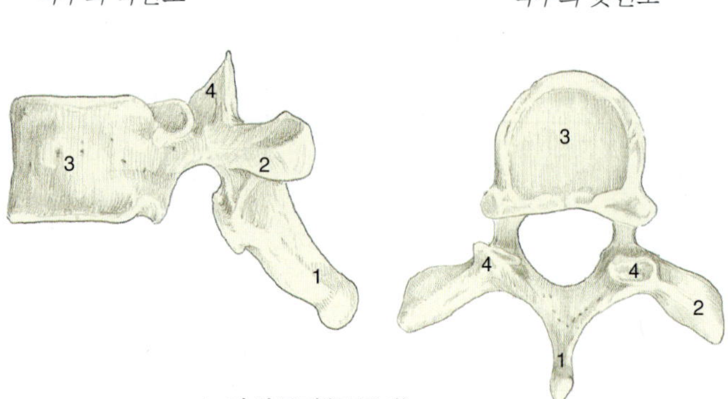

1. 가시돌기(극돌기)
2. 가로돌기(횡돌기)
3. 척추뼈몸통(척추체)
4. 척추의 관절

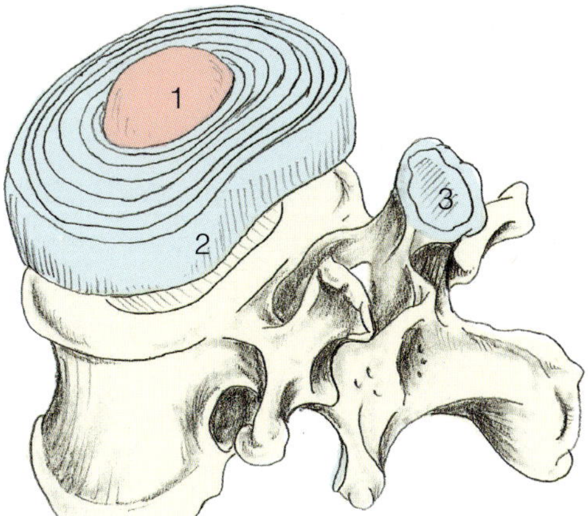

1. 수핵(Nucleus pulposus) = 젤리모양 물질
2. 섬유고리(Annulus fibrosus) = 섬유연골의 고리
3. 척추의 관절

있다. 추간판은 운동화의 밑창과 마찬가지로 쿠션의 목적을 수행한다.

이것은 힘과 진동을 흡수하는 완충재이다. 추간판이 없다면, 서 있거나 걷는 동안에 척추뼈는 반복해서 함께 밀어붙여져 파열될 것이다. 척추는 몸의 중심에 있는 가동성 있는 기둥이며 측면에서 보았을 때 3개의 서로 다른 뚜렷한 곡선이 포함되어 있다.

목의 7개 척추뼈는 하나의 아치 또는 척주 전만으로 배치되어 있다. 흉부에 있는 다음 12개 척추뼈는 둥근 형태 또는 척주 후만을 형성한다. 허리에 있는 마지막 5개 척추뼈는 또 다른 아치를 만들어낸다. 이 모양은 압력을 완화하기 위해 이 곡선들을 증가 또는 감소시킬 수 있기 때문에 등(back)이 힘을 흡수하는 것을 돕는다. 이 가동성이 있는 부분을 제자리에 유지하기 위해, 척추는 등을 안정시켜 움직임을 가능케 하도록 협력하는 인대와 작은 근육으로 덮여 있다.

척추에는 요구되는 바가 크다. 그것은 단지 그곳에 뻗어 있는 척수를 보호하고 몸을 직립으로 유지하기 위해서만이 있는 것은 아니다. 또한 그것은 구부리거나 달리거나 걸을 때 힘을 흡수하고 무거운 물건을 들어 올릴 때 엄청난 압축력을 견딜 만큼 충분히 유연해야 한다. 동시에 이것은 몇 개의 방향으로 움직일 수 있을 필요가 있다. 이것이 몸의 부분을 교묘하게 구축한 이유이다.

척추의 움직임은 다음의 것을 포함한다.
1. 옆으로 구부린다.
2. 뒤로 구부린다.
3. 앞으로 구부린다.

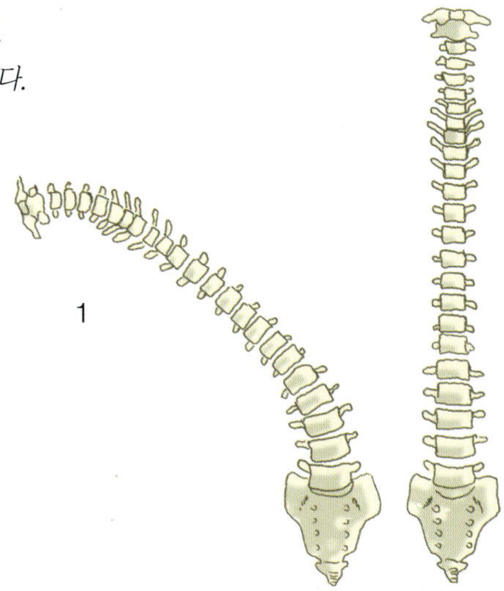

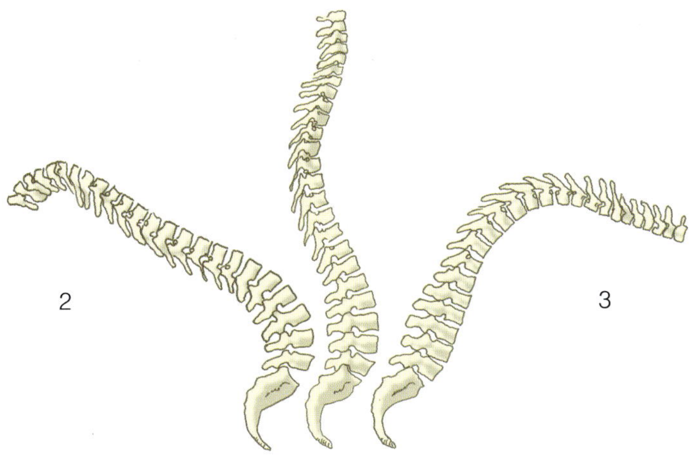

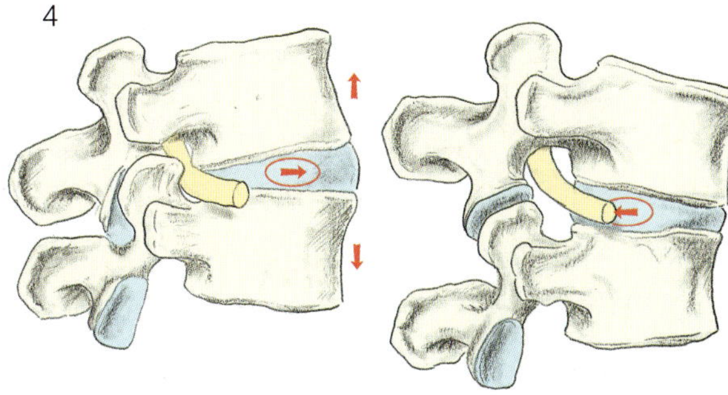

4. 뒤로 구부리는 것은 신경을 위한 공간을 감소시킨다.
5. 앞으로 구부리는 것은 신경을 위한 공간을 증가시키지만 또한 추간판의 앞에 대한 압력을 증가시켜 수핵을 뒤로 가게 만든다.

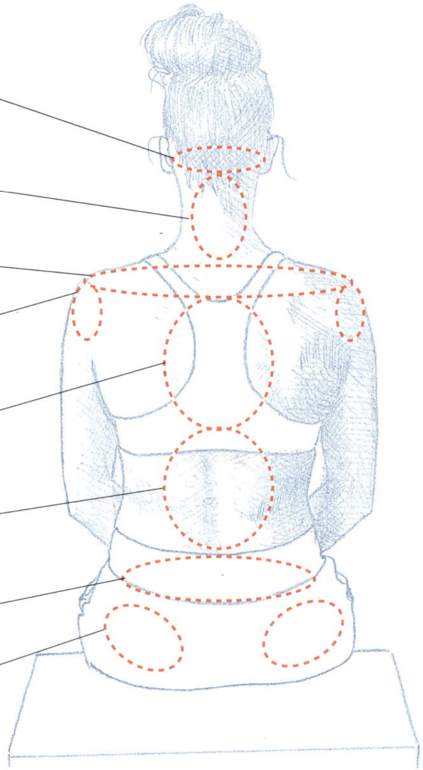

등의 부위.

정말 추간판을 파열시키기를 원한다면 이러한 나쁜 습관을 잊지 않는다.

서서 있을 때와 앉아 있을 때 모두, 나쁜 자세로 걸어 다니고 가능한 한 구부정한 자세를 취한다. 지면으로부터의 힘이 척추의 중심을 지나갈 수 없다면, 추간판을 손상시키는 영향력이 9배까지 증가한다.

무거운 물건을 들어 올릴 때는 절대로 다리를 사용하지 않는다. 똑바른 다리와 굽힌 등을 사용하여 들어 올리는 것이 1회의 작업 중에도 시간이 경과하는 동안에도 추간판을 파열시키는 이상적인 방법이다. 들어 올리는 동안에 몸을 돌리려고 시도하면, 추간판 손상의 기회가 몇 퍼센트 증가한다.

몇 년에 걸쳐 매일 매일 많이 앉아 있는 것만으로 충분할지도 모른다. 끈기는 보상을 받는다.

어떠한 일이든 저절로 일어나지 않는다는 것을 잊지 않는다.

추간판 파열

추간판이 파열하면 연골의 고리가 부서지고 젤리모양 중심부가 밖으로 새어나온다. 운이 나쁘면 이 파열은 신경에 압박을 가하여 통증을 일으키는 자극과 염증을 야기한다. 통증은 국소적일지도 모르고 또는 눌린 신경이 임펄스(impulse)를 통해 조절하는 부위로 방산될지도 모른다.

파열의 가장 일반적인 부위는 허리의 제4 및 제5 허리뼈 사이이다. 유감스럽게도, 이것은 궁둥신경(좌골신경)이 척추를 빠져 나가는 곳이기도 한다. 이 신경이 눌리면 통증이 다리를 내려가 발로 방산되고 심지어는 반사반응과 운동조절이 약해질지도 모른다. 그러나 대부분의 파열된 추간판은 무증상이며, 이것은 어떠한 통증 또는 증상을 유발하지 않는다는 것을 의미한다. 실제로 대부분의 사람은 45세까지에 그것을 알지 못하면서 적어도 하나의 추간판이 파열되었다.

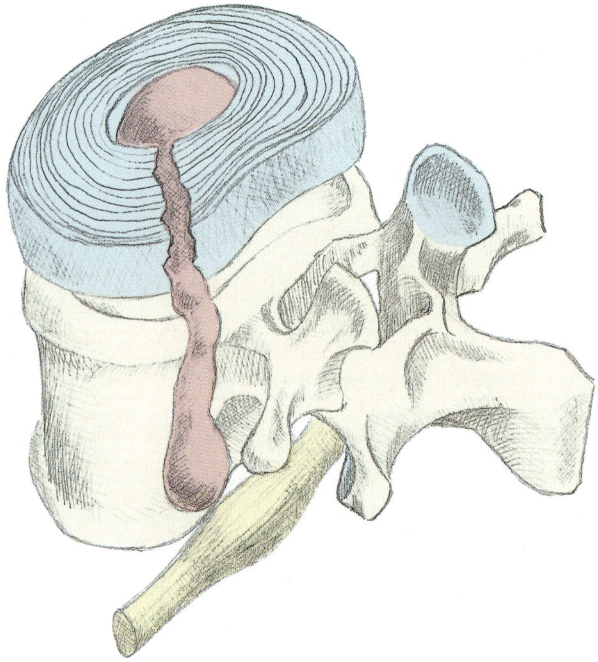

1. 수핵
2. 섬유고리
3. 수핵이 신경을 향해 샌다(항목 5)
4. 척추의 관절

배근육(복근) ABDOMINAL MUSCLES

복근의 문제는 우리가 복근이 어디에 있고 어떻게 이것을 훈련해야 하는지를 알고 있으나, 정말 이 근육을 필요로 할 때 어떻게 사용하는지는 모른다는 것이다. 복근은 자세와 척추 건강에 중요한 역할을 한다. 이것은 상체와 하체 사이에 안정성을 가져오고 척추 추간판에대한 압력을 제거한다.

복근의 일부로서 간주되는 4개의 주요 근육은 앞에 있는 곧은 근육, 배바깥빗근(외복사근)과 배속빗근(내복사근) 및 배가로근(복횡근)이다. 주된 기능에는 몸통을 앞으로 굽히고 몸통을 회전시키며 몸통을 옆으로 굽히는 것이 포함된다. 비록 이것은 모두 주요 기능이지만, 가장 중요한 기능은 복강 내 압력이다. 이것은 숨을 들이마시고, 입을 다물며 복근을 조이는 것에 의해 만들어진다. 복강 내의 압력이 증가하고, 이것에 의해 척추뼈가 서로 분리되어 추간판의 압력이 감소한다. 강력한 복강 내 압력은 추간판 바닥의 압력을 최대 50% 감소시킬 수 있고 그 위의 추간판을 최대 30% 완화할 수 있다. 이것을 알고 있으면, 무거운 하중과 가벼운 하중 두 가지를 모두 들어 올릴 때 왜 복근으로 이 압력을 만들어내야 하는지의 이유를 이해하기 쉽다.

이 압력을 내리기 위해서는 복근을 조일 수 있어야 한다. 이것이 단순하게 들릴지도 모르지만, 많은 사람들은 이것을 올바르게 시행할 수 없다. 일부 사람들은 힘살(belly)을 밀어냄으로써 복근을 조일 수 있다고 생각하고 있지만, 한편, 다른 사람들은 힘살을 안으로 흡입하려고 한다. 어느 동작도 원하는 효과를 만들어내지 못한다.

복근을 검사한다.

- ***벽에 등을 대고 선다.*** 발꿈치, 궁둥이, 어깨뼈 그리고 머리 뒤쪽이 모두 벽에 닿아야 한다. 이제, 엉덩이 또는 어깨는 벽에 밀어붙인 채로 허리를 벽에 밀어붙인다. 허리가 실제로 벽 쪽으로 움직이고 있는지 어떤지를 알 수 없는 경우는 벽과 허리 사이에 손을 넣는다.
- ***다리와 발을 함께 모아 반듯이 눕는다.*** 보통은 등과 바닥 사이에 어느 정도의 공간을 느낄 수 있다. 이제, 등을 바닥으로 밀어 내리도록 시도한다. 마음 놓고 허리와 바닥 사이에 손을 넣어 허리를 아래로 밀어내릴 수 있는 것이 얼마나 어려운지를 이해할 수 있도록 한다.

이 운동들에서는 복근은 거의 배타적으로 기능을 한다. 일부 사람들은 허리를 벽 또는 바닥을 향해 전혀 움직이게 할 수 없다. 그들은 복근을 발화시킬 수 없다. 그들은 허리를 목표물 가까이로 이동하는 것이 몸을 돌리고 비틀 것이다. 이 시험을 성공적으로 실행하도록 노력한다. 이것은 복근을 사용하고 이에 의존하는 것을 돕고 그렇게 함으로써 더 나은 그리고 더 이완되는 자세를 만들어내는 것을 돕는다.

복근을 조이는 것이 불가능한 것처럼 보이는 경우, 기침을 하거나 한층 더 노력하도록 한다. 또한 엉덩관절 굽힘근 또는 다리 앞에 있는 넙다리네갈래근과 같은 다른 근육이 너무 단단하거나 단축된 경우에는 복근을 조이는 것이 어렵다는 것을 알게 될지도 모른다. 이 근육들에 대한 스트레칭은 이 책의 운동 분야의 108 및 113 페이지에 설명되어 있다.

좋은 자세 GOOD POSTURE

선 자세

측면에서 보았을 때 귀, 어깨, 엉덩이, 무릎 및 발이 모두 일직선으로 되어 있어 몸의 연직선(plumb line)을 형성해야 한다. 척추가 정상적인 만곡을 취할 때, 척추에 의해 흡수된 힘은 각각의 척추뼈와 추간판을 똑바로 지나갈 수 있다. 무릎은 과도하게 펴는 것이 아니라 약간 굽혀야 한다.

흔히 있는 잘못

- 귀가 어깨 앞에 오도록 턱을 앞쪽으로 밀어서 독수리 목의 자세를 만들어내는 것.
- 어깨를 앞으로 둥글게 하여 등의 상부에 둥근 등(hump back)을 만드는 것.
- 엉덩이를 앞으로 밀어 허리의 아치를 크게 만드는 것(유감스럽게도 많은 사람에게는 안정 자세이다).
- 엉덩이를 뒤로 기울이고 허리의 아치를 제거하여 택시를 부르는 모양새를 만드는 것.

정면에서 보았을 때, 머리는 똑바르고 기울거나 회전해서는 안 된다. (이 구별은 매우 미세하기 때문에 때로는 보기 어렵다.) 어깨를 낮춰서 서로 수평을 맞춰야 한다. 발은 엉덩이 너비만큼 벌려서 놓아야 하고 발끝은 약간 밖을 가리켜야 한다.

이것은 처음에는 매우 단순하게 보일지도 모른다. 그러나 주위를 돌아다보면 실제로 이와 같이 서 있는 사람은 매우 드물다는 것을 알게 될 것이다. 그들은 앞으로, 뒤로 또는 옆으로 기울어져 있다. 그들은 또한 한쪽 다리가 다른 쪽 다리보다 체중이 더 실릴지도 모른다.

이것이 올바르게 서는 방법이다 :

- **발은 발끝이 몇 도 밖을 가리키면서 엉덩이 너비로 벌려야 한다.**
- **체중은 양쪽 발꿈치와 발의 엄지두덩에 동등하게 실려야 한다.**
- **무릎은 약간 굽혀야 한다. 먼저, 무릎을 젖히도록 시도하고 그 다음에 무릎을 약간 굽힌다. 무릎을 약 1인치(2.5 cm) 앞으로 내는 것만으로 충분한다.**
- **복근을 약간 수축시켜 안정성을 만들어내야 한다.**
- **척추는 그 자연스런 만곡을 가져야 한다.**
- **어깨는 이완되어야 한다.**
- **머리는 똑바르게 해야 한다.**

누군가가 어깨를 아래로 누르게 함으로써 자세를 시험할 수 있다. 올바르게 서 있다면, 흔들리지 않을 것이다. 이 압력에 의해 복부가 앞으로 밀리지 않는 것이 특히 중요하다. 앞으로 밀린다면, 허리의 아치가 너무 큰 것이다. 벽에 대항하여 운동을 한 것처럼 복근을 조여서 허리를 평탄하게 함으로써 이것을 수정할 수 있다.

좋은 자세 GOOD POSTURE

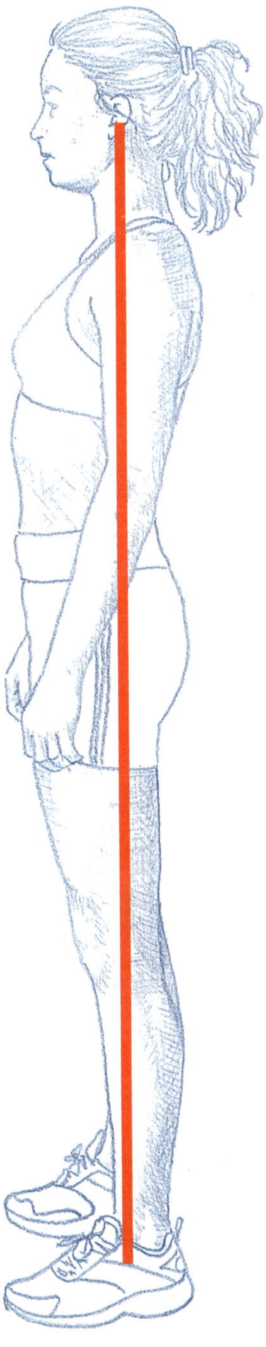

연직선은 귀, 어깨, 척추, 무릎 및 발목 바깥쪽을 지나는 가상적인 선이다.

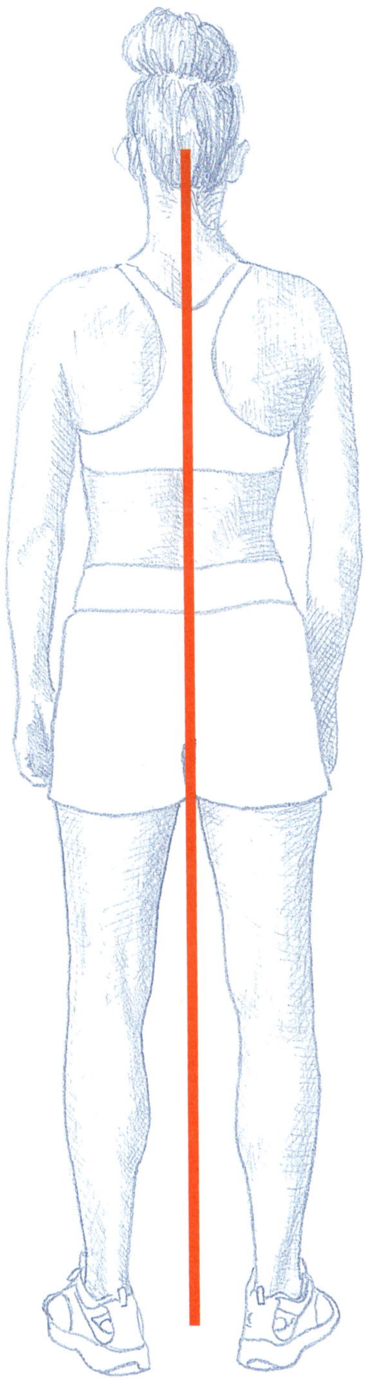

몸의 무게는 이 선의 좌측과 우측에 균등하게 분포되어야 한다.

나쁜 자세 BAD POSTURE

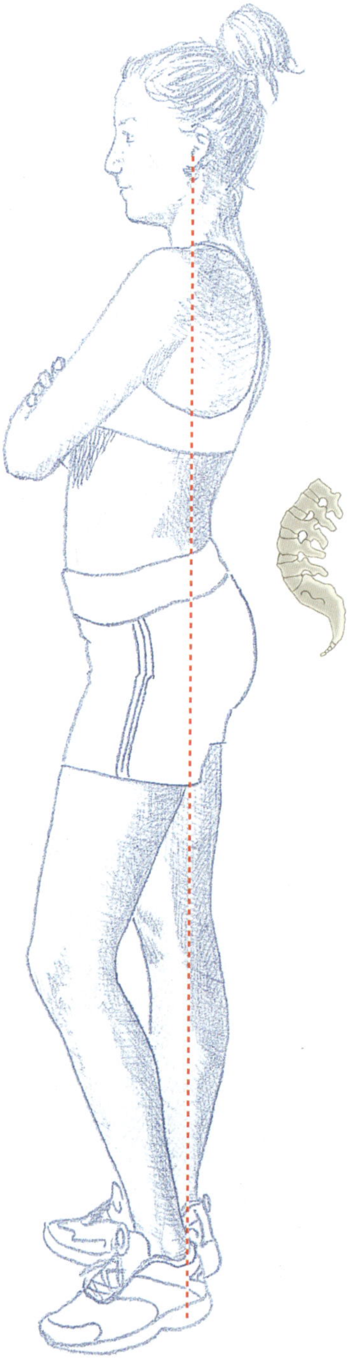

한쪽 다리에 기대서
등을 아치모양으로 하면
연직선이 지나치게 뒤로 간다.

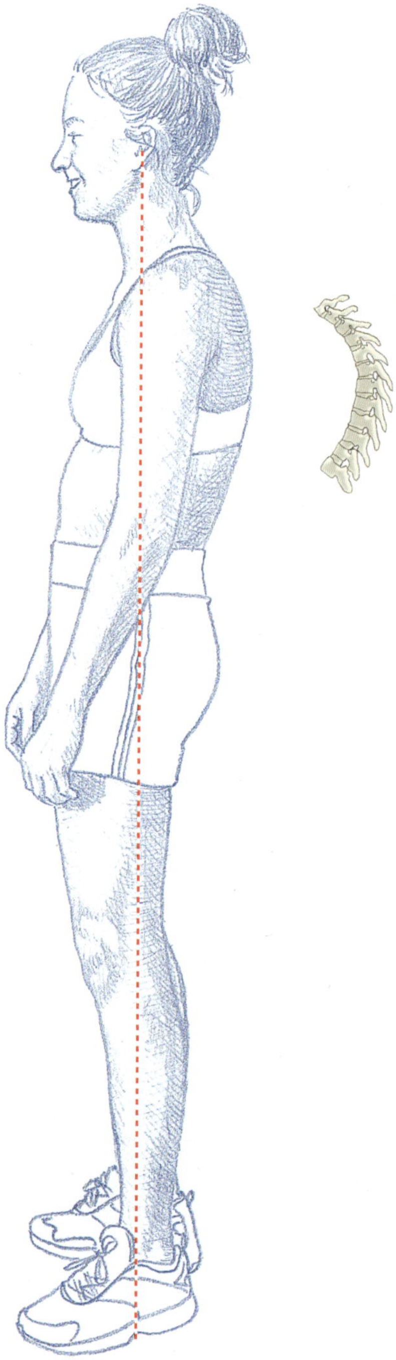

등을 구부리면
연직선이 지나치게
앞으로 간다.

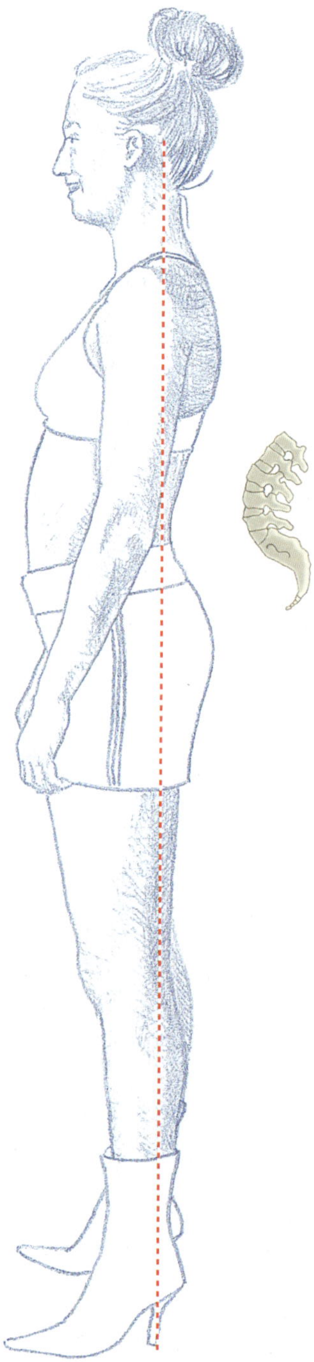

하이힐을 신으면
연직선이 지나치게
뒤로 가는 경향이 있다.

앉은 자세

권장되고 있지 않다 하더라도, 때로는 앉아야 한다. 앉아 있을 때 계속해서 활동적인 상태를 유지하는 것은 중요하다. 모든 근육을 이완하거나 앞으로 구부정하지 않아야 한다. 대신에, 특정 근육을 활동적인 상태로 유지한다.
대부분의 경우, 오랜 시간동안 올바르게 앉는 것은 어렵다. 그러나 이것은 일어나서 잠시 동안 돌아다닐 이유를 제공한다.

올바르게 앉으려면 반드시 좋은 의자를 필요로 하는 것은 아니지만, 올바르게 서는 방법을 알고 있을 필요가 있다. 올바르게 서는 방법을 알고 있다면, 또한 앉아 있을 때 척추가 올바른 위치에 있는지 어떤지를 알 것이다. 앉아 있을 때 조차도 등(back)의 만곡이 몸의 다른 부분에 대한 부하의 영향을 결정한다.

좋은 지지를 위해 발을 바닥에 넓게 벌린 상태로 앉는다는 것을 잊지 말아야 한다. 키가 큰 의자에 앉는다면, 넓적다리와 등 사이의 큰 각도를 얻기 쉬워진다. 이 각도는 적어도 45°이어야 한다. 등은 서 있을 때와 같은 만곡을 유지하기 위해 똑바로 되어야 한다. 어깨를 낮춰서 귀와 같은 높이로 유지한다. 가급적이면 등받이를 사용하는 것을 피한다. 능동적으로 앉는 것은 등을 보호하기 위한 최선의 방법이다. 등받이를 사용하면 불가피하게 등의 자연스런 아치가 감소하고 이것은 추간판에 더 많은 압력이 걸린다.
게다가 스스로 직립을 유지하기 위해 근육을 더 이상 사용하지 않는다. 대신에 인대 및 관절주머니와 같은 수동적 구조에 의존하여 일어선 상태를 유지한다.

종종 서 있는 연습을 적절히 하지 않았다면 가끔 앉아 있는 것이 좋을 수 있다. 그러나 좋고 비싼 의자라고 해서 통증이 없고 건강한 등을 보증하는 것은 아니다. 모두가 얼마나 오래 앉아 있는가, 어떻게 앉아 있는가, 근육이 얼마만큼 강하고 유연한가에 따라 달라진다.

의자를 구입할 때는 그것을 무슨 용도로 사용할 것인지를 고려한다. 단순히 앉아 있는 것과 앉아 있는 동안에 일하는 것 사이에는 차이가 있다.

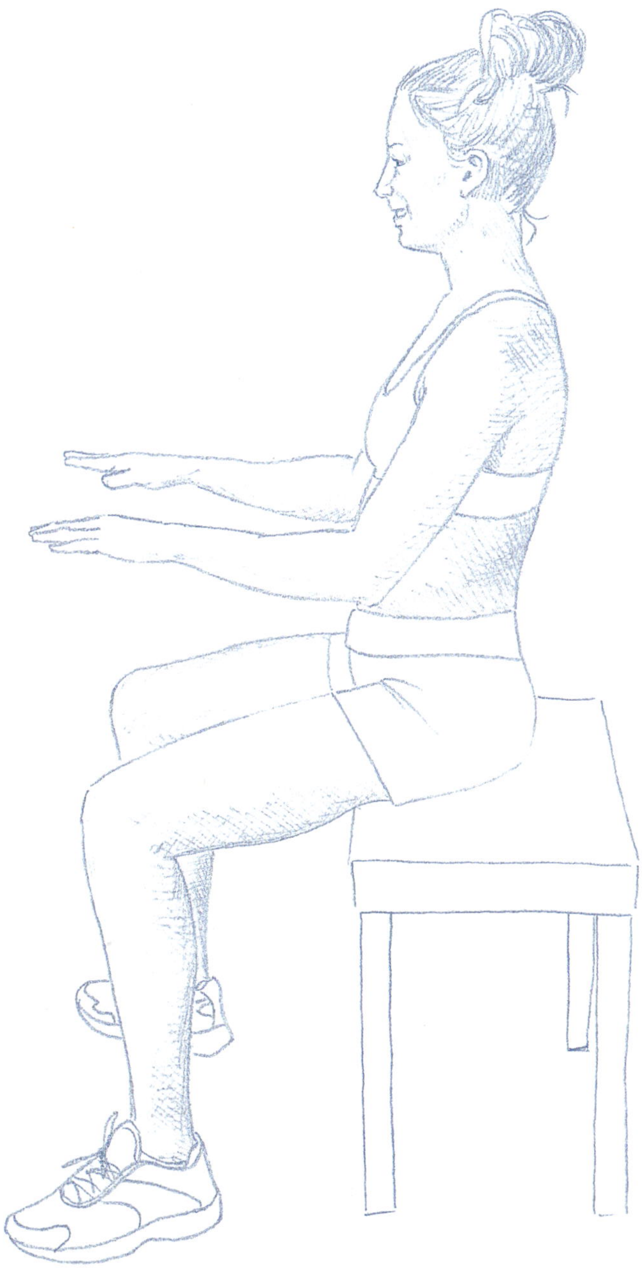

척추는 앉아 있을 때, 좋은 자세로 서 있을 때와 똑같은 만곡을 가져야 한다.

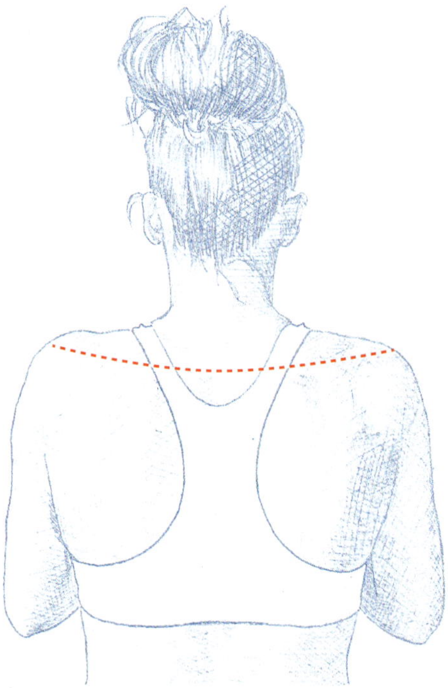

스트레스를 받을 때 어깨는 들려 올라가는 경향이 있고,
이것은 정적으로 작용하게 한다.

자세 불량의 결과

많이 앉아 있거나 활동하고 있지 않으면, 올바르게 서는 능력을 상실할 것이다. 앉아 있을 때 이 기능들을 위해 중요한 근육들이 단단해지고 단축되기 때문에, 걷거나 달리는 데 어려움을 겪을 수 있을지도 모른다.

자세가 불량하면 다음의 상태로 이어질 수 있다:

- 단축되고 뻣뻣한 근육은 계속해서 자세를 악화시킨다.
- 달리거나 걸을 때 움직임 패턴이 나쁘면 다른 부상을 야기할 수 있다.
- 근육의 통증유발점은 팔과 다리에 국소적인 불쾌감이나 방산 통증(radiating pain)을 야기할 수 있다.
- 두통은 근육 긴장을 야기하고 근육에 젖산을 증가시켜 두통을 더욱 악화시킨다.

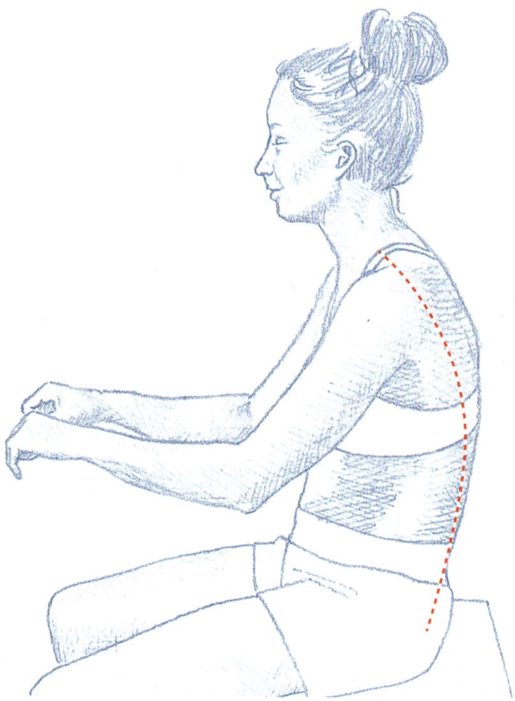

앉아 있는 동안에 허리를 구부린 자세는 허리의
추간판에 걸리는 압력이 10배로 증가한다. 목의 근육에서조차
머리가 앞으로 넘어지지 않도록 정적으로 작동해야 한다.

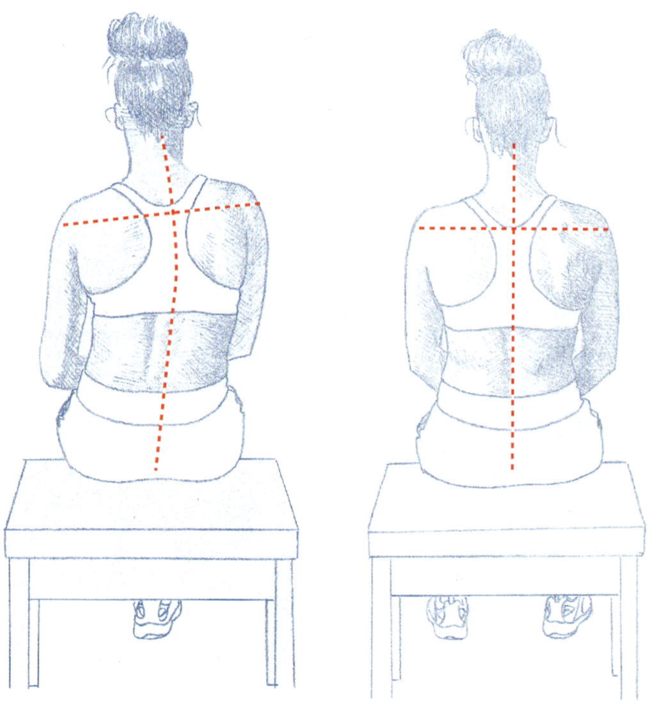

앉아 있는 동안에 다리를 꼬면
몸을 한쪽 방향으로 밀어낸다.
다른 근육은 옆으로 넘어지지 않도록 보상해야 한다.

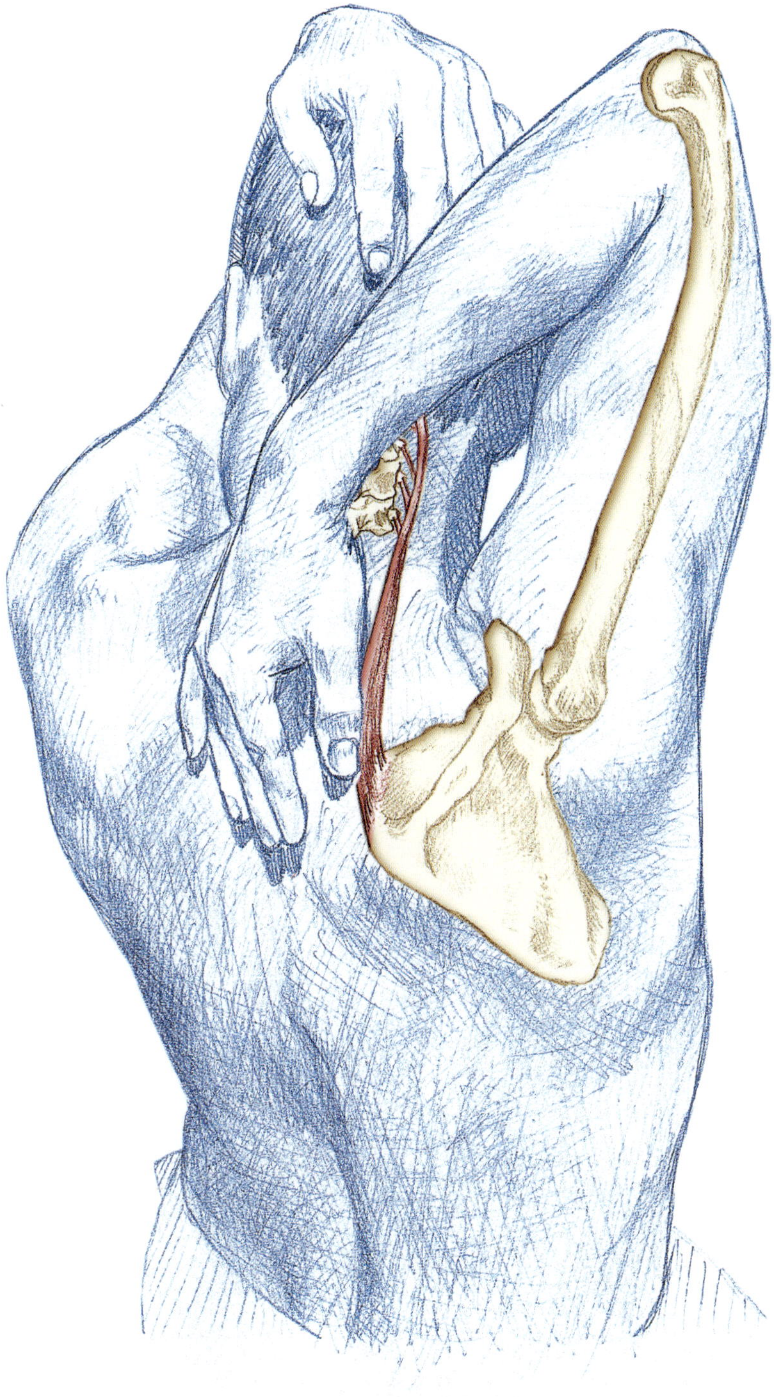

목표로 하는 스트레칭

TARGETED STRETCHING

등세모근 상부(상부승모근) UPPER TRAPEZIUS

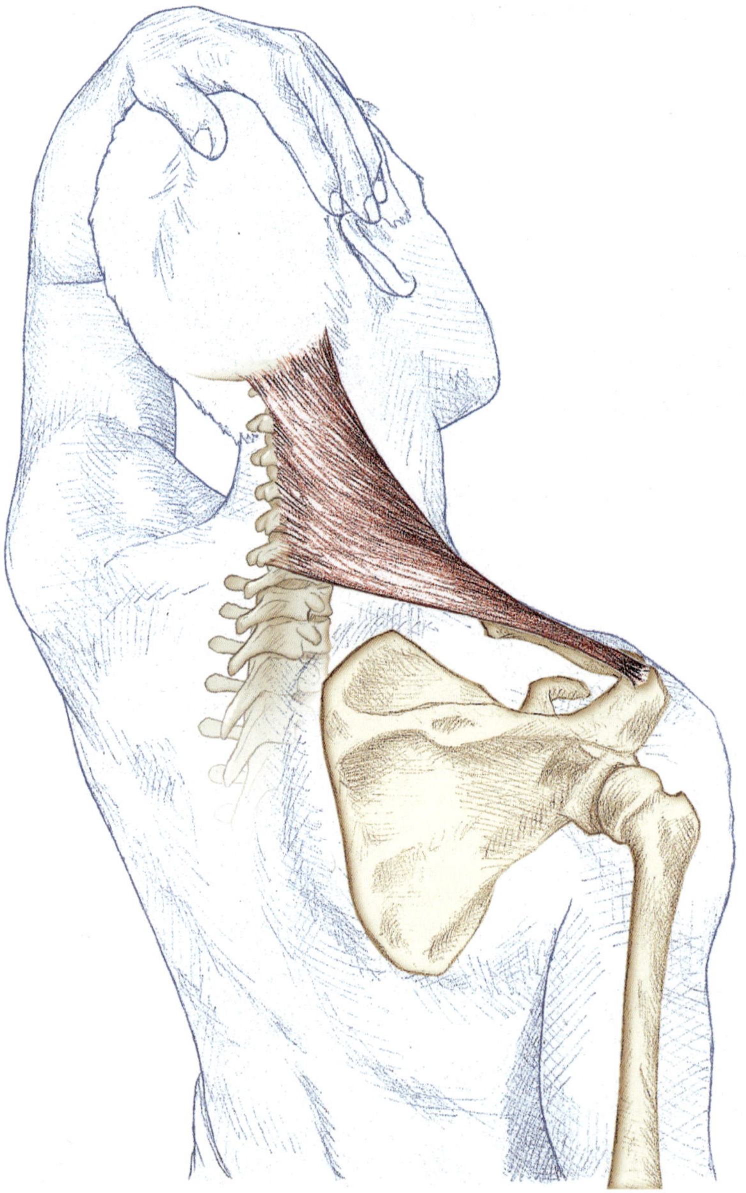

이 운동은 올바르게 수행되었을 때 매우 효과적이다. 시작자세와 손의 배치는 매우 중요하다. 근육의 정적인 긴장을 줄이기 위해 스트레칭하는 동안 어깨는 아래로 내려가 있어야 한다. 이 운동을 수행할 때 전력을 다할 필요는 없다.

근육에 관한 정보 MUSCLE FACTS

등세모근은 어깨, 목 그리고 등의 상부를 덮는 피부에 가까운 크고 평탄한 근육이다. 등세모근은 어깨를 올리고, 양 어깨뼈를 서로 근접시키며, 머리를 회전시켜 머리를 옆으로 기울이는 것을 돕는다.

긴장의 원인

잠재의식적으로(반 무의식적으로) 어깨를 들어 올릴 때 근육은 단단해지고 단축될 수 있다. 이것은 어깨에 지속되는 정적인 장력을 초래하여 그 부위의 일반적인 긴장으로 이어진다. 어깨를 들어 올리는 이유는 추운 것에서부터 스트레스를 느끼는 것까지 무엇이든 될 수 있다.

스트레스를 느낄 때 목과 어깨를 이완하는 데에 어려움이 있는 것은 매우 일반적이다. 이 부위는 긴장이 나타나는 곳이다. 등세모근은 어깨를 들어올리기 때문에 자주 스트레스를 받으면 이 근육은 결코 이완되지 않는다. 따라서 이것은 매우 단단해지고 짧아지며 통증과 피로로 이어진다.

긴장의 증상

- 머리뼈바닥, 귀의 위, 눈의 바깥쪽, 또는 눈의 뒤에서의 두통
- 팔이음뼈(견갑대)를 가로지르는 국소적인 통증
- 어깨뼈 사이의 국소적인 통증
- 머리를 회전하는 것 또는 머리를 옆으로 기울이는 것이 어렵다.

유연성 검사

머리를 옆으로 약 45° 기울이고 머리를 각각의 방향으로 약 90° 회전할 수 있어야 한다.

주의사항

스트레칭 중에 통증이 근육 전체가 아니라 귀 밑에 집중되는 경우에는 이 운동을 피한다.

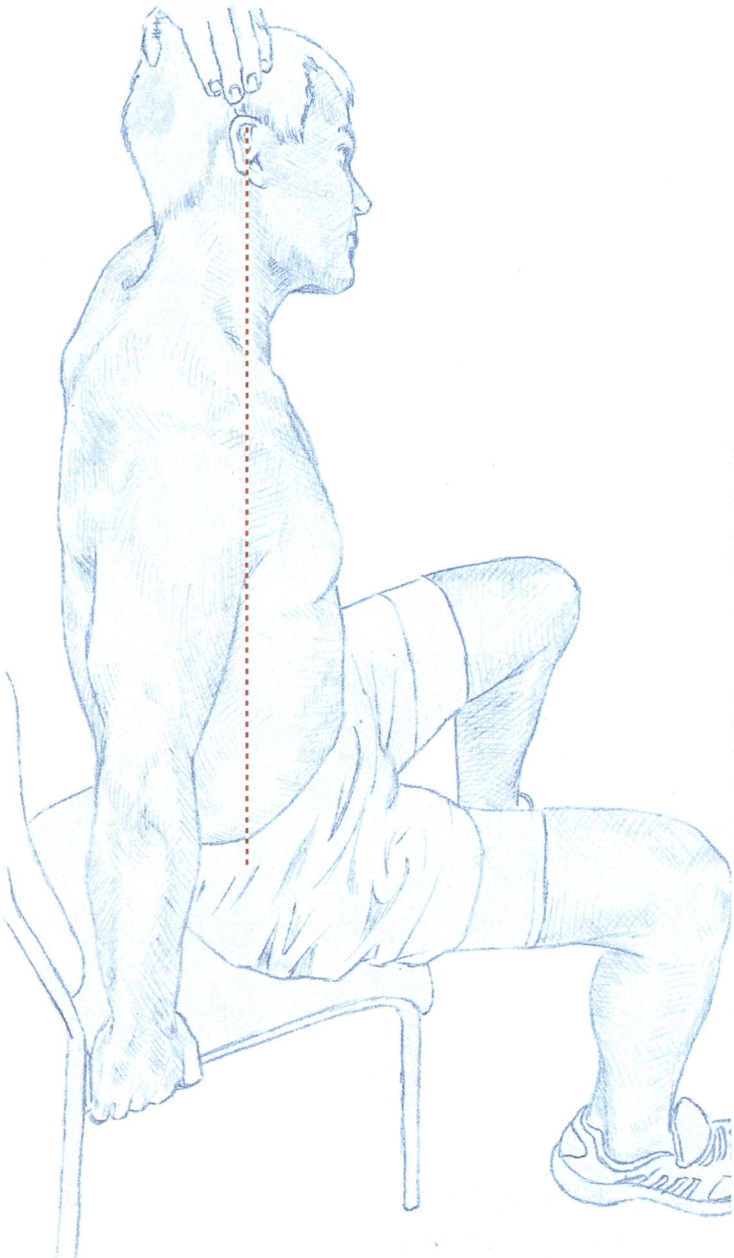

머리가 상체와 일직선상에 있는지를 확인한다.

기법 TECHINQUE

발을 넓게 벌리고 등과 복근을 약간 조인 상태로 의자 또는 벤치에 앉는다. 오른손을 등 뒤로 뻗어 의자의 가장자리를 잡는다. 머리를 직립으로 유지하면서 상체를 왼쪽으로 기울인다. 오른쪽 어깨 또는 위팔이 가볍게 당겨지는 것을 느낄 것이다.

다음으로, 오른쪽 어깨를 천장으로 향해서 5초 동안 들어 올리도록 해본다. 몸이 옆으로 움직이지 못하게 한다. 몇 초 동안 이완시킨 다음에 상체를 약간 더 옆으로 기울인다. 이것으로 스트레칭의 올바른 시작자세에 도달한 것이다.

조심스럽게 머리를 왼쪽으로 기울이고 약간 오른쪽으로 회전시킨다. 왼손을 머리에 대고 머리를 옆으로 조심스럽게 당김으로써 근육을 5~10초 동안 스트레칭한다. 목과 어깨에 약간의 찌르는 것 같은 통증(sting)이 느껴지면 움직임을 멈춘다. 근육이 5~10초 동안 이완되도록 한다.

새로운 종료 점(ending point)에 도달할 때까지 머리를 왼쪽으로 움직여 스트레칭을 더욱 시킨다.

2~3회 반복한다.

흔히 있는 잘못

- 똑바로 앉지 않는다.
- 머리를 앞으로 기울인다.
- 손을 의자에 지나치게 앞쪽에 놓는다.

논평

근육을 잘 스트레칭하는 것이 어렵다면, 심부조직 마사지를 시도하여 근육을 이완시키고 스트레칭을 더 받아들이기 쉽게 하기를 원할지도 모른다. 운동을 서두르지 않는다. 도리어, 처음에는 천천히 한다.

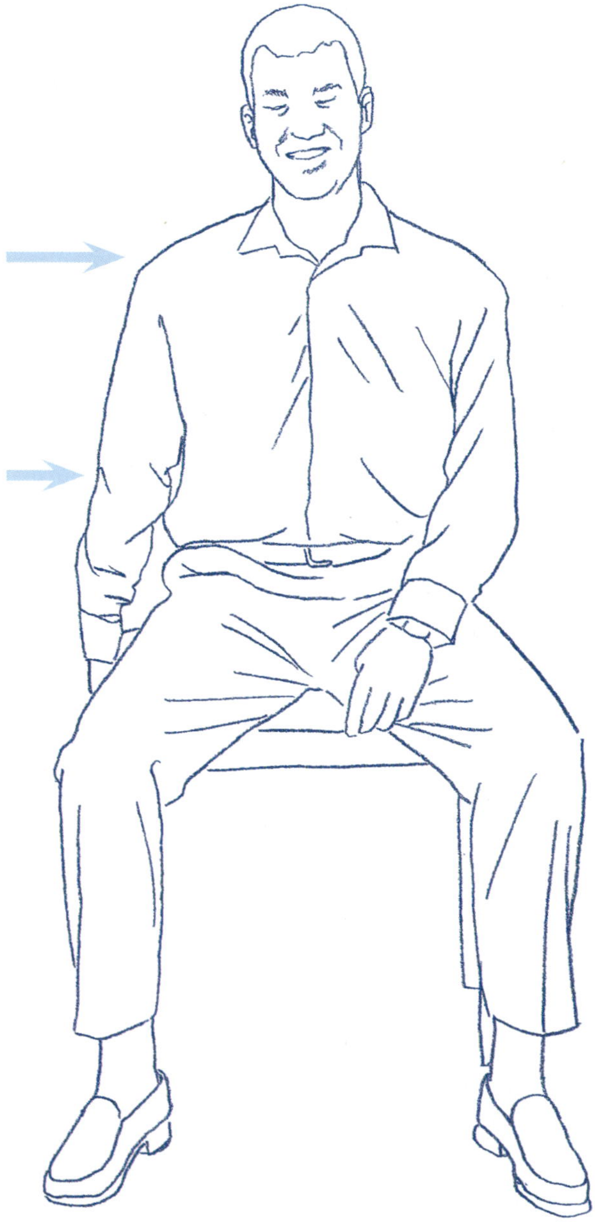

손을 대각선 방향으로 뒤로 놓은 상태에서 시작자세를 취한다.
어깨를 낮추기 위해 상체를 옆으로 기울인다.

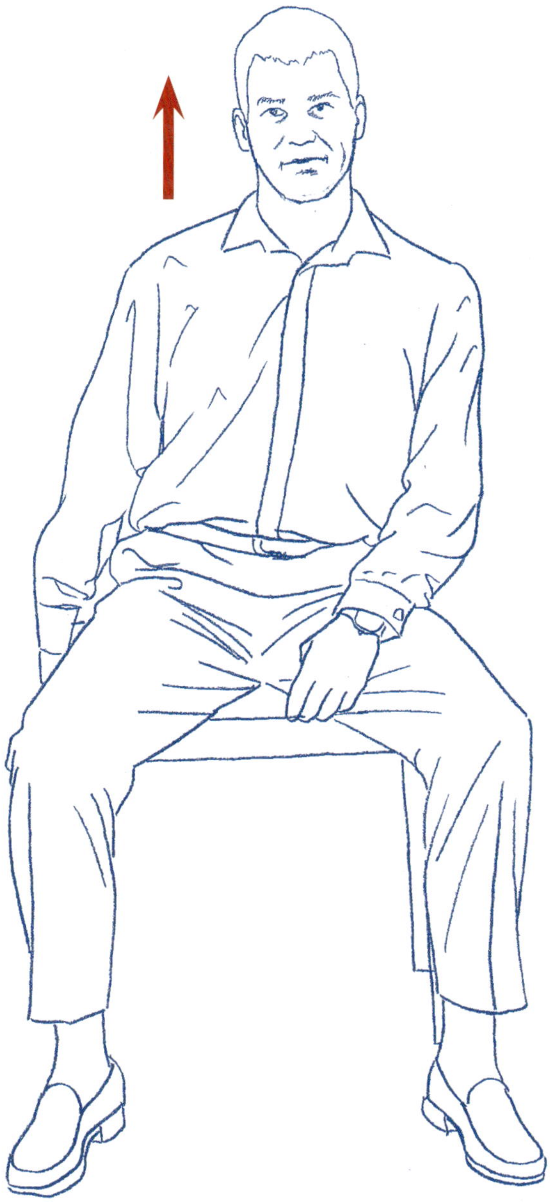

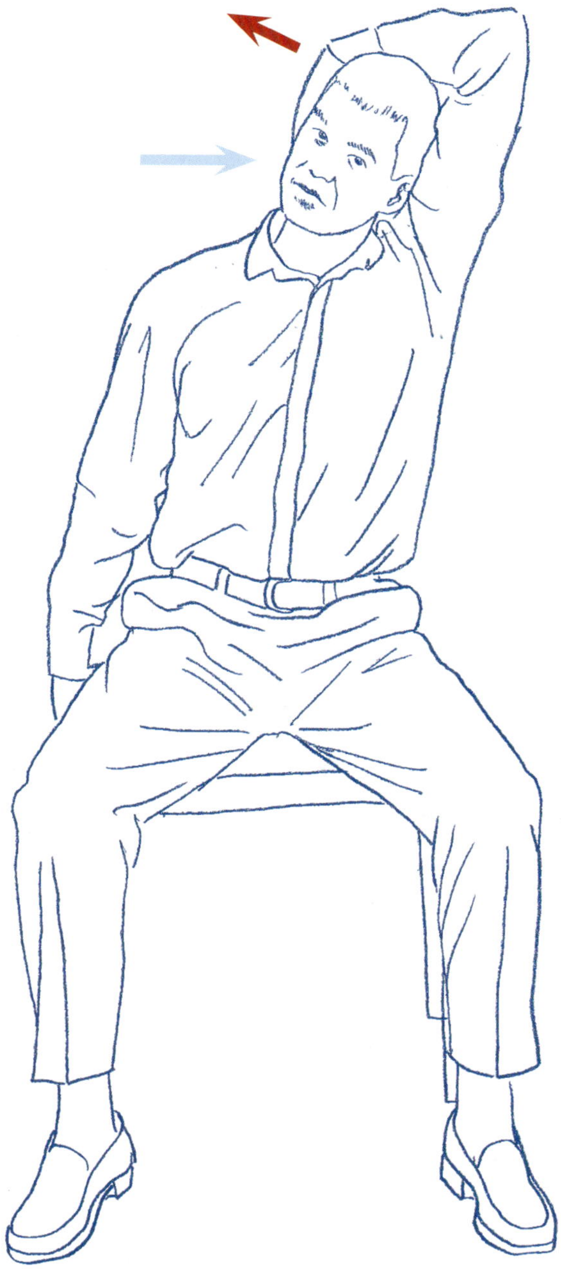

어깨를 천장을 향해 올림으로써 저항한다.
다음으로, 어깨를 이완시키고 옆으로 더 기울인다.

반대 방향으로 머리를 약간 회전시키면서
머리를 조심스럽게 옆으로 움직여 스트레칭을 한다.
머리를 조심스럽게 손에 밀어붙여 저항한다.

목빗근(흉쇄유돌근) STERNOCLEIDOMASTOID

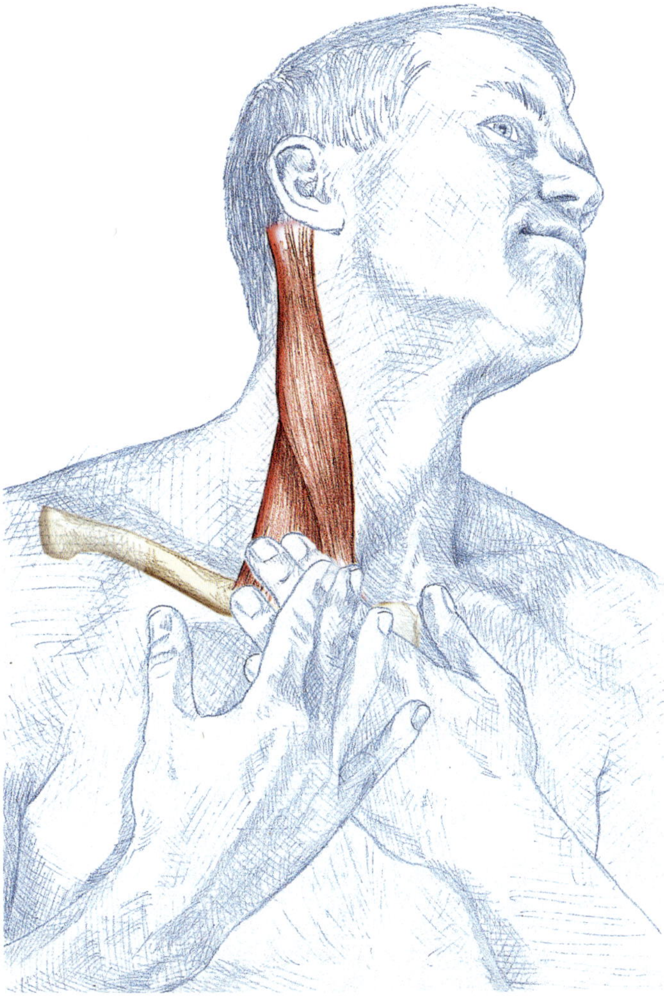

이 운동은 근육이 민감한 장소에 있기 때문에
약간 어색하게 느낄 수 있다.
너무 불편하면 이 운동을 피한다.
처음에는 치료사가 도와줄 것을 원할지도 모른다.
근육의 정확한 위치를 쉽게 찾아내려면,
거울 앞에 서서 머리를 한쪽으로 돌린다.
이것은 근육이 또렷하게 보이도록 해야 한다.

근육에 관한 정보 MUSCLE FACTS

목 앞의 피부에 가까이 있는 이 둥근 근육은 알기 쉽다. 이것은 빗장뼈(쇄골)의 안쪽에서부터 목의 측면을 따라 뻗고 귀 바로 뒤의 머리뼈바닥에 부착한다. 목빗근은 머리를 기울이고 옆으로 회전시킨다. 또한 강력한 들숨을 보조하며 목 하부를 앞쪽으로 그리고 머리를 뒤쪽으로 기울어지게 한다.

긴장의 원인

앞으로 구부정하게 앉아 TV나 컴퓨터 화면을 보는 것 같은 나쁜 자세는 이 근육의 단축을 야기할 수 있다. 나쁜 자세는 또한 단축된 큰가슴근(대흉근)이 원인일 수 있다. 단축된 목빗근에 의해 만들어진 자세는 때로는 독수리 목이라 불리는데, 그 이유는 그 옆모습이 독수리가 목이나 머리를 움직이는 방식을 연상시키기 때문이다.

스트레스를 받고 있는 사람은 흔히 거칠게 숨을 쉬어 어깨를 올리기 때문에, 이 근육은 오랜 시간 동안 정적으로 일하도록 강제되어, 긴장과 통증으로 이어질 수 있다.

긴장의 증상

- 머리마루(두정부)의 두통
- 머리를 척추 위에 똑바로 정렬하는 문제

유연성 검사

등과 머리의 뒤를 벽에 기대어 선다. 한쪽 손을 목 뒤에 놓고 목을 벽을 향해 밀도록 시도한다. 이것을 손에 밀어붙일 수 있어야 한다.

주의사항

목의 통증, 현기증 또는 호흡곤란을 유발하는 경우는 이 운동을 피한다.

기법 TECHNIQUE

이 운동은 앉아 있을 때도 서 있을 때도 수행할 수 있다.

빗장뼈의 오른쪽에 있는 근육의 부착점을 찾은 다음, 오른손의 세 손가락을 근육의 바닥 1인치(2.5 cm) 부분 위에 놓는다. 왼손은 손가락 위에 올려놓고 그대로 유지한다.

목의 오른쪽에 약간 화끈거림을 느낄 때까지 머리를 약간 뒤로 움직이고 그리고 왼쪽으로 움직인다. 다음으로, 근육을 5~10초 동안 이완시킨다.

머리를 시작자세로 향해 뒤로 움직여서 저항한다. 한쪽 손을 이마에 대고 머리를 5~10초 동안 손에 밀어붙이도록 하여 움직임을 느리게 할 수 있다. 이 근육을 5~10초 동안 이완시킨다.

새로운 종료 점에 도달할 때까지 머리를 뒤로 그리고 옆으로 가져감으로써 스트레칭을 더욱 시킨다.

2~3회 반복한다.

흔히 있는 잘못

- 부적절한 근육 배치
- 머리를 잘못된 방향으로 회전시킨다.

논평

이 운동에 어려움이 있으면, 근육을 배치하기 전에 머리를 앞쪽으로 가져가서 더 빨리 스트레칭을 달성한다.

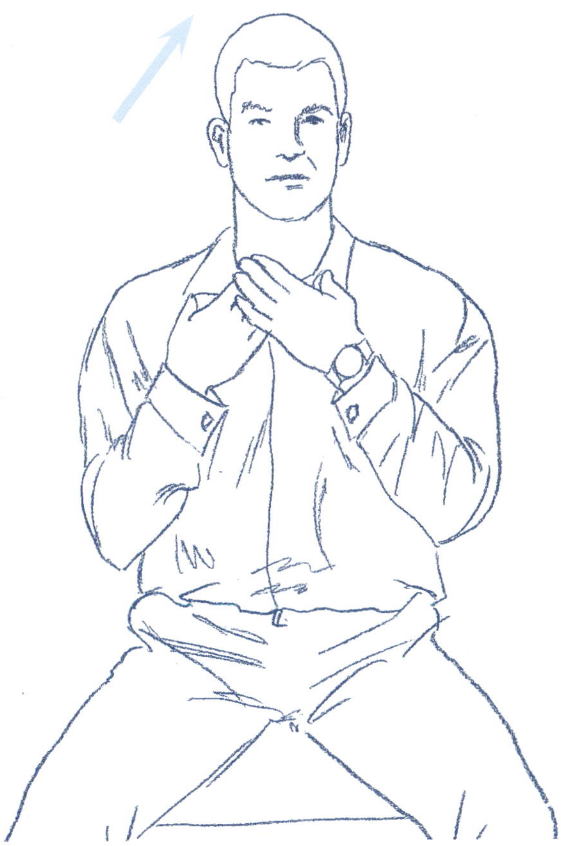

손가락을 사용하여 근육의 위치를 찾는다. 머리를 뒤로 젖히고 옆으로 기울인다.

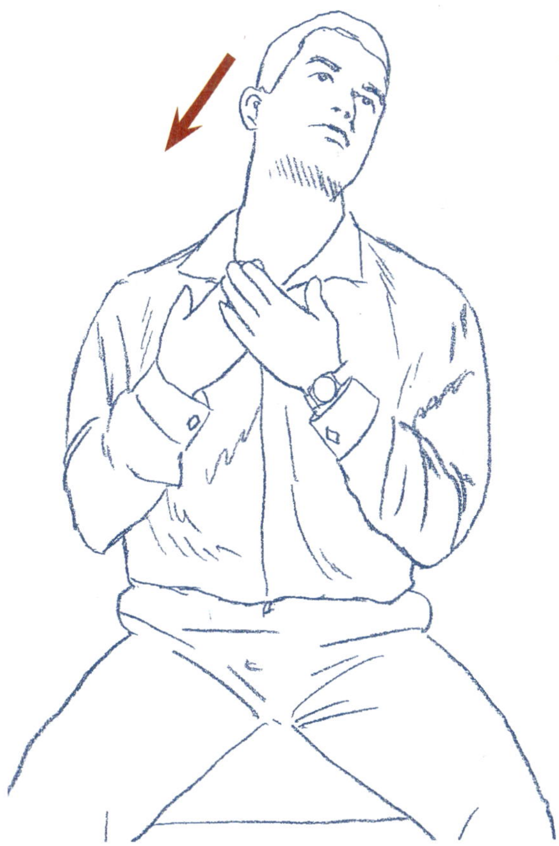

머리를 시작자세를 향해 뒤로 움직여 저항한다.

목갈비근(사각근) SCALENS

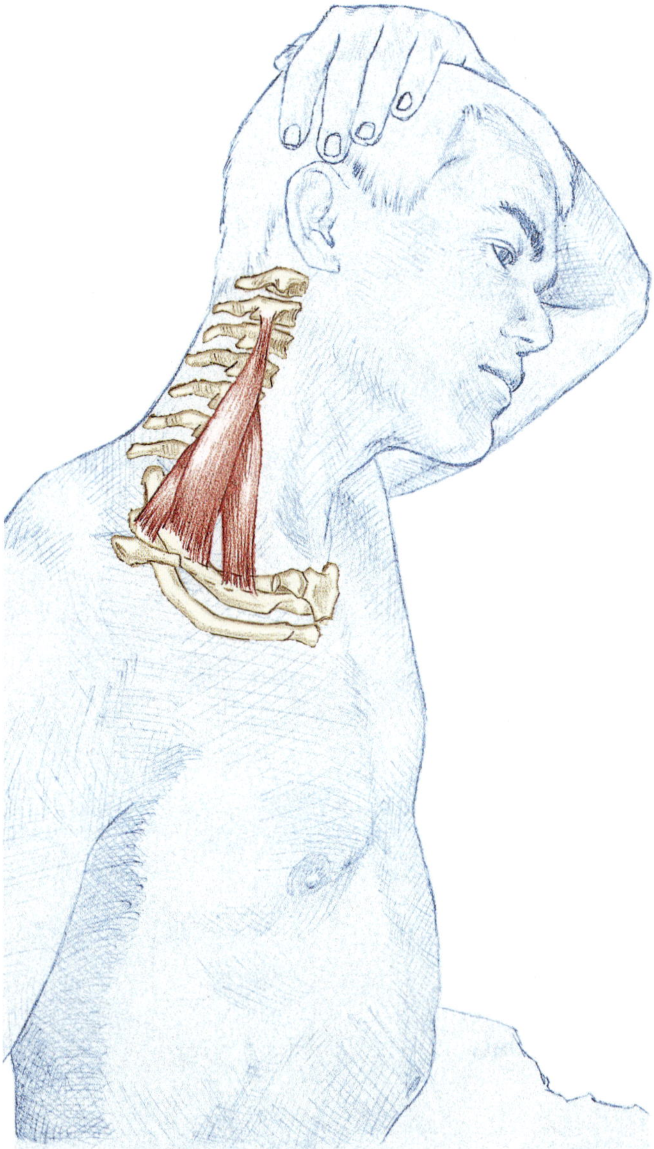

이 운동은 32 페이지의 등세모근 상부의 운동과 유사하다.
이 차이는 머리가 회전하지 않고
한쪽으로 똑바로 기울어져 있다는 것이다.

근육에 관한 정보 MUSCLE FACTS

목갈비근은 등세모근 상부와 목빗근 사이의 목 측면에 위치하여 있다. 이것은 목뼈(경추)와 2개의 상부 갈비뼈 사이를 뻗는다. 목갈비근은 머리가 옆으로 기우는 것을 돕고 강제된 들숨을 보조한다.

긴장의 원인

머리를 한쪽으로 기울여 습관적으로 앉아 있는 것은 (예를 들어, 전화기를 귀와 어깨 사이에 끼고) 목갈비근이 조여지고 단축되게 할 수 있다. 이 근육들은 스트레스를 받는 동안 강제된 호흡이 증가하기 때문에 스트레스 근육의 일부로 간주된다.

긴장의 증상

- 머리를 옆으로 기울이는 것이 어렵다.
- 손 또는 팔에 무감각 또는 저림이 있다.

유연성 검사

머리를 약 45° 옆으로 기울일 수 있어야 한다.

주의사항

스트레칭 중에 목에 통증이 있다면 이 운동을 피한다.

기법 TECHNIQUE

발을 넓게 벌리고 등과 복근을 약간 조인 상태에서 의자 또는 벤치에 앉는다. 오른손으로 뒤로 손을 뻗어 의자의 모서리를 잡는다. 머리를 직립으로 유지하면서 상체를 왼쪽으로 기울인다. 오른쪽 어깨 또는 위팔에서 가벼운 당김을 느낄 것이다.

다음으로 오른쪽 어깨를 천장을 향해 5초 동안 들어 올린다. 몸이 옆쪽으로 움직이지 않게 한다. 몇 초 동안, 이완하고 그 다음에 상체를 조금 더 옆으로 기울인다. 이제 스트레칭을 위한 올바른 시작자세에 도달한 것이다.

조심스럽게 머리를 왼쪽으로 기울인다. 왼손을 머리 위로 움직여 목의 오른쪽 위에 얹는다. 머리를 왼쪽으로 조심스럽게 당김으로써 5~10초 동안 근육을 스트레칭한다. 목의 오른쪽에 약간의 따끔거림을 느낄 때는 움직임을 멈춘다. 5~10초 동안 근육을 이완시킨다.

새로운 종료 점에 도달할 때까지 머리를 왼쪽으로 당김으로써 스트레칭을 더욱 시킨다.

2~3회 반복한다.

흔히 있는 잘못

- 운동 중에 똑바로 앉아 있지 않다.
- 머리를 척추와의 일직선을 벗어나서 움직인다.
- 목 대신에 머리를 잡는다.

논평

이 운동에 어려움이 있는 경우, 다시 시도하기 전에 등세모근과 목빗근을 스트레칭하는 데 시간을 할애한다.

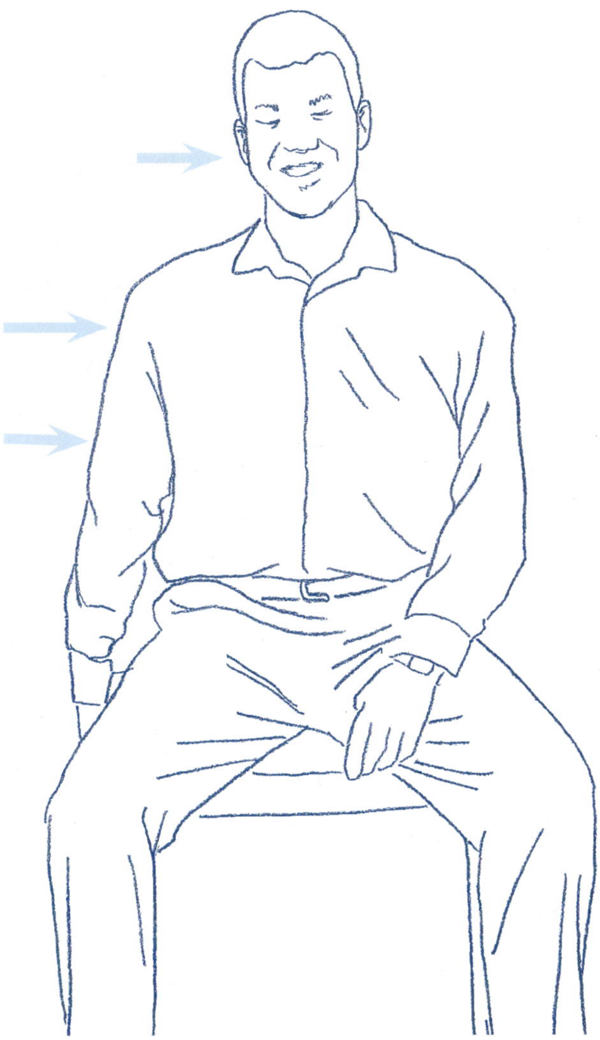

손을 비스듬히(대각선 방향으로) 뒤에 놓음으로써 시작자세를 취한다. 머리와 몸을 똑바로 옆으로 기울인다.

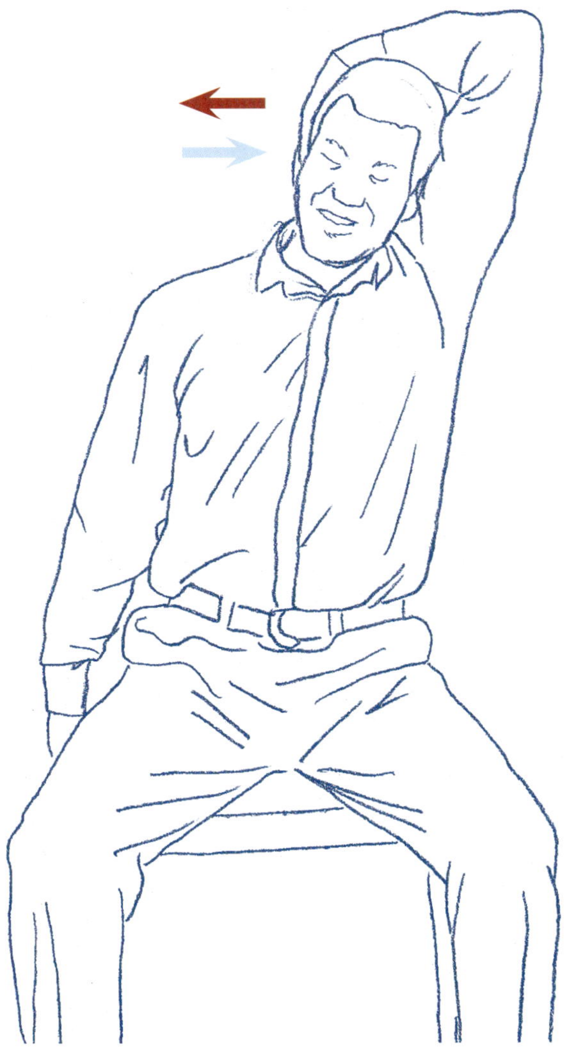

머리를 손에 밀어붙임으로써 저항을 만들어낸다.

뒤통수밑근(후두하근) SUBOCCIPITALS

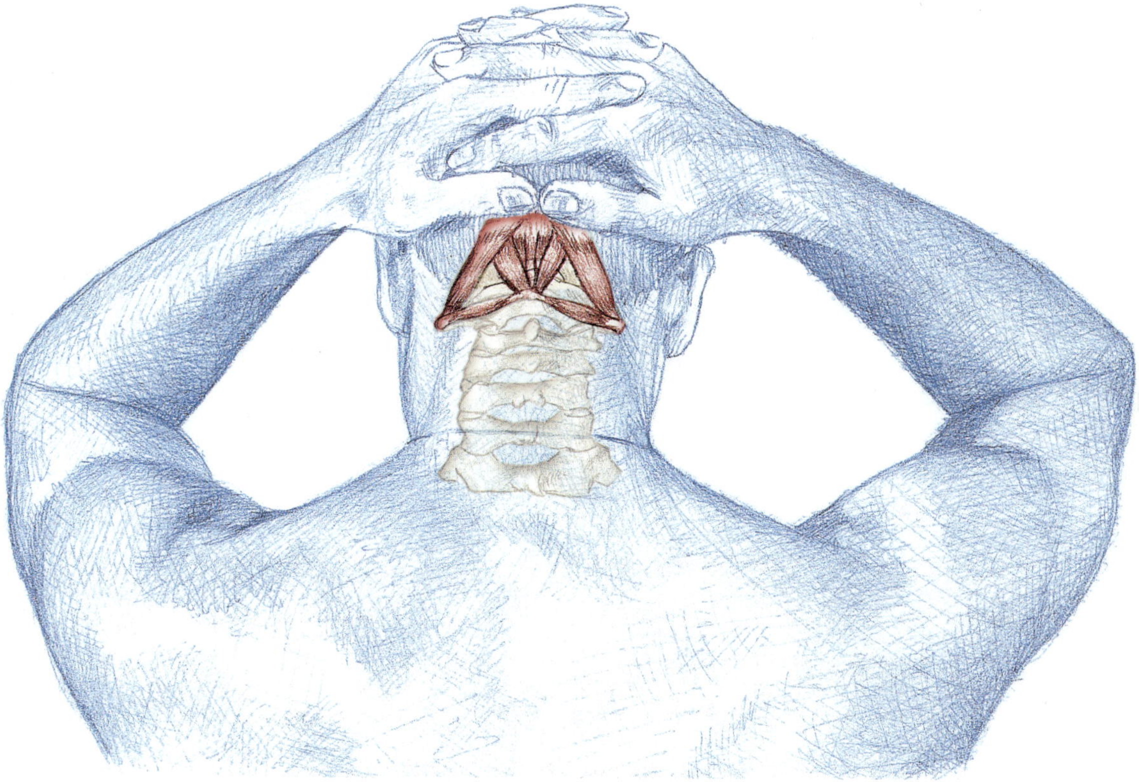

이 운동에서는 주로 두 가지 고려사항이 있다.
상체가 앞으로 쓰러지지 않도록 하고
(목만 앞으로 굽혀져야 한다)
엄지손가락의 배치에 주의한다.
최상의 결과를 얻기 위해서는
엄지손가락을 머리뼈바닥
바로 아래에 있는 연부조직에
밀어 넣는다.

근육에 관한 정보 MUSCLE FACTS

이 근육군은 머리뼈바닥의 바로 아래에 위치하여 있다. 이것은 맨 위 2개의 목뼈에서부터 뻗어 머리뼈바닥에 부착한다. 뒤통수밑근은 머리를 뒤로 굽히고 머리를 안정시켜 머리의 움직임에 대한 미세조정을 한다.

긴장의 원인

머리가 신체 앞에 오게 하는 나쁜 자세는 이 근육들이 정적으로 작동하여 시선을 지면으로 향하는 대신에 앞으로 향하게 한다. 이 과정은 근육을 단축시킨다.

뒤통수밑근은 또한 스트레스에 의해 활성화되며, 특히 밤에 치아를 닦거나 이를 악무는 경우 그러하다. 두통으로 잠이 깨면 밤에 이 근육들을 혹사할지도 모른다.

긴장의 증상

- 턱을 가슴에 대는 것이 어렵다.
- 머리뼈바닥 또는 머리 꼭대기의 두통

유연성 검사

뒤통수밑근은 목빗근과 마찬가지의 움직임을 하기 때문에 동일한 가동성 검사를 할 수 있다. 뻣뻣함은 보통 동시에 양쪽 근육에 발생한다.

등과 머리 뒤를 벽에 대고 선다. 한쪽 손을 목 뒤에 놓고 목을 벽을 향해 밀도록 시도한다. 목을 손에 밀어붙일 수 있어야 한다.

주의사항

목의 통증이나 가벼운 두통을 야기하는 경우는 이 운동을 피한다.

기법 TECHNIQUE

이 운동은 앉아 있거나 반듯이 누워 있는 동안에 시행할 수 있다. 손가락을 맞물려 손을 머리뼈바닥에 놓는다. 엄지손가락을 사용하여 머리뼈바닥 바로 밑의 근육을 누른다. 머리를 5~10초 동안 천천히 앞으로 밀어 근육을 스트레칭한다. 근육이 엄지손가락에 어떻게 밀어붙여지는지를 느낀다. 다음으로 5~10초 동안 근육을 이완한다.

근육에 스트레칭 또는 가벼운 찌르는 것 같은 통증(sting)이 느껴질 때까지 머리를 앞으로 밀어 스트레칭을 더욱 시킨다.

2~3회 반복한다.

흔히 있는 잘못

- 똑바로 앉아 있지 않다.
- 머리를 앞으로 움직이는 대신에 아래로 민다.

논평

양호한 스트레칭을 달성하는 것이 어려운 경우는 엄지손가락을 사용하여 머리뼈바닥의 밑 부분을 몇 분 동안 마사지하거나 자기 스스로가 운동을 할 수 있을 때까지 치료사의 보조를 받도록 한다.

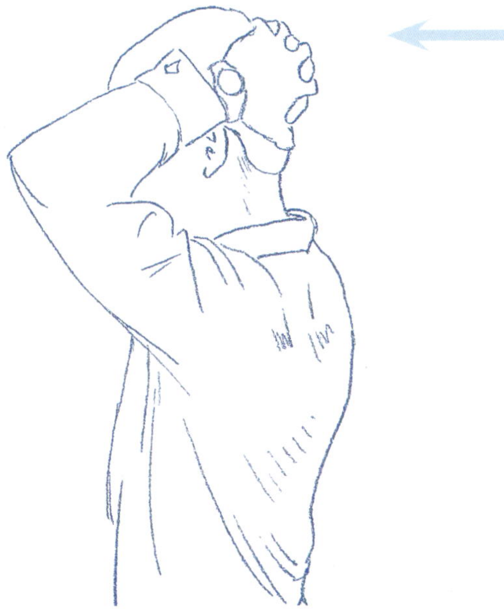

머리뼈바닥 바로 아래의 연부조직에 엄지손가락을 놓는다. 머리를 앞으로 기울일 때는 몸을 구부리는 것을 피한다.

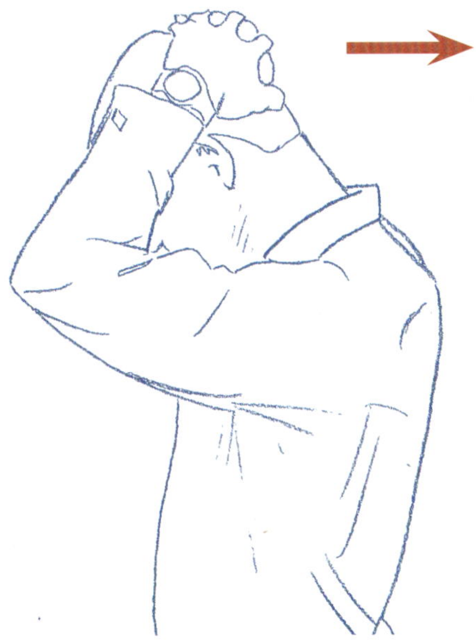

머리를 뒤로 손에 밀어붙여 저항한다.

어깨올림근(견갑거근) (버전 1) LAVATOR SCAPULAE (VERSION 1)

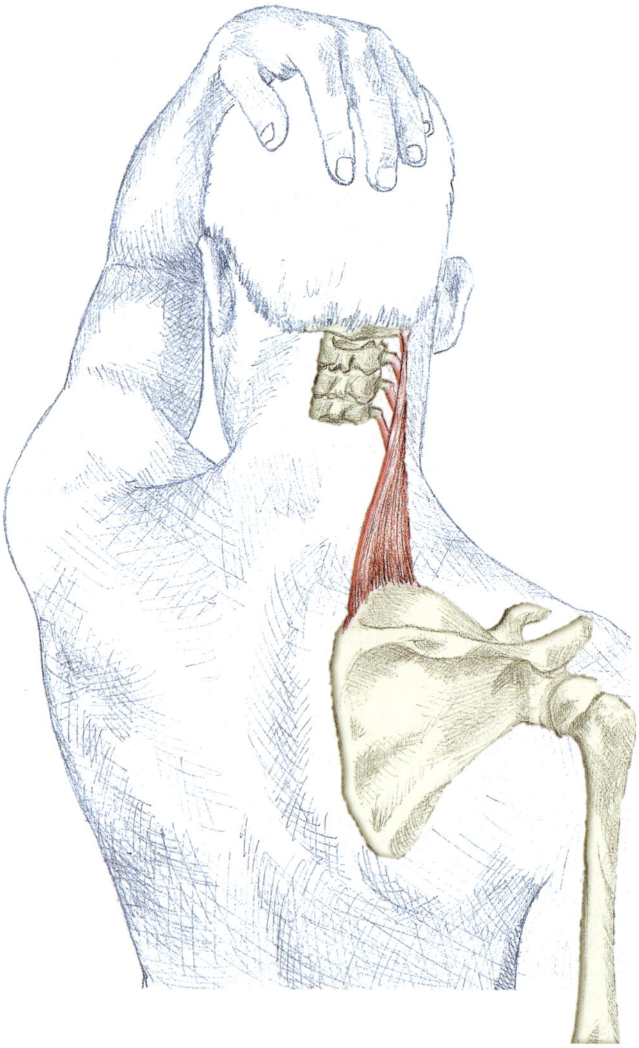

늘 그렇듯이, 스트레칭을 할 때는 올바른 자세에서 시작하는 것이 중요하다. 앉아 있는 동안 등을 구부리면, 똑바로 앉아 있는 경우에 할 수 있는 것처럼 스트레칭을 할 수 없다. 머리의 회전에 주의한다. 머리를 45° 회전시켜서 앞으로 굽히기 시작할 때 근육을 나쁜 각도에서 당기지 않도록 모든 것이 일렬로 정렬되어 있는지를 확인해야 한다.

근육에 관한 정보 MUSCLE FACTS

어깨올림근은 어깨뼈 상부와 맨 위 4개의 목뼈 사이를 뻗는다. 등세모근의 상부 바로 밑에 위치한 얇고 평탄한 근육이다.

이것은 머리를 회전시켜 옆으로 기울게 한다. 근육의 양쪽이 동시에 작동할 때, 팔이음뼈(견갑대)를 들어 올리고 머리를 뒤로 굽힌다.

긴장의 원인

어깨올림근은 나쁜 자세, 어깨 또는 팔이음뼈를 항상(늘) 들어 올리거나, 또는 귀와 어깨 사이에 수화기를 끼고 있는 것에 의해 단축된다.

어깨올림근은 팔이음뼈를 들어 올리는 기능이 있기 때문에, 스트레스가 걸릴 때는 정적으로 기능을 하는데 그 이유는 어깨가 흔히 긴장에 대응하여 올라가기 때문이다.

긴장의 증상

- 머리를 회전시키는 데에 어려움이 있다.
- 턱을 가슴에 대는 것에 어려움이 있다.
- 머리 뒤에 두통이 있다.
- 목을 접질린다.

유연성 검사

머리를 약 90° 회전시켜 목을 옆으로 약 45° 굽힐 수 있어야 한다.

주의사항

목에 통증을 일으키는 경우는 이 운동을 피한다.

기법 TECHNIQUE

발을 벌리고 등과 복근을 약간 조인 상태로 의자 또는 벤치에 앉는다. 오른손으로 뒤로 손을 뻗어 의자 가장자리를 잡는다. 머리를 직립으로 하여 상체를 왼쪽으로 기울인다. 오른쪽 어깨 또는 위팔이 약간 당겨지는 것을 느낄 것이다.

이제 오른쪽 어깨를 천장을 향해 5초 동안 들어 올리도록 한다. 몸이 옆으로 움직이지 않도록 한다. 몇 초 동안 이완시킨 다음에 상체를 조금 더 옆으로 기울인다. 이제 스트레칭을 위한 올바른 시작자세에 도달한 것이다.

머리를 왼쪽으로 45° 회전시킨다. 왼손을 머리 뒤에 놓고 무릎을 향해 온화하게 비스듬히 당긴다. 이러한 방법으로 근육을 5~10초 동안 스트레칭한다. 목의 오른쪽에 약간의 찌르는 것 같은 통증(sting)이 느껴지면 움직임을 멈춘다. 다음으로 근육을 5~10초 동안 이완시킨다.

머리를 조심스럽게 뒤로 밀어 손에 저항한다. 다음으로 근육을 5~10초 동안 이완시킨다.

새로운 종료 점에 도달할 때까지 머리를 천천히 무릎 방향으로 가슴을 향해 당김으로써 스트레칭을 더욱 시킨다.

2~3회 반복한다.

흔히 있는 잘못

- 똑바로 앉아있지 않는다.
- 머리를 앞쪽과 아래로 움직이는 대신에 목을 압박한다.
- 머리를 과도하게 회전시키거나 불충분하게 회전시킨다.
- 움직임이 코의 방향을 똑바로 무릎으로 향하지 않는다.

논평

다른 근육이 단단한 경우 이 근육은 스트레칭하기 어려울 수 있다. 이 운동이 어렵다는 것을 알게 된 경우, 먼저 등세모근 상부와 뒤통수밑근을 스트레칭 한다.

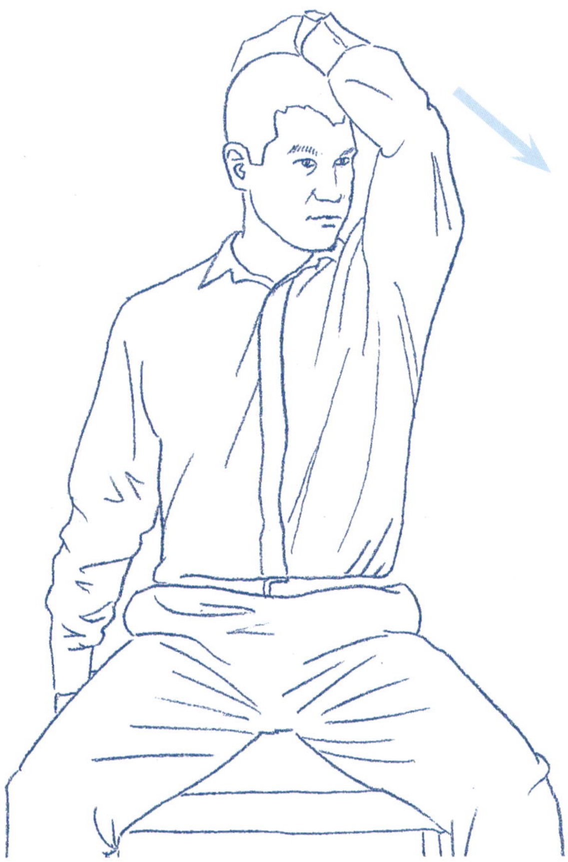

시작자세에서 손을 비스듬히 뒤로 놓고 머리를 45° 회전시킨다. 머리를 구부리지 않고 왼쪽 무릎을 향해 내린다.

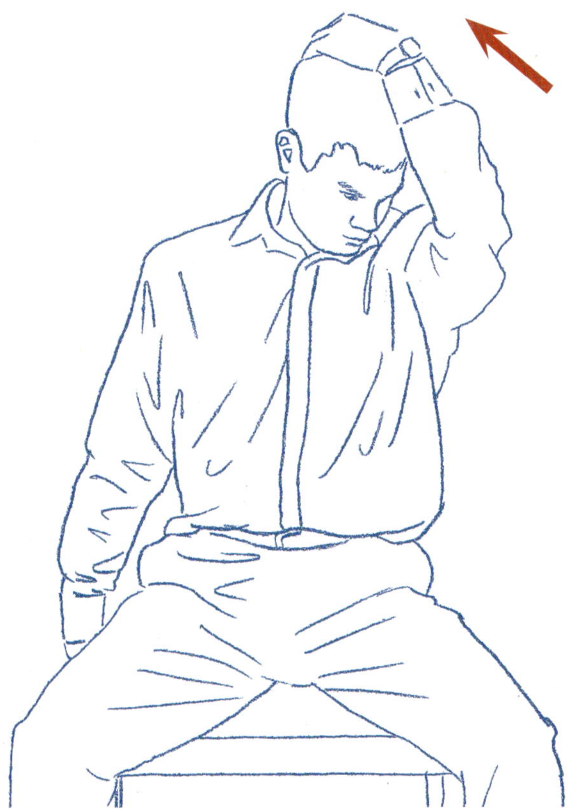

머리를 손에 밀어붙여 저항한다.

어깨올림근(견갑거근) (버전 2) LAVATOR SCAPULAE (VERSION 2)

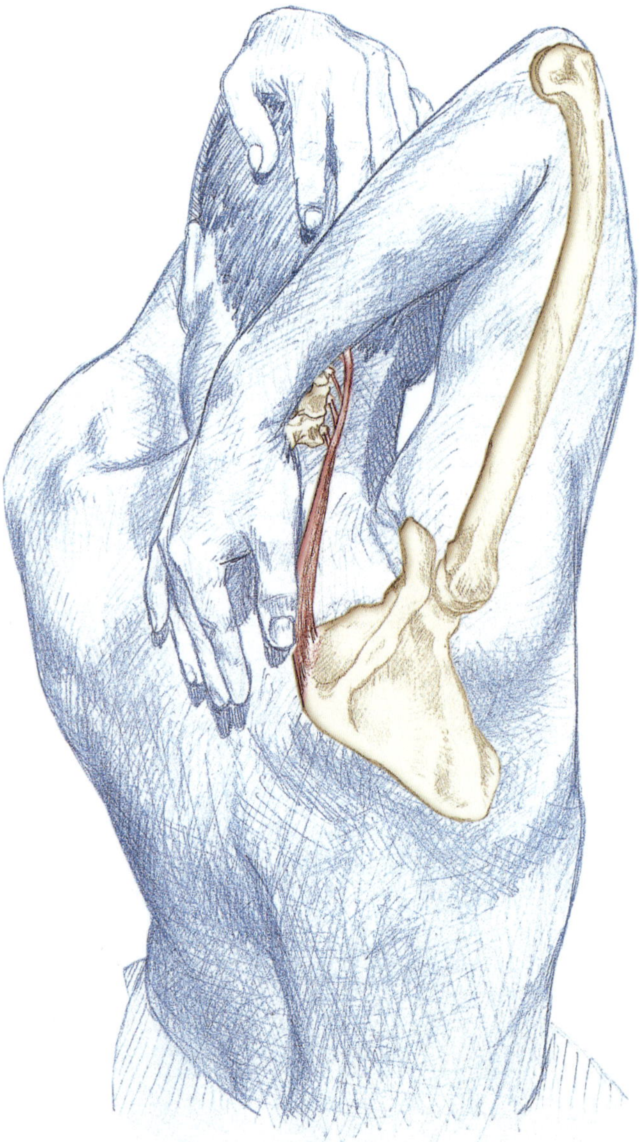

기법 TECHNIQUE

발을 벌리고 등과 복근을 약간 조인 상태에서 의자 또는 벤치에 앉는다. 오른팔을 머리 위로 가져가서 팔꿈치를 구부리고 손을 목에 댄다. 왼손을 머리 뒤에 둔다.

코가 왼쪽 무릎을 가리키도록 머리를 왼쪽으로 45° 회전시킨다. 목의 오른쪽에 약간의 찌르는 것 같은 통증이 느껴질 때까지 왼손을 사용하여 머리를 왼쪽 무릎으로 비스듬히 점진적으로 당긴다. 이러한 방식으로 5~10초 동안 스트레칭한다. 다음으로 이 근육을 5~10초 동안 이완시킨다.

머리를 왼손으로 향해서 조심스럽게 되밀어 저항한다. 다음으로 근육을 5~10초 동안 이완시킨다.

새로운 종료 점에 도달할 때까지 머리를 무릎을 향해서 계속 당김으로써 스트레칭을 더욱 시킨다.

2~3회 반복한다.

흔히 있는 잘못

- 똑바로 앉지 않는다.
- 머리를 앞쪽과 아래로 움직이는 대신에 목을 압박한다.
- 머리를 과도하게 회전시키거나 불충분하게 회전시킨다.
- 움직임이 코의 방향을 똑바로 무릎으로 향하지 않는다.

논평

어깨관절이 꽉 조이면 이 근육을 잘 스트레칭하는 것이 어려울 수 있다. 이 문제가 있는 경우 먼저 넓은등근(광배근)과 큰가슴근의 스트레칭을 시도한다.

이 버전은 이 근육에 대한 이전의 운동과 유사하다. 머리 위치, 움직임 및 방향은 같다. 그러나 이 버전에서는 팔을 머리 위로 가져가면서 어깨뼈를 바깥쪽으로 회전시켜 스트레칭을 증가시키려고 한다.

주의사항

어깨관절 또는 목에 통증이 있다면 이 운동은 피한다.

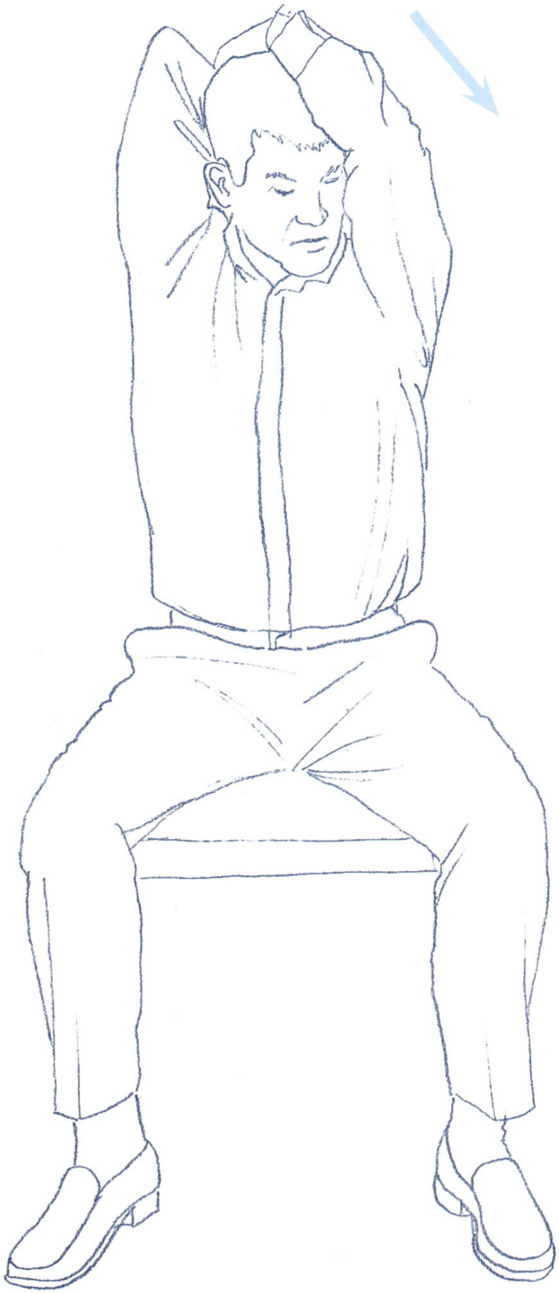

팔을 목 뒤로 가능한 한 끌어당긴다.
왼쪽 무릎 방향으로 머리를 앞으로 그리고 옆으로 가져간다.

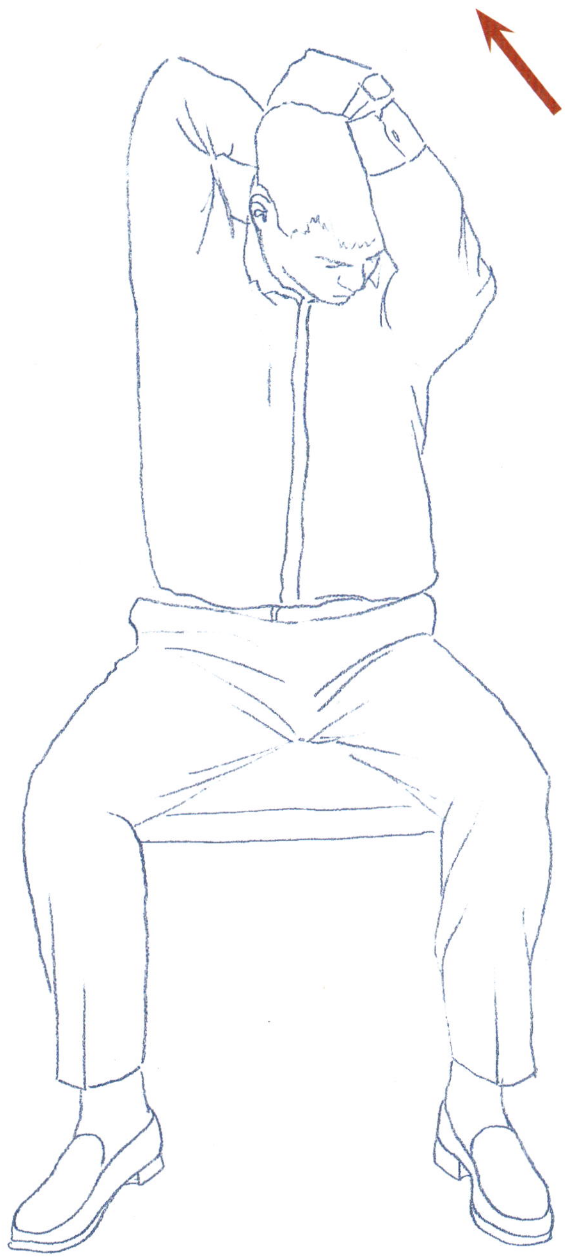

머리를 손에 되밀어 저항한다.

큰가슴근(대흉근) (버전 1) PECTORALIS MAJOR (VERSION 1)

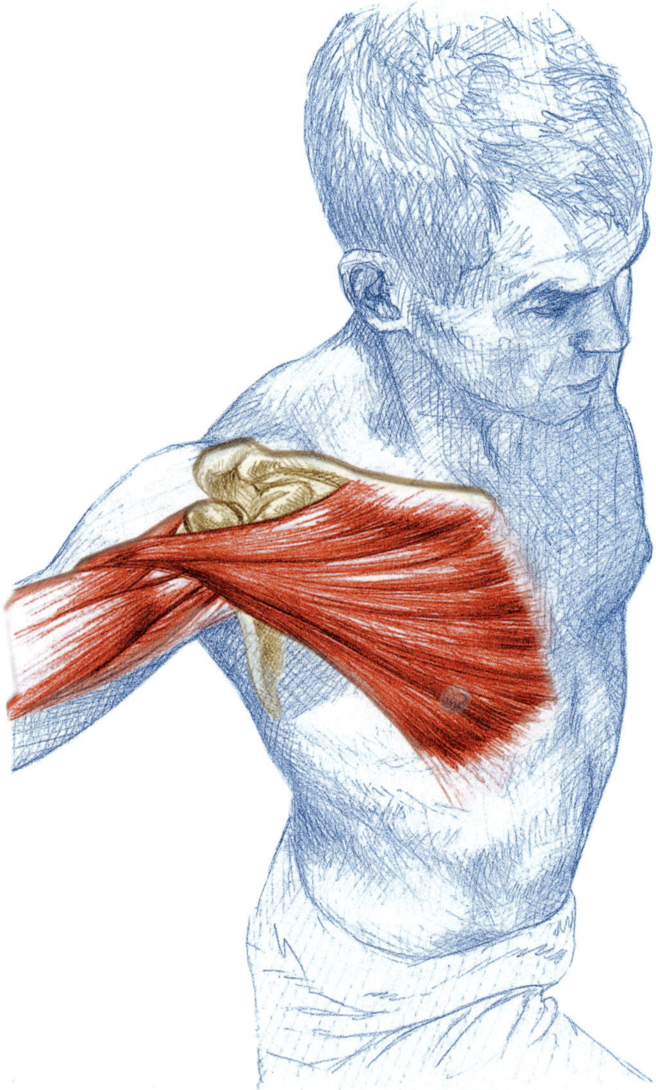

대부분의 움직임이 일어나는 어깨관절의 과다가동성은
큰가슴근을 스트레칭하는 것을 어렵게 할 수 있다.
또한 근육이 지나치게 경직되어 있으면
스트레칭이 어려울 수 있다.
이 운동에서는 기법이 매우 중요하다.
허리의 아치가 생기는 것을 방지하기 위해
복근을 계속 조인다.

근육에 관한 정보 MUSCLE FACTS

큰가슴근은 흉곽 앞의 피부 가까이에 있는 큰 근육이다. 이것은 빗장뼈, 복장뼈(흉골) 및 복근의 상부 가까이의 부위에서 시작된다. 거기서부터 위팔로 향해서 뻗는다. 큰가슴근은 팔을 안쪽으로 회전시키고 어깨뼈를 앞쪽으로 움직인다.

긴장의 원인

큰가슴근은 구부리거나 팔을 앞으로 뻗은 상태에서 작업하는 것 같은 나쁜 자세 습관으로 인해 단축된다. 미용사, 마사지치료사 그리고 컴퓨터 작업을 하는 사람들이 흔히 영향을 받는다.

큰가슴근은 스트레스에 의해 직접 영향을 받는다고 생각되지만, 일부 사람들은 스트레칭 후 이완되는 것을 느낀다. 일부는 심지어 숨쉬기가 더 쉽다고 느끼는 사람도 있다. 큰가슴근의 긴장이 저하하면 흔히 더 양호한 자세로 이어지며, 이것은 다른 근육도 이완시킬 수 있게 한다.

긴장의 증상

- 독수리 목의 자세(머리가 몸 앞으로 튀어나와 있다)
- 어깨뼈 사이의 통증 또는 근육 연축(muscle spasm)
- 복장뼈 전체에 걸친 통증
- 가슴 전체에 걸친 압박(협심증과 유사하다)
- 특히 야간에 팔의 저림(tingling)과 무감각

유연성 검사

검사 1

벽에 등을 대고 선다. 팔꿈치가 어깨보다 약간 위에 올 때까지 양팔을 옆으로 똑바로 편다. 팔을 90°로 굽혀서 돌려 아래팔이 벽에 대해서 평탄해지고 위팔이 어깨와 같은 높이가 되도록 한다. 허리를 아치모양으로 되게 함이 없이 아래팔 전체와 손등이 벽에 접촉할 수 있어야 한다.

검사 2

직각의 모서리를 마주보고 선다. 한쪽 발을 모서리에 놓고 팔을 90°로 굽힌다. 다음으로, 팔꿈치를 벽에 대고 돌려서 아래팔이 벽에 대해서 평탄해지고 위팔이 어깨와 같은 높이가 되도록 한다. 상체를 모서리에 기댄다. 여러분이 정말 유연한다면, 가슴이 모서리에 더 가까이 접근할 것이다.

주의사항

스트레칭을 하는 동안에 어깨관절, 양 어깨뼈 사이 또는 허리에 통증이 있는 경우 이 운동을 피한다.

기법 TECHNIQUE

오른손과 아래팔을 문틀(door frame)에 대고 선다. 팔꿈치가 어깨보다 약간 높은 위치에 있는지 확인한다. 복근을 조여서 허리가 아치모양이 되지 않도록 한다. 오른발로 1보 앞으로 나아간다.

오른쪽 다리를 천천히 굽혀서 5~10초 동안 스트레칭을 한다. 이것에 의해 몸이 앞으로 기울어진다. 가슴근육에 걸쳐서 약간의 찌르는 것 같은 통증(sting)을 느낄 때는 움직임을 멈춘다. 다음으로 근육을 5~10초 동안 이완시킨다.

오른쪽 팔꿈치를 문틀에 5~10초 동안 밀어붙이고 저항한다. 다음으로 5~10초 동안 이완시킨다.

2~3회 반복한다.

흔히 있는 잘못

- 팔꿈치를 지나치게 낮게 위치시킨다.
- 복근을 조이지 않는다(따라서 허리가 아치모양이 된다)

논평

어깨관절에 이미 많은 가동성이 있는 경우에는 근육의 좋은 스트레칭을 달성하는 것이 어려울 수 있다. 그렇다면 팔을 약간 높이 올린다.

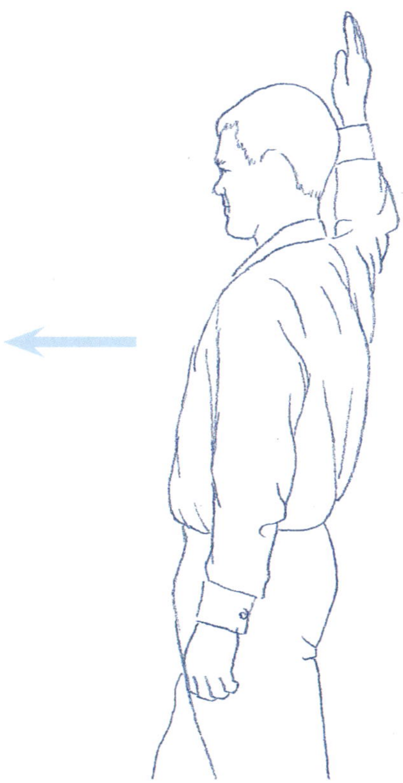

팔꿈치를 어깨보다 약간 높이 유지한다.
복근을 조여서 상체를 앞으로 기울인다.

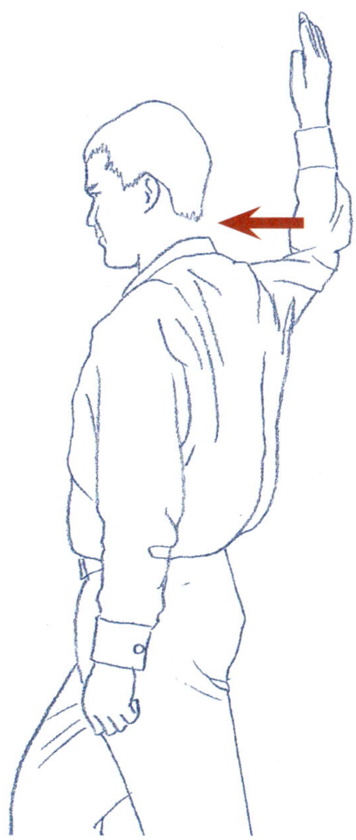

실제로 몸을 움직이지 않고
팔꿈치를 문틀에 밀어붙여 저항한다.

큰가슴근(대흉근) (버전 2) PECTORALIS MAJOR (VERSION 2)

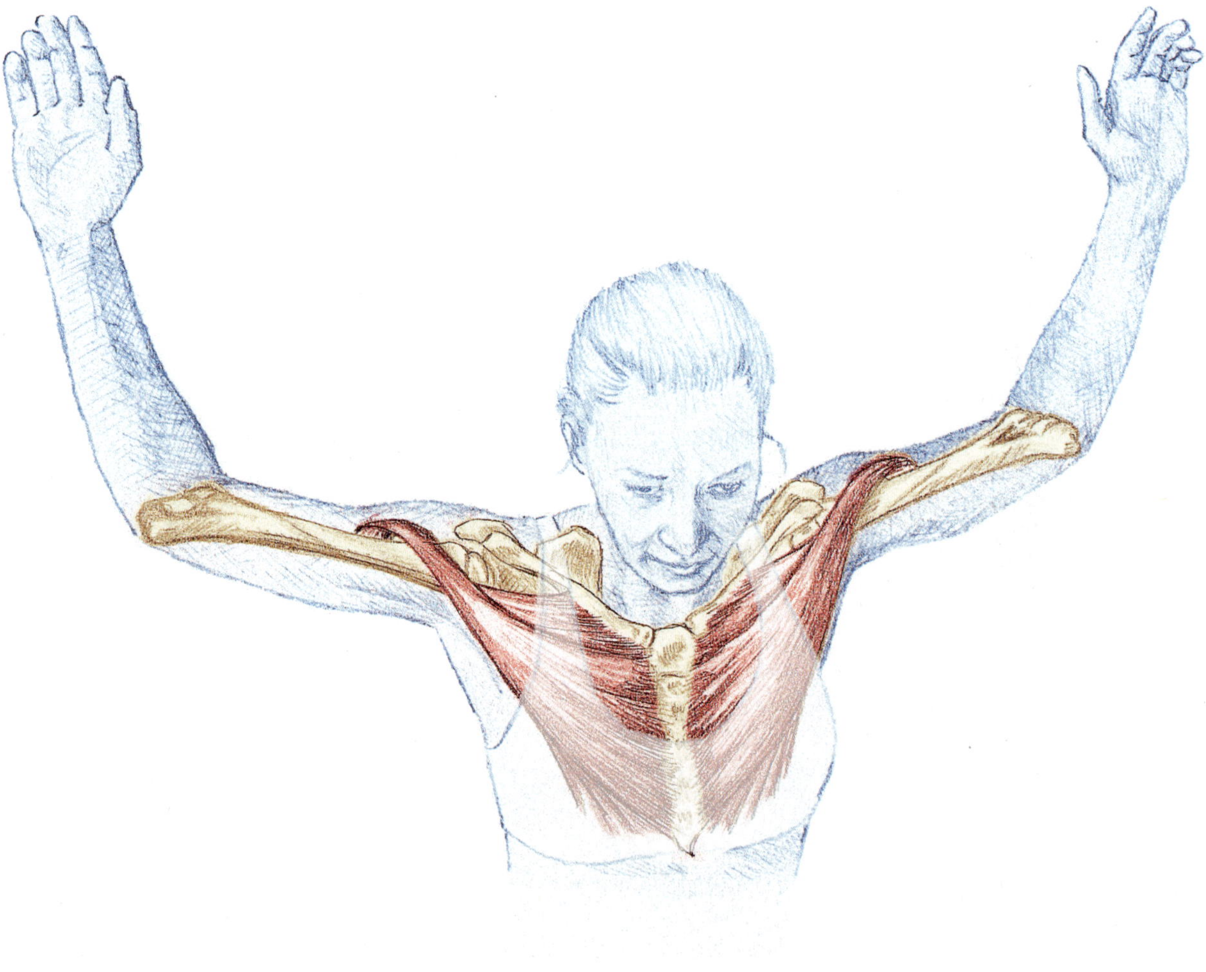

이 운동은 가슴근육, 갈비뼈를 에워싸는 근육 및 갈비뼈와 척추 사이의 근육을 유연하게 하고 싶은 경우에 매우 효과적이다. 이 운동은 가슴근육의 양쪽을 동시에 스트레칭시킨다.
따라서 양쪽을 동등하게 스트레칭하도록 양쪽 팔꿈치를 같은 높이에 두도록 주의한다.
또한 앞다리의 위치를 바꾸는 것을 잊어서는 안 된다.

기법 TECHNIQUE

직각으로 된 모서리를 마주보고 선다. 한쪽 발을 모서리에 놓고 손과 아래팔을 벽에 댄다. 팔꿈치는 어깨뼈보다 약간 높은 위치에 배치하고 아래팔이 천장을 향해 가리키도록 해야 한다. 허리를 구부러지지 않도록 복근을 조인다.

가슴근육에 가벼운 찌르는 것 같은 통증(sting)이나 스트레칭을 느낄 때까지 앞다리를 굽혀서 몸을 모서리에 기대도록 하여 5~10초 동안 근육을 이완시킨다.

상체를 움직이지 않으면서 양 팔꿈치를 벽에 밀어붙임으로써 저항한다. 근육에 찌르는 것 같은 느낌이 진정되어야 한다. 근육을 5~10초 동안 이완시킨다.

다리를 굽히고 상체를 모서리에 기대서 약간의 찌르는 것 같은 통증을 다시 느낄 때까지 스트레칭을 더욱 시킨다. 이것이 새로운 종료 점이다.

이것을 2~3회 반복한다.

흔히 있는 잘못

- 팔꿈치를 지나치게 낮게 유지한다.
- 아래팔을 똑바로 올리는 것이 아니라 안쪽을 가리킨다.
- 복근을 조이지 못하여 허리가 아치모양이 되게 한다 (구부러지게 한다).

논평

유연성이 매우 떨어지고 스트레칭 달성이 어려운 경우, 이 운동을 시도하기 전에 잠시 동안 버전 1을 시도해 본다. 근육을 마사지하는 것도 근육을 이완시키는 데 도움이 될수 있다.

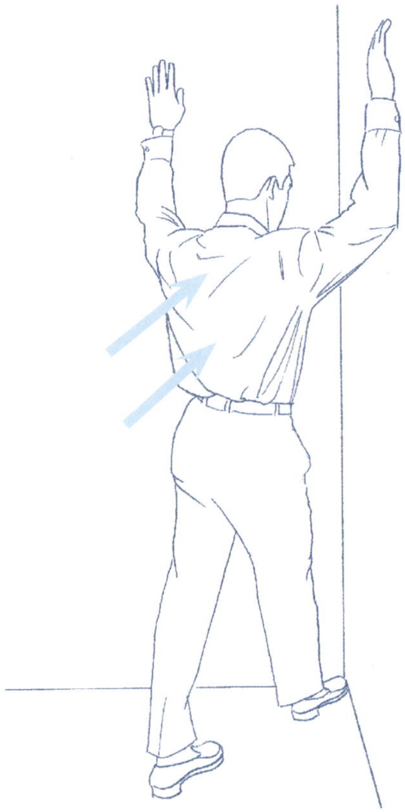

양쪽 팔꿈치를 어깨보다 약간 위로 유지한다.
복근을 조여서 상체를 모서리로 기울인다.

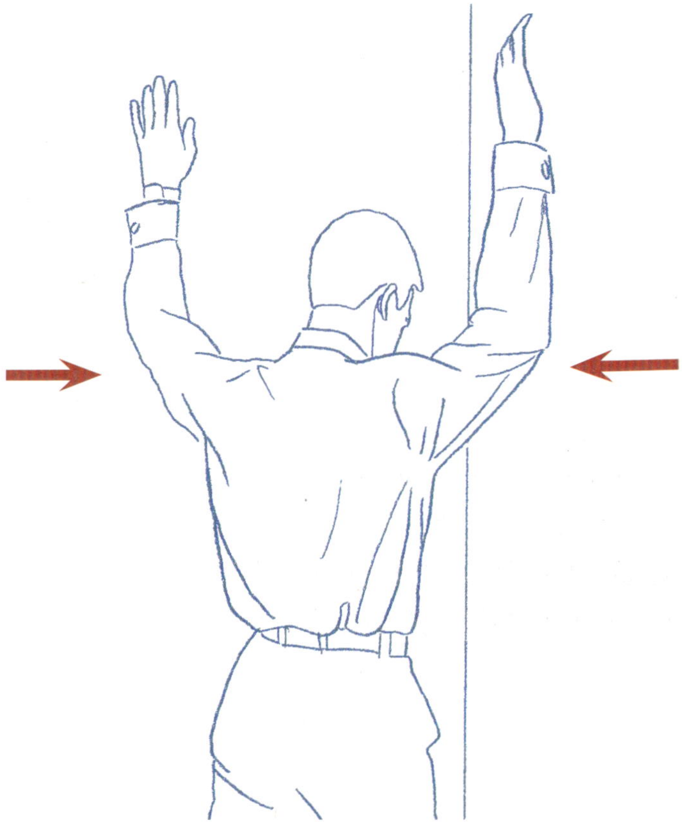

실제로 몸을 움직이지 않으면서
팔꿈치를 벽에 밀어붙여 저항한다.

큰가슴근(대흉근) (파트너 스트레칭, 버전 1)

PECTORALIS MAJOR (PARTNER STRETCH, VERSION 1)

큰가슴근의 치료적 스트레칭에서는 매우 조심스럽게 진행한다. — 부주의하거나 지나치게 빨리 움직이면 파트너에게 통증을 야기할 수 있다.

기법 TECHNIQUE

파트너는 의자, 벤치 또는 바닥에 앉는데, 가급적이면 허리뼈(요추)가 과도하게 만곡하는 것을 방지하기 위해 다리를 굽혀서 앉는다. 넓적다리로 허리뼈를 지지하여 파트너 뒤에 선다. 파트너에게 목 뒤에서 손을 깍지 끼고 복부를 조이려고 시도하는 동안 가능한 한 등을 펴서 앉도록 요청한다. 팔을 파트너 팔의 위에 놓고 그 다음에 파트너의 등 뒤에 놓는다. 손등이 파트너의 등에 닿아 있는 것을 확인한다. 이와 같이 하여 여러분과 파트너의 팔 및 팔꿈치는 서로 의지하고 있다.

파트너가 목표로 하는 근육에 스트레칭을 느낄 때까지 파트너의 팔꿈치를 살짝 되밀음으로써 근육을 신장시킨다. 5~10초 동안 휴식하고 그 다음에 파트너에게 5~10초 동안 팔꿈치를 앞쪽을 향해 밀고 여러분의 팔에 대항하여 작용하도록 요청한다. 5~10초 동안 쉬고 그 다음에 파트너가 목표로 하는 근육에 스트레칭을 느낄 때까지 파트너의 팔꿈치를 뒤쪽으로 움직임으로써 새로운 스트레칭으로 확대한다.

논평

- 파트너의 팔꿈치를 양쪽에서 같은 거리만큼 뒤쪽으로 민다.
- 파트너가 한쪽이 다른 쪽보다 더 유연할지도 모르기 때문에 파트너가 힘을 조절하여, 양쪽에 동등한 스트레칭을 달성할 수 있게 한다.

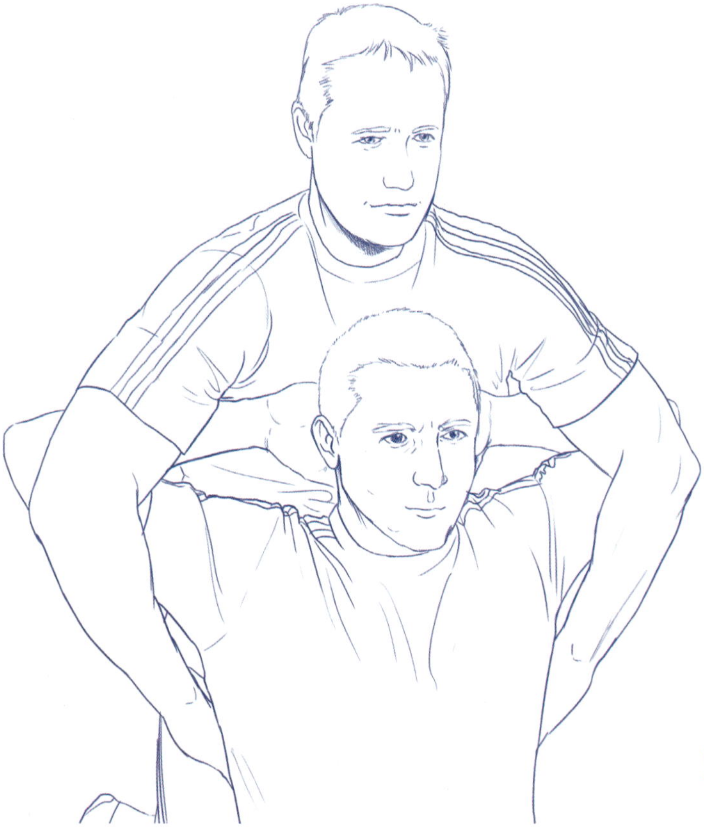

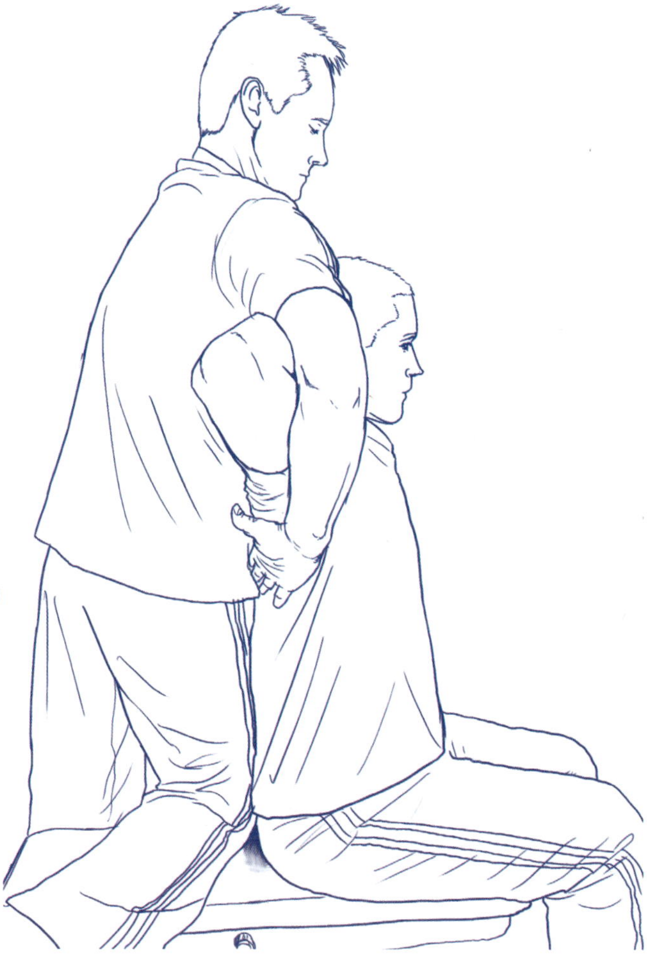

양쪽에서 비슷한 스트레칭을 보장하기 위해서는 양쪽 각각이 동등하게 스트레칭되고 있는지를 파트너에게 묻는다. 과도한 척주전만증(lordosis)을 피하기 위해 복근을 수축시키도록 파트너에게 상기시킨다.

넓적다리 바깥쪽으로 파트너의 허리뼈를 받쳐준다. 파트너의 허리는 언제라도 넓적다리의 지지를 벗어나서는 안 된다. 만약 그렇다면 파트너에게 복부를 조이도록 상기시킨다.

큰가슴근(대흉근) (파트너 스트레칭, 버전 2)
PECTORALIS MAJOR (PARTNER STRETCH, VERSION 2)

이 변형된 방법은 파트너가 몸이 매우 경직되어 있거나 근육질인 경우에 대체수단으로서 사용할 있다. 이 변형된 방법은 여러분이 파트너보다 키가 상당히 작고 최초의 파트너 스트레칭처럼 큰 힘을 발휘할 수 없더라도 매우 효과적이다.

기법 TECHNIQUE

파트너는 얼마만큼 힘이 필요한가에 따라 수평 또는 최대 45° 경사진 벤치에 앉는다. 벤치가 수평일수록 팔꿈치를 되밀기 위해 필요한 힘이 커진다. 여러분이 파트너보다 키가 훨씬 작은 경우는 벤치를 보다 수평인 위치로 배치할 필요가 있다.

벤치의 머리끝에 서서 파트너가 여러분의 팔꿈치를 부드럽게 잡는 동안 여러분은 파트너의 팔꿈치를 잡는다. 이 운동 전체를 통해서 파트너의 팔꿈치가 어깨관절보다 약간 위에 있도록 한다.

먼저 파트너의 팔꿈치를 부드럽게 옆으로 똑바르게 펴서 어깨관절이 압박되는 것을 방지한다. 이리하여 스트레칭 효과를 높인다. 파트너가 근육이 스트레칭되는 것을 느낄 때까지 파트너의 팔꿈치와 아래팔을 살짝 되밀어 목표로 하는 근육을 신장시킨다. 5~10초 동안 쉰다.

다음으로, 파트너가 팔꿈치와 아래팔을 여러분의 팔을 향해서 5~10초 동안 앞으로 밀게 함으로써 여러분에게 대항하도록 요청한다. 5~10초 동안 쉰 다음에 파트너가 목표로 하는 근육에서 스트레칭을 느낄 때까지 파트너의 팔꿈치와 아래팔을 뒤로 움직이게 하여 새로운 스트레칭으로 확대한다.

대신에 작은가슴근을 스트레칭시키고 싶으면 파트너의 팔꿈치를 시작자세에서보다 약간 높게 하여 시작한다.

논평

- 파트너의 아래팔을 조정하여 벤치의 등받이에 평행이 되도록 한다. 파트너의 손에 과도한 압박을 가하면 어깨관절이 지나치게 바깥쪽으로 회전하여 과도한 스트레스가 걸릴 것이고 아마도 부상을 입을 것이다.
- 어깨관절의 각도에 주의한다. 파트너의 팔꿈치가 지나치게 내려가지 않도록 한다(자기 스트레칭에서와 같이).
- 파트너가 완전히 재활이 끝나지 않은 어깨관절 탈구가 있었던 경우, 이 운동을 삼간다.
- 파트너의 팔꿈치를 양쪽에서 균등하게 뒤로 민다.
- 파트너가 한쪽이 다른 쪽보다 더 유연할지도 모르기 때문에 파트너가 힘을 조절하여 양쪽에서 균등한 스트레칭을 달성할 수 있게 한다.

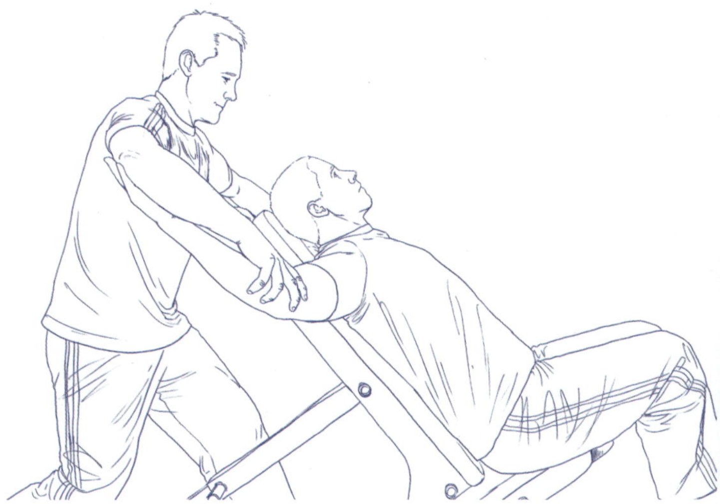

아래팔이 벤치와 같은 각도에 있고 팔의 뒤쪽이 벤치 끝에 닿지 않도록 한다.

큰가슴근(대흉근) (공 버전)

PECTORALIS MAJOR (BALL VERSION)

공을 빗장뼈 바로 아래에 놓고 근육의 약간 가쪽 방향으로 놓는다. 벽에 기대서 압통점을 찾는다. 압통점을 찾았으면 더 앞쪽으로 기울여서 압력을 높인다. 공을 의복 밑에 놓아 움직이지 않도록 할 수 있다.

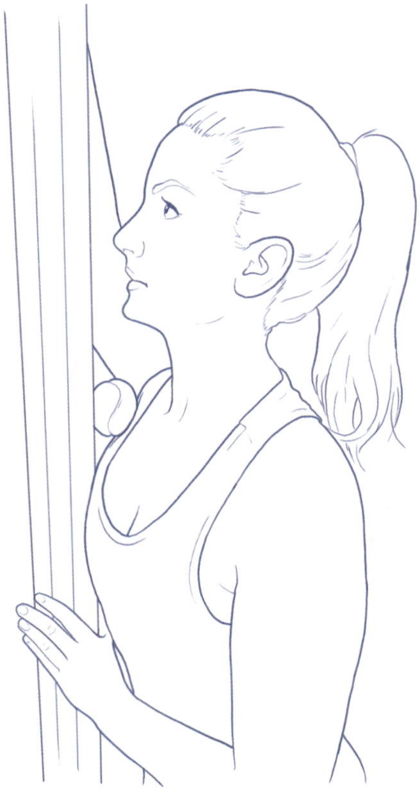

팔꿈치는 90°의 각도이고 어깨보다 약간 높은 위치에 있다.

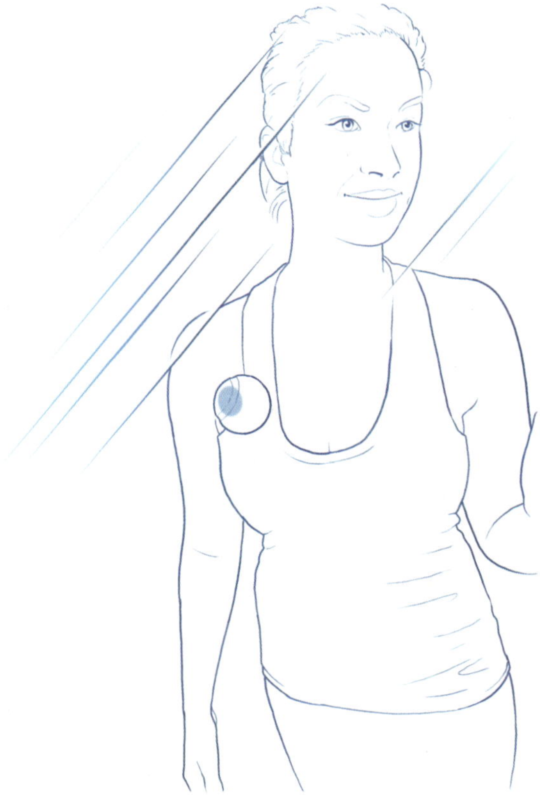

이 대체 자세에서는 팔은 내려가 있다.

작은가슴근(소흉근) (선 자세 버전)

PECTORALIS MINOR (STANDING VERSION)

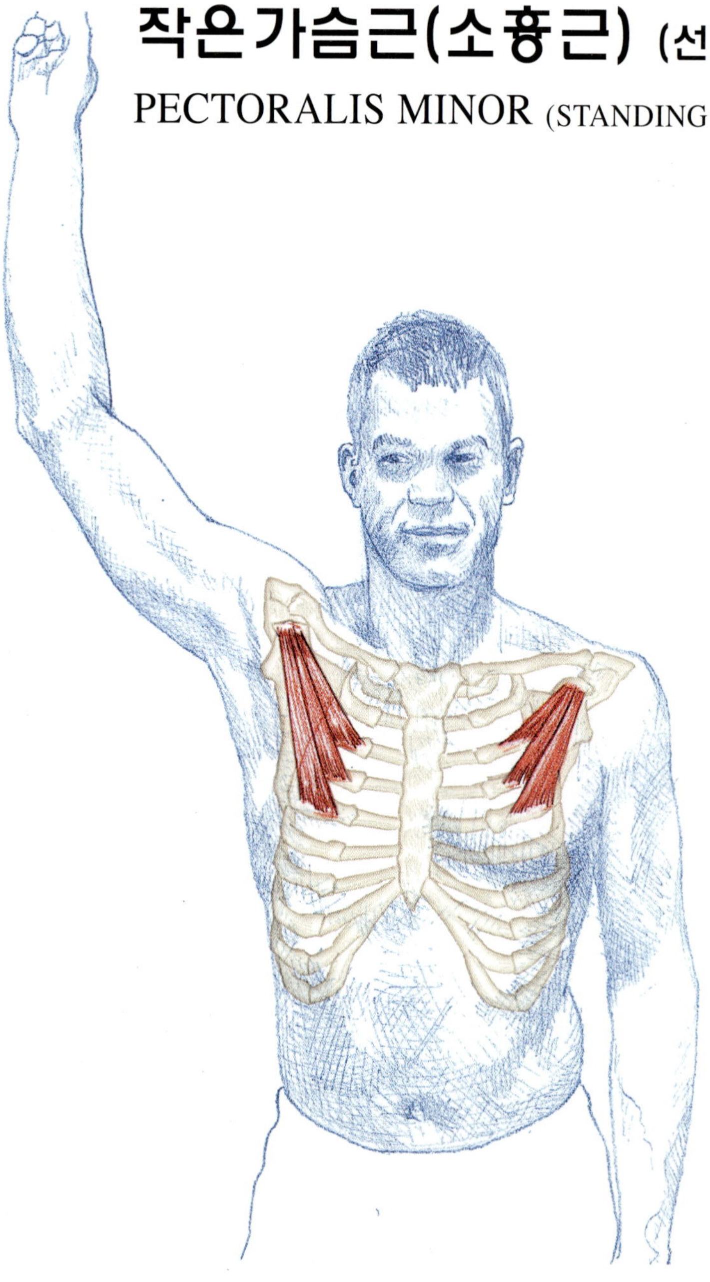

근육에 관한 정보 MUSCLE FACTS

작은가슴근은 큰가슴근 밑에 위치하며, 제3~제5 갈비뼈 앞에서부터 어깨뼈의 상부에 있는 돌기까지 뻗는다.
이것은 강제 들숨과 강제 날숨에도 도움이 된다.

긴장의 원인

장시간의 정적인 작업과 나쁜 자세는 이 근육이 경직되는 원인이 될 수 있다. 다른 근육과 마찬가지로 특히 호흡이 더 빨라지면 스트레스는 가슴 상부의 긴장을 높인다.

긴장의 증상

- 저림과 통증은 팔로 방산한다.
- 테니스 엘보와 같은 증상이 있다.
- 숨을 깊이 들이마시는 것에 어려움이 있다.
- 근육을 가로지르는 통증(협심증 또는 심장마비의 증상과 유사하다.)

주의사항

스트레칭을 하는 동안에 어깨관절 또는 목에 통증이 있으면 이 운동을 피한다.

근육이 매우 경직되어 있고 이 근육이 만드는 움직임이 작을 수 있기 때문에, 실제로 느낄 수 있는 작은가슴근의 스트레칭을 잘 시행하는 것은 어려울 수 있다. 이것을 별로 느끼지 않는다 해도, 스트레칭은 여전히 잘 된다.
이 스트레칭은 야간에 손과 팔의 저림을 완화시킨다.
스트레칭을 하는 동안에 팔 또는 손에 무언가를 느낄 경우에 근육이 기능을 하고 있다는 것을 알게 된다.
걱정하지 않아도 된다.
이 감각은 근육이 더 유연해짐에 따라 진정될 것이다.

기법 TECHNIQUE

오른쪽 아래팔과 손을 문틀에 대고 선다. 팔꿈치를 어깨 관절보다 상당히 높이 위치시킨다. 아래팔은 몸과 팔꿈치 사이에 130°의 각도를 형성하여 똑바로 위를 향해야 한다. 허리가 구부러지지 않도록 복근을 조인다. 오른발로 1보 앞으로 나아간다.

오른쪽 다리를 천천히 굽혀서 5~10초 동안 스트레칭을 하여 상체가 앞 아래로 천천히 기울게 한다. 근육에 약간의 찌르는 것 같은 통증(sting)이 느껴지면 움직임을 멈춘다. 근육을 5~10초 동안 이완시킨다.

오른쪽 팔꿈치를 5~10초 동안 천천히 앞으로 밀어서 저항한다. 5~10초 동안 이완한다.

오른쪽 다리를 약간의 찌르는 것 같은 통증을 느낄 때까지 굽혀서 스트레칭을 더욱 시킨다. 이것이 새로운 종료 점이다.

2~3회 반복한다.

흔히 있는 잘못

- 팔꿈치를 지나치게 높게 또는 지나치게 낮게 위치시킨다.
- 어깨관절의 유연성이 부족한다.
- 근육을 충분히 조이지 못하여 등에 아치가 만들어진다.

논평

이 근육은 뻗는 것이 어려울 수 있기 때문에 이것은 어려운 운동이다. 작은가슴근을 움직이기 전에 큰가슴근을 스트레칭하도록 시도한다.

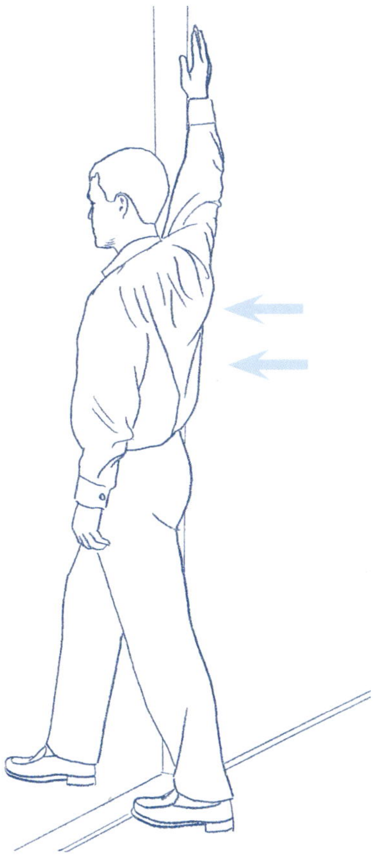

팔꿈치를 반드시 눈높이로 유지한다.
복근을 조여서 상체를 앞쪽으로 기울인다.

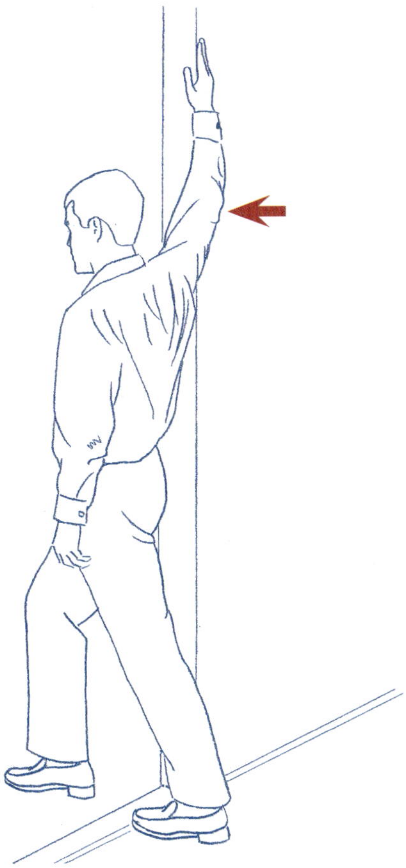

실제로 몸을 움직이지 않고
팔꿈치를 문틀에 밀어붙여 저항한다.

작은가슴근(소흉근) (좌석에 앉은 자세 버전)
PECTORALIS MINOR (SEATED VERSION)

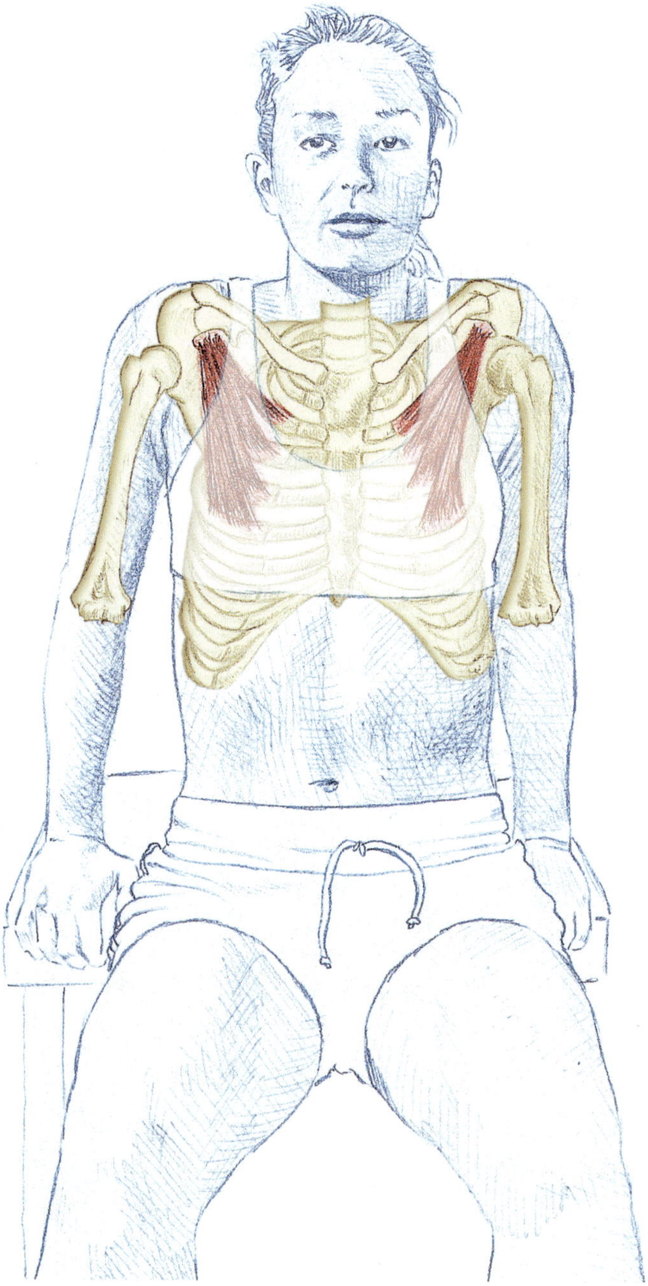

이 운동은 강한 팔과 안정된 또는 고정하여 설치된 벤치를 필요로 한다.

맨 처음에는 이 운동을 매우 조심스럽게 시행한다. 처음에는 어깨와 팔이음뼈에 스트레칭을 느낄지도 모르지만, 이 감각은 시간 경과와 더불어 사라져야 할 것이다.

주의사항

어깨, 목 또는 팔목에 통증이 있거나 또는 팔을 똑바로 하여 스스로를 떠받히는 것이 어려운 경우는 이 운동을 피한다.

기법 TECHNIQUE

지면에 고정하여 설치된 벤치와 같은 안정된 표면에 앉는다. 손가락이 앞을 향하게 하여 손을 벤치 위에 놓는다. 엉덩이를 앞으로 미끄러뜨리기 전에 바닥에 발을 놓고 팔로 자기를 지지한다. 상체를 똑바로 세우고 복근을 조여서 균형을 유지한다.

어깨와 팔이음뼈가 위로 움직이도록 어깨 근육을 이완시켜서 5~10초 동안 스트레칭을 한다. 가슴 앞의 근육에 약간의 스트레칭을 느낄 때 멈춘다. 근육을 5~10초 동안 이완시킨다.

팔이음뼈를 사용하여 상체를 약 2인치(5 cm) 들어 올려 저항한다. 근육을 5~10초 동안 이완시킨다.

새로운 종료 점에 도달할 때까지 상체를 천천히 다시 주저앉게 하여 스트레칭을 더욱 시킨다.

2~3회 반복한다.

흔히 있는 잘못

- 팔을 약간 굽혀진 상태로 유지한다.
- 어깨를 완전히 이완시키지 않는다.

논평

다른 근육이 움직임을 억제할 수 있기 때문에 등세모근 하부가 지나치게 경직되어 빗장뼈의 안쪽 관절에 통증을 야기할 수 있다. 이 운동을 하기 전에 큰가슴근의 스트레칭을 시도한다.

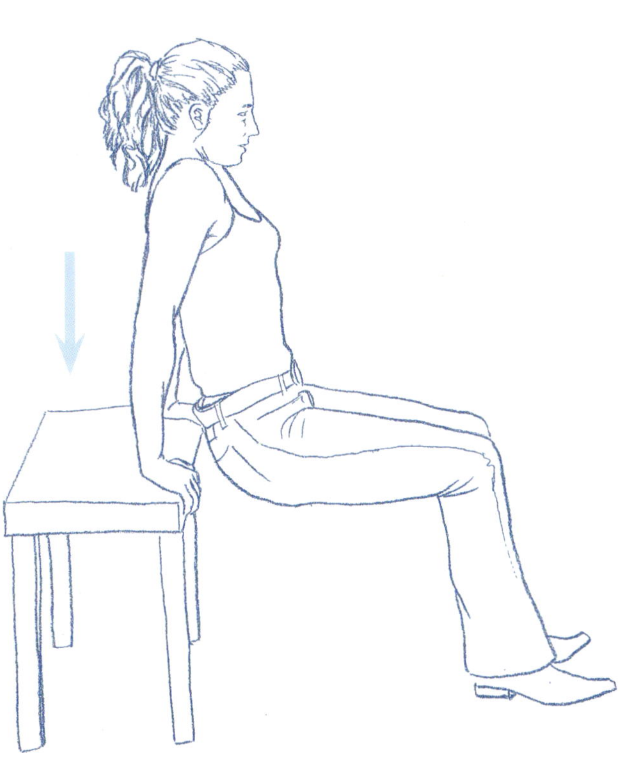

지지면이 확고하고 팔이 완벽하게 똑바른지 확인한다. 어깨가 올라갈 수 있도록 몸이 천천히 가라앉게 한다.

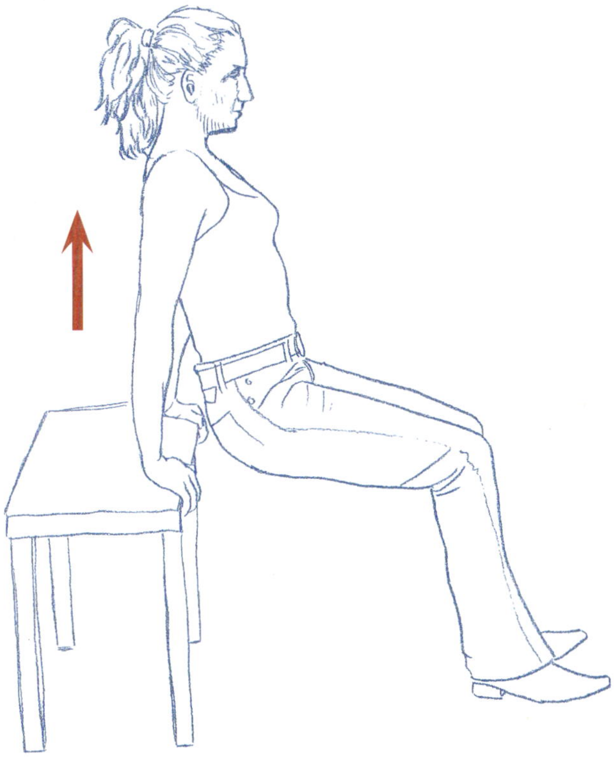

상체를 2인치(5 cm) 정도 천장 쪽으로 향해서 밀어붙이도록 하여 저항한다.

중부 등세모근 및 마름근(중부 승모근 및 능형근) (선 자세 버전)

MIDDLE TRAPEZIUS AND RHOMBOIDS (STANDING VERSION)

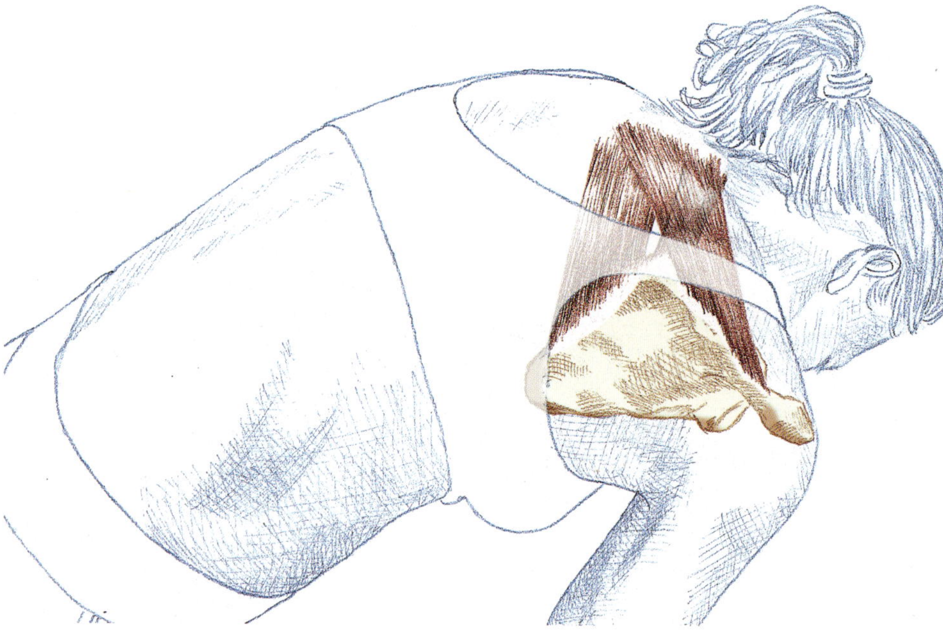

어깨뼈 사이의 근육이 매우 단단해질(긴장될) 수 있기 때문에 이 운동에서는 힘이 필요하다. 그러나 한 가지 문제가 있다. 이 운동을 올바르게 시행하려면, 허리를 다치지 않도록 복근을 단단히 조일 수 있어야 한다. 허리에 찌릿한 통증을 느끼면 대신에 다음의 운동을 시도하기 원할지도 모른다. 이 운동의 목적은 팔을 사용하여 어깨뼈를 가능한 한 앞쪽과 옆쪽으로 당기는 것이다.

근육에 관한 정보 MUSCLE FACTS

등세모근의 중앙부분은 근육계의 표면에 있다. 그것은 척추뼈의 돌기에서부터 어깨뼈의 먼쪽 끝의 점까지 뻗는다. 큰마름근(대능형근)과 작은마름근(소능형근)은 등세모근의 아래에 위치하여 있다. 이 근육들은 척추뼈의 돌기에서부터 어깨뼈의 안쪽 끝까지 뻗는다. 이 근육들은 어깨뼈를 강력하게 한데 모아 팔이음뼈를 안정시킨다.

긴장의 원인

자세가 나쁘면, 이 근육들이 정적으로 기능하여 척추와 추간판의 인대를 보호한다.

가슴근육이 단축되면, 이 근육들에 능력을 초월하는 요구를 할 수 있다.

긴장의 증상

- 어깨뼈 사이의 통증(pain)과 오래 지속되는 둔한 통증(ache)
- 어깨 앞쪽으로 향해 쿡쿡 쑤신다.
- 어깨뼈 사이의 저림(무감각)

주의사항

허리 또는 어깨관절에 통증이 있는 경우는 이 운동을 피한다.

기법 TECHNIQUE

오른쪽 무릎을 안정된 벤치 또는 의자에 얹고 왼발을 바닥에 놓은 상태로 선다. 왼쪽 다리는 약간 굽혀져야 한다. 오른팔을 다리 위로 교차시켜 의자의 왼쪽을 잡는다. 손을 오른쪽 무릎의 약 4인치(10㎝) 앞에 놓고 손가락관절(knuckles)을 왼쪽에 위치시킨다. 왼손을 무릎의 바로 위 왼쪽 넓적다리에 얹는다. 복근의 긴장을 유지하면서 머리를 아래로 늘어뜨린다.

의자에서 손을 떼지 않고 오른쪽 엉덩관절과 왼쪽 무릎관절을 펴면서 천천히 그리고 조심스럽게 일어선다. 이러한 방식으로 5~10초 동안 근육을 스트레칭한다. 왼손을 넓적다리로 밀어내림으로써 스트레칭을 증가시킬 수 있다. 어깨뼈와 오른쪽 척추뼈 사이에 스트레칭 또는 약간의 찌르는 것 같은 통증을 느낄 때까지 계속한다. 근육을 5~10초 동안 이완시킨다.

조심스럽게 팔을 사용하여 의자 쪽으로 몸을 끌어당겨 저항한다. 상체를 움직이지 않고 근육을 5~10초 동안 스트레칭한다. 다음으로 근육을 5~10초 동안 이완시킨다.

넓적다리에 손을 대고 새로운 종료 점에 도달할 때까지 서 있는 자세를 향해 몸을 밀어올림으로써 스트레칭을 더욱 시킨다.

2~3회 반복한다.

흔히 있는 잘못

- 어깨뼈를 이완시키지 않는다.
- 벤치에 손을 지나치게 앞으로 내민다.
- 움직임에 맞춰서 몸을 회전시킨다(등은 수평이어야 할 것이다).

논평

때로는 이 근육들이 단단해지고(긴장되고) 단축되어 스트레칭을 달성할 수 없을 수 있다. 이러한 경우, 일반적으로 심부조직 마사지가 도움이 된다.

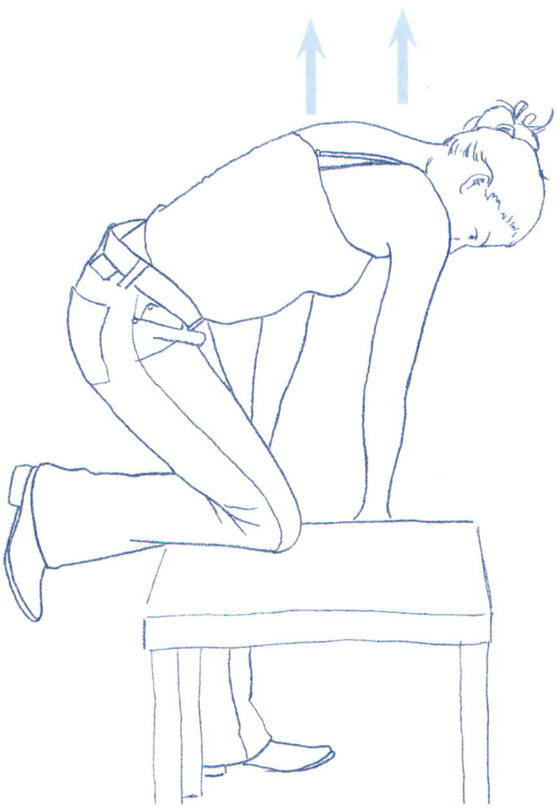

*오른손을 오른쪽 무릎의 약 4인치(10cm) 앞에 유지한다.
왼손과 오른쪽 무릎으로 밀어낸다.
복근을 단단하게 유지하는 것을 잊지 말아야 한다.*

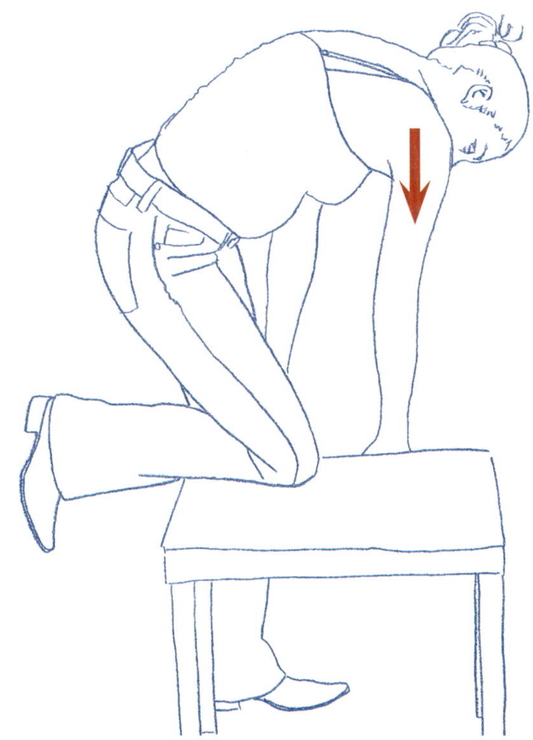

*실제로 몸을 움직이지 않고
몸을 벤치 쪽으로 잡아당겨 저항한다.*

중부 등세모근 및 마름근(중부 승모근 및 능형근) (좌석에 앉은 자세 버전)

MIDDLE TRAPEZIUS AND RHOMBOIDS (SEATED VERSION)

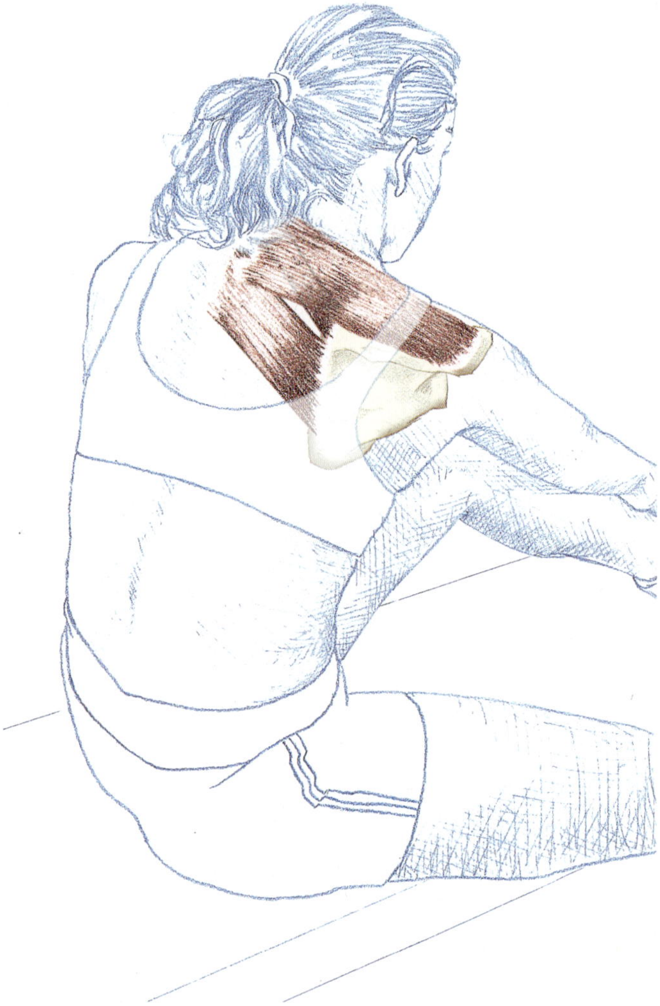

이 운동은 벤치 또는 바닥에서도 수행할 수 있다. 유연성이 얼마간 없는 경우, 이것은 힘들 수 있다. 이러한 경우는, 이전의 버전을 시도한다. 이전의 운동에서와 같이 허리를 보호하기 위해 복근을 조일 수 있어야 한다.

주의사항

허리나 어깨관절에 통증을 느끼면 이 운동을 피한다.

기법 TECHNIQUE

오른발을 바닥에 내려놓고 왼발은 벤치 위에 올려놓아 벤치에 앉는다. 오른손으로 뻗어서 왼발 바깥쪽을 잡을 수 있을 때까지 왼쪽 무릎을 굽힌다. 왼손을 무릎 위의 왼쪽 넓적다리에 올려놓는다. 왼손을 넓적다리에 밀어붙이면서 상체를 뒤쪽으로 기울여서 스트레칭을 한다. 어깨뼈와 오른쪽 척추뼈 사이에 약간의 찌르는 것 같은 통증을 느끼면 중지한다.

근육을 5~10초 동안 이완시킨다.

오른손을 사용해서 상체를 조심스럽게 발 가까이로 당겨 5~10초 동안 저항한다. 상체가 실제로 움직이지 않는다는 것을 확인한다.(오른쪽을 스트레칭하려면, 몸을 오른쪽으로 돌리도록 시도한다.) 근육을 5~10초 동안 이완시킨다.

상체를 뒤로 기울이고 새로운 종료 점에 도달할 때까지 왼손으로 밀어서 스트레칭을 더욱 시킨다.

2~3회 반복한다.

흔히 있는 잘못

- 등을 똑바로 펴지 않는다.
- 움직임에 맞춰서 몸을 회전시킨다.

논평

이 근육들은 매우 단단하고 짧기 때문에 스트레칭을 달성할 수 없다. 심부조직 마사지가 흔히 도움이 된다. 허리에 통증을 느끼는 경우는 복근을 충분히 조이지 않았을지도 모른다.

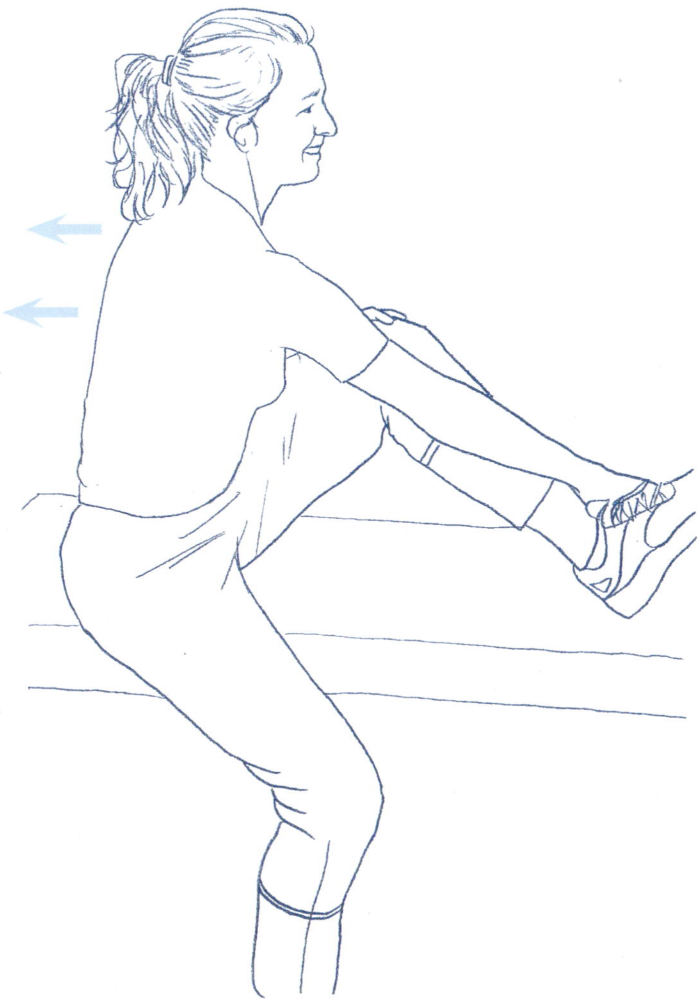

시작자세에서 가능한 한 똑바르게 앉는다.
왼손으로 넓적다리를 밀면서 상체를 뒤로 기울인다(젖힌다).
복근을 조인다는 것을 잊어서는 안 된다.

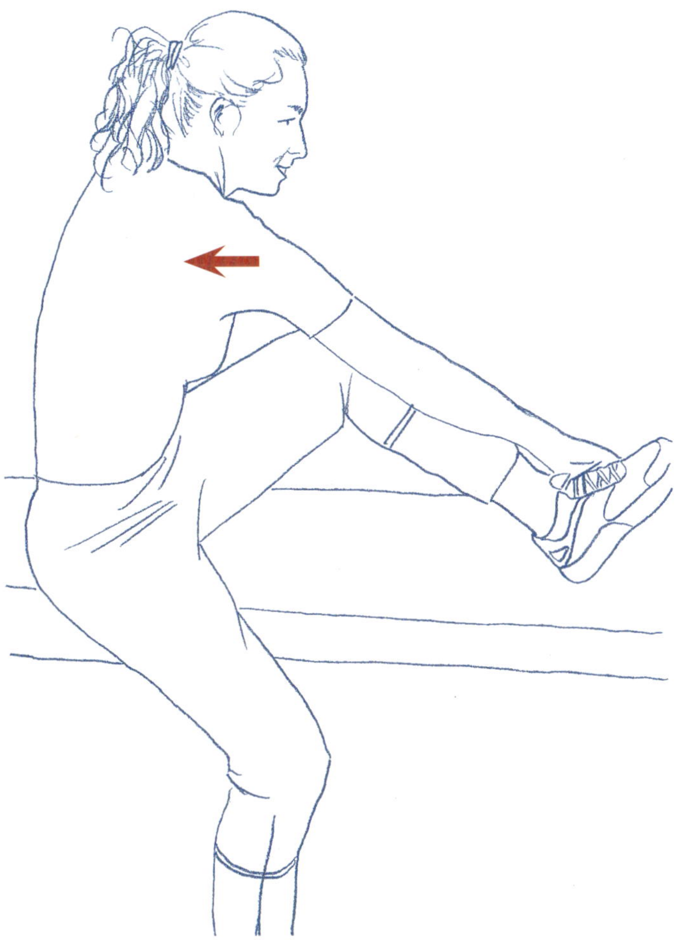

실제로 위팔을 움직이지 않고
팔과 어깨를 뒤쪽으로 당겨서 저항한다.

중부 등세모근 및 마름근(중부 승모근 및 능형근) (공버전)

MIDDLE TRAPEZIUS AND RHOMBOIDS (BALL VERSION)

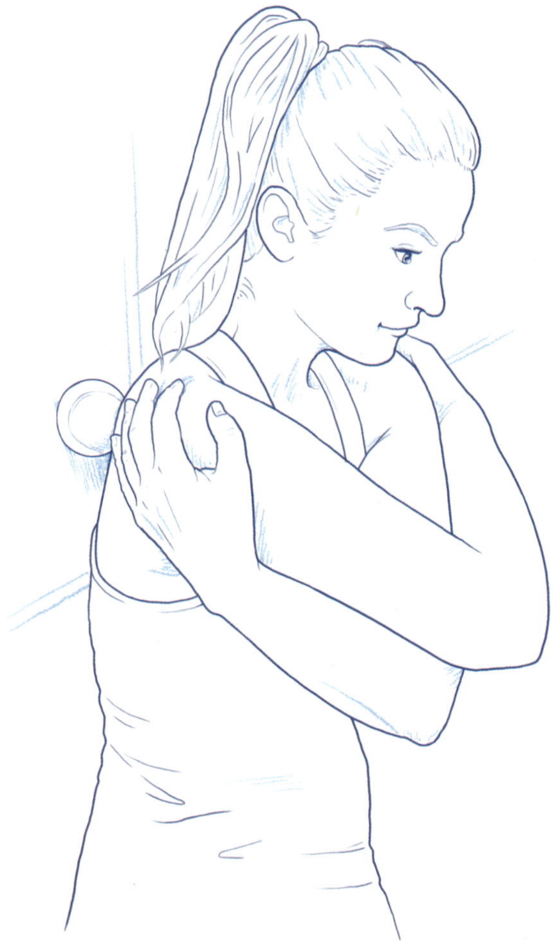

척추뼈와 어깨뼈 사이의 어딘가에 공을 놓는다. 팔을 가슴 위에서 교차시키고 몸을 다양한 방향으로 움직여 통증이 있는 부위를 찾는다. 통증이 있는 부위가 발견되면, 통증이 현저하게 감소될 때까지 그곳에 머무르고 다음으로 발을 벽에서부터 멀리 이동함으로써 압력을 높인다. 이 세션 동안에 공을 제자리에 유지하기 위해서는 공을 피부와 셔츠 사이에 넣을 수 있다.

이 순서(sequence)를 2~3회 반복한다. 마지막 회에 이전에 통증이 있었던 부위에 어떠한 통증도 느끼지 않아야 할 것이다.

팔을 가슴 위에서 교차시켜(팔짱을 끼어) 등이 둥글게 되도록 한다. 척추뼈와 어깨뼈 사이에 공을 놓는다.

넓은등근(광배근) (선 자세 버전)

LATISSIMUS DORSI (STANDING VERSION)

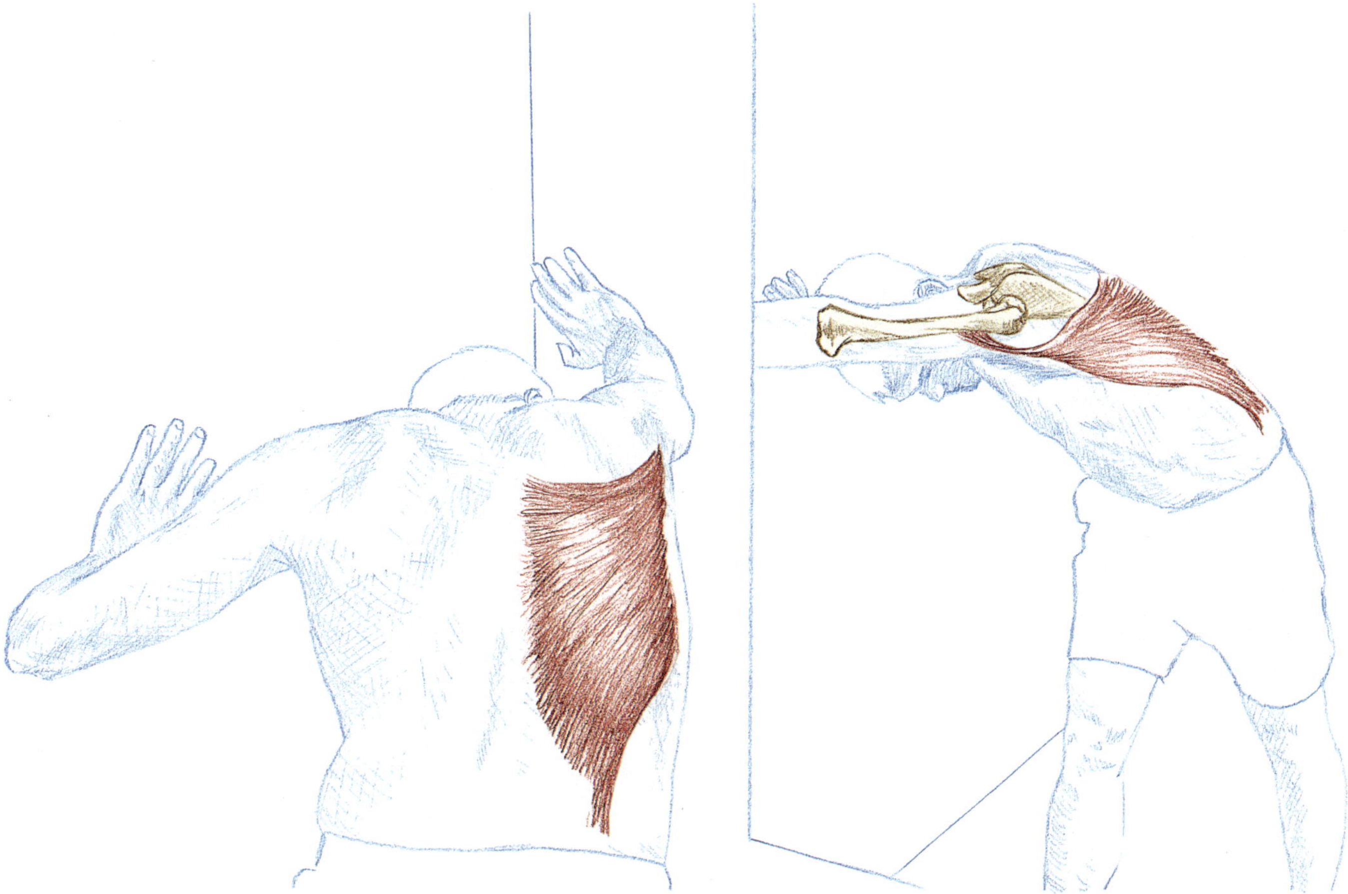

이 운동은 기술적으로 복잡한 것으로 여겨질 수 있다. 그러나 일단 그것을 이해하면, 이것이 정말 여러분에게 도움이 되게 할 수 있을 것이다. 이것은 등의 측면 전체를 겨드랑이까지 당겨서 스트레칭을 시킬 것이다. 몸을 궁수의 활(archer's bow) 모양으로 적극적으로 굽히면서 팔과 팔이음뼈를 가능한 한 펴는 것을 상상한다면 이 운동은 더 쉬워질 것이다.

근육에 관한 정보 MUSCLE FACTS

넓은등근은 피부에 매우 가까이 위치한 넓은 근육이다. 이것은 엉덩뼈능선(장골능선)(엉덩관절)과 척추뼈에서부터 시작되고 위팔 안쪽부분까지 앞을 돌아서 뻗는다.

넓은등근은 팔을 뒤로 돌려서 몸에 접근시키고 팔이음뼈를 낮추며 양 어깨뼈를 가까이 붙이고 척추를 뒤와 옆으로 굽혀 팔을 머리 위로 들어 올렸을 때 등의 아치를 크게 한다.

긴장의 원인

대부분의 주요 움직임은 팔을 머리 아래에 두고 수행되기 때문에 이 근육은 보통 운동부족에 의해 단단해지고 단축된다. 팔이 어깨 높이보다 아래에 있을 때 어깨관절의 움직임이 제한될 만큼 긴장되는 일은 드물다. 그러나 이 근육이 긴장하면 크로스컨트리 스키, 체조, 등산 및 골프와 같이 어깨 위의 팔로 수행되는 움직임을 제한할 수 있다.

긴장의 증상

- 손을 머리 위로 높이 올려 하는 작업이 어렵다
- 어깨관절의 통증
- 허리의 통증 또는 오래 지속되는 둔한 통증

유연성 검사

벽에 등을 대고 서거나 팔을 옆으로 하여 바닥에 눕는다. 양팔을 올려서 손등으로 벽 또는 바닥에 뻗으려고 시도한다. 언제나 팔을 똑바로 유지하고 허리를 벽 또는 바닥에 접촉시킨다.

주의사항

스트레칭 중에 어깨관절 또는 허리에 통증이 있는 경우 이 운동을 피한다.

기법 TECHNIQUE

견고한 문손잡이 또는 유사한 것을 찾는다. 그것은 배꼽과 같은 높이에 위치하여 있어야 한다. 손잡이 앞에 대략 팔 길이만큼 떨어져 선다. 오른손으로 손잡이를 잡고 옆으로 한걸음 내딛어 왼쪽 어깨가 오른쪽 어깨보다 벽에 더 가깝도록 한다. 상체를 앞으로 굽혀서 팔과 몸이 서로 일직선이 되도록 한다.

옆에서 보았을 때 이제 여러분의 몸은 V자형 각도로 되어 있다. 뒤로 넘어지지 않도록 손잡이를 꽉 잡아야 할 것이다.

오른쪽 다리를 뒤로 그리고 약간 왼쪽으로 뻗는다. 뒤에서 보면 여러분의 다리, 몸 및 팔이 궁수의 활처럼 보여야 할 것이다. 왼손을 오른손의 약간 왼쪽에 오도록 하여 문 또는 벽에 놓는다. 왼팔을 약간 굽혀서 밀어낼 수 있도록 해야 한다.

왼손으로 벽으로부터 떨어지도록 밀어, 허리의 측면(옆구리)에 약간의 찌르는 것 같은 통증이 느껴질 때까지 활모양의 굽힘을 증가시켜 5~10초 동안 스트레칭한다. 근육을 5~10초 동안 이완시킨다.

오른팔을 옆으로 가져가서 5~10초 동안 저항한다. 손잡이를 놓거나 몸을 움직이지 않게 한다. 몸을 5~10초 동안 이완시킨다.

새로운 종료 점에 도달할 때까지 문 또는 벽에서부터 계속해서 밀어내면서 활모양의 굽힘을 증가시킴으로써 스트레칭을 더욱 시킨다.

2~3회 반복한다.

흔히 있는 잘못

- 문 또는 손잡이에서부터 너무 멀리 떨어져 서 있다.
- 적절한 밀기를 얻기 위해 충분히 밀어내고 있는 팔을 굽히지 않는다.
- 어깨관절이 계속해서 벌려져 있게(똑바로) 하지 않는다.

논평

이 운동으로 고심하고 있다면 누군가에게 시작자세를 체크해주도록 요청한다. 스트레칭을 증가시키기 위해서는 대신에 손잡이를 밑에서부터 잡는다. 밀어내기가 어려운 경우는 벽에 가까이 선다.

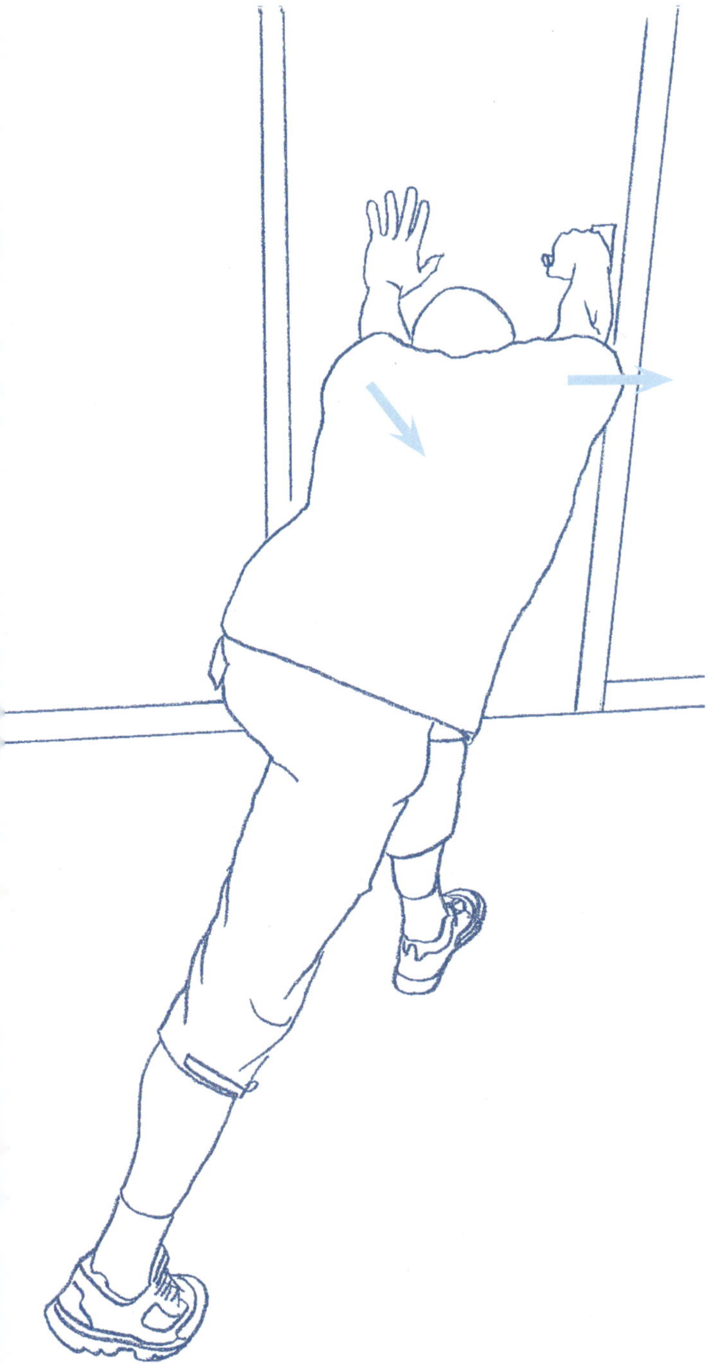

왼발이 충분히 앞쪽에 있어,
스스로를 뒤쪽으로 밀 수 있다는 것을 확인한다.
왼쪽다리와 왼손으로 밀어낸다.

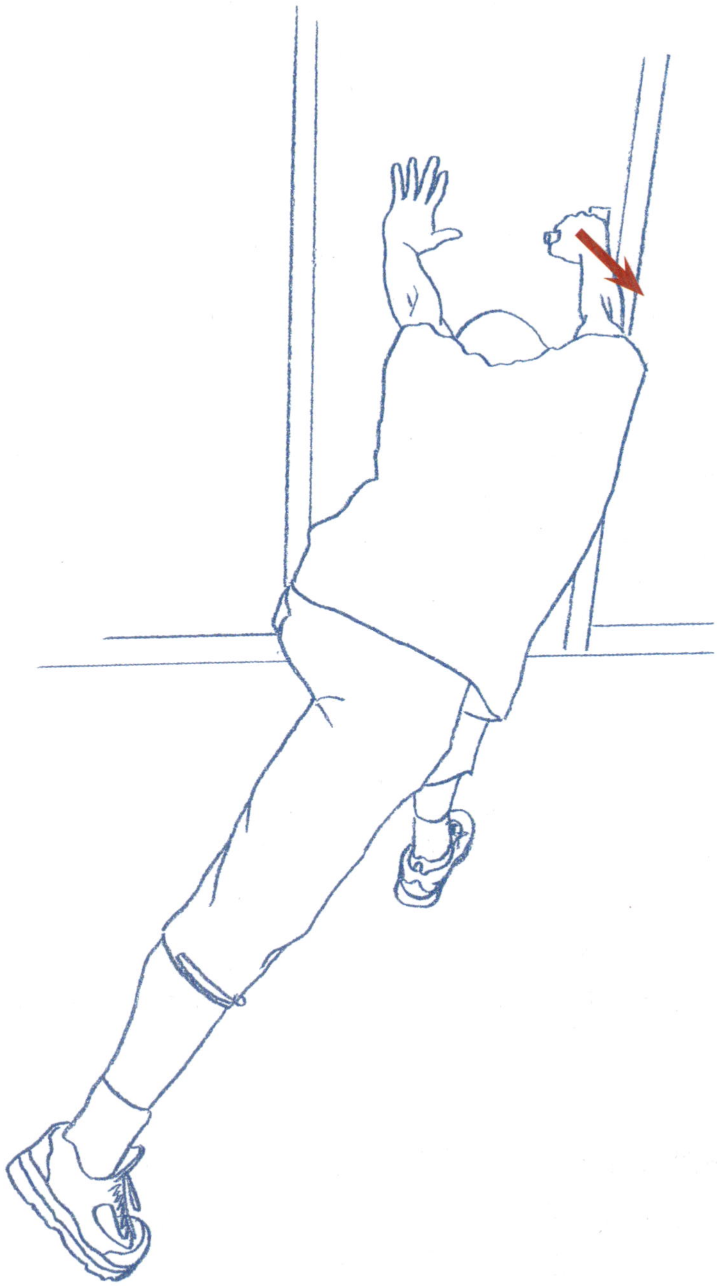

실제로 몸을 움직이지 않고
오른손을 오른쪽으로 가져가서 저항한다.

넓은등근(광배근) (좌석에 앉은 자세 버전)

LATISSIMUS DORSI (SEATED VERSION)

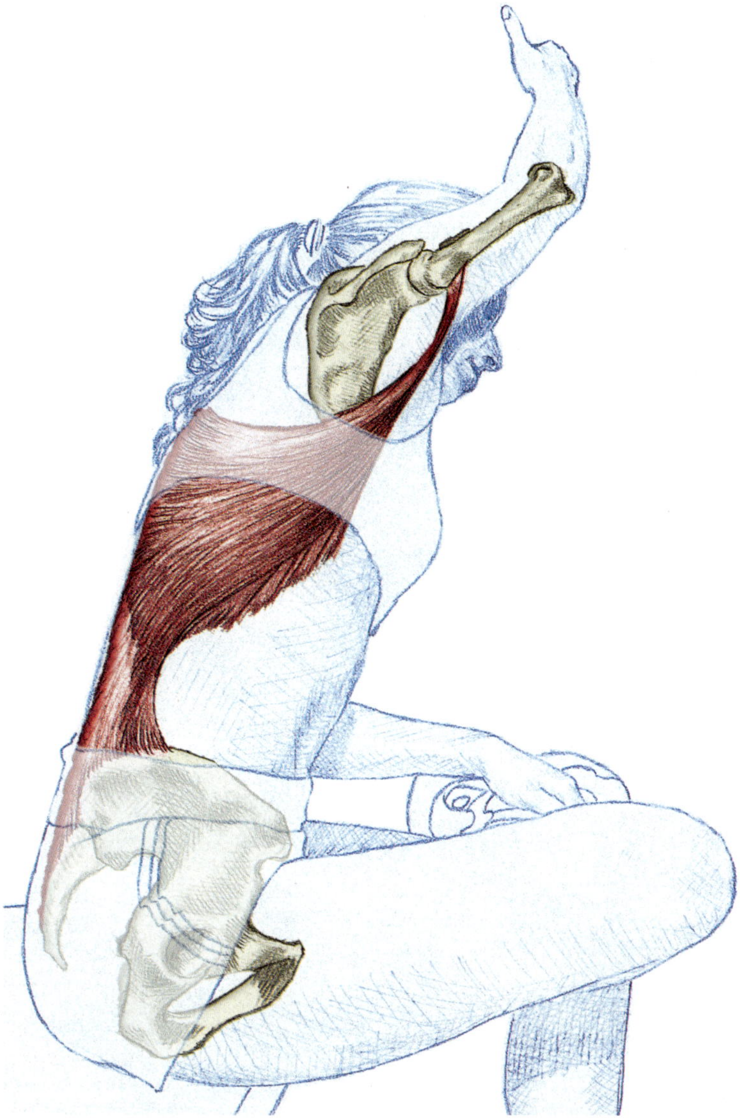

이 운동은 상당히 유연한 사람에게 아주 적합하다. 직장에서 하기에도 완벽하다. 이 운동을 수행하려면 시작위치에서 완전히 똑바로 앉을 수 있어야 한다. 이 운동에 익숙해지기 전에 지지를 위해 한쪽 손을 사용하여 천천히 그리고 조심스럽게 운동을 시행한다. 그렇지 않으면 스트레칭에서 과도한 힘을 사용할 위험성이 있다.

주의사항

스트레칭 중에 무릎 또는 등에 통증이 있는 경우 이 운동을 피한다.

기법 TECHNIQUE

오른쪽이 책상을 향하게 하여 의자에 앉는다. 발을 넓게 벌려 바닥에 붙인다. 오른쪽 다리를 왼쪽 다리 위에 올려놓아 발목이 넓적다리 위에 얹히도록 하고 다음으로 오른쪽 무릎을 책상 아래에 둔다. 등을 완전히 똑바로 펴고 복근을 조여서 앉는다. 오른팔을 머리 위로 들어 올려 위팔이 귀에 접촉하도록 한다. 오른팔이 머리와 볼에 닿아야 한다.

상체를 왼쪽으로 똑바로 굽혀서 5~10초 동안 스트레칭한다. 5~10초 동안 왼쪽 위로 손을 뻗도록 시도한다.

오른쪽 무릎을 책상에 밀어붙이거나 상체를 똑바른 위치로 향해서 5~10초 동안 위로 당기도록 시도하여 저항한다. 필요에 따라 양쪽을 조합할 수 있다. 근육을 5~10초 동안 이완시킨다.

새로운 종료 점에 도달할 때까지 중력으로 몸을 옆으로 당겨지게 함으로써 스트레칭을 더욱 시킨다.

2~3회 반복한다.

흔히 있는 잘못

- 다른 근육을 지나치게 조여서 똑바로 앉을 수 없다.
- 옆이 아니라 앞으로 기울인다.
- 팔을 충분히 높이 올릴 수 없다.

논평

이것은 기술적으로 어려운 운동이어서 올바르다고 느끼기 전에 어느 정도의 연습을 필요로 할 것이다. 발을 바닥에 확고하게 고정하여 지지 하에 이 운동을 허용할 수 있게 한다. 때로는 허리네모근(요방형근)을 먼저 스트레칭하는 것에 도움이 된다.

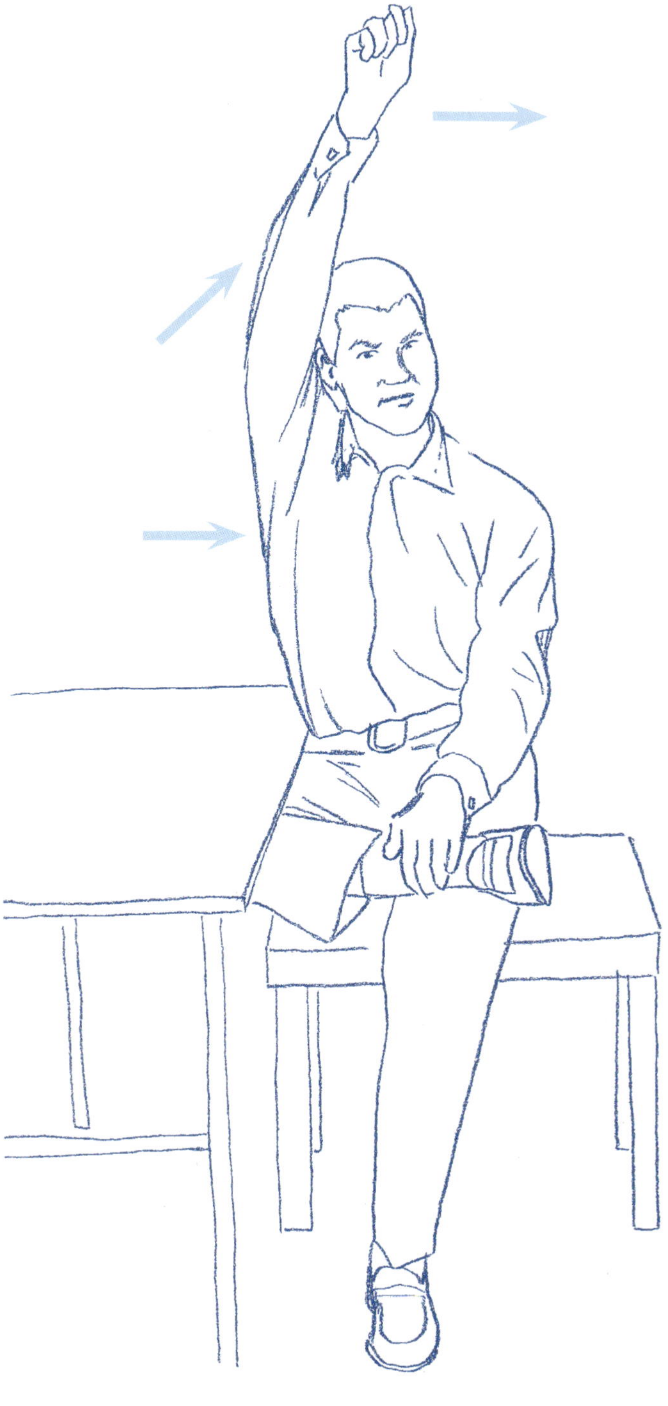

다리를 테이블 상판 아래에 놓고 팔을 가능한 한 높이 올린다. 상체를 왼쪽으로 기울여 팔을 앞쪽과 옆쪽으로 뻗는다.

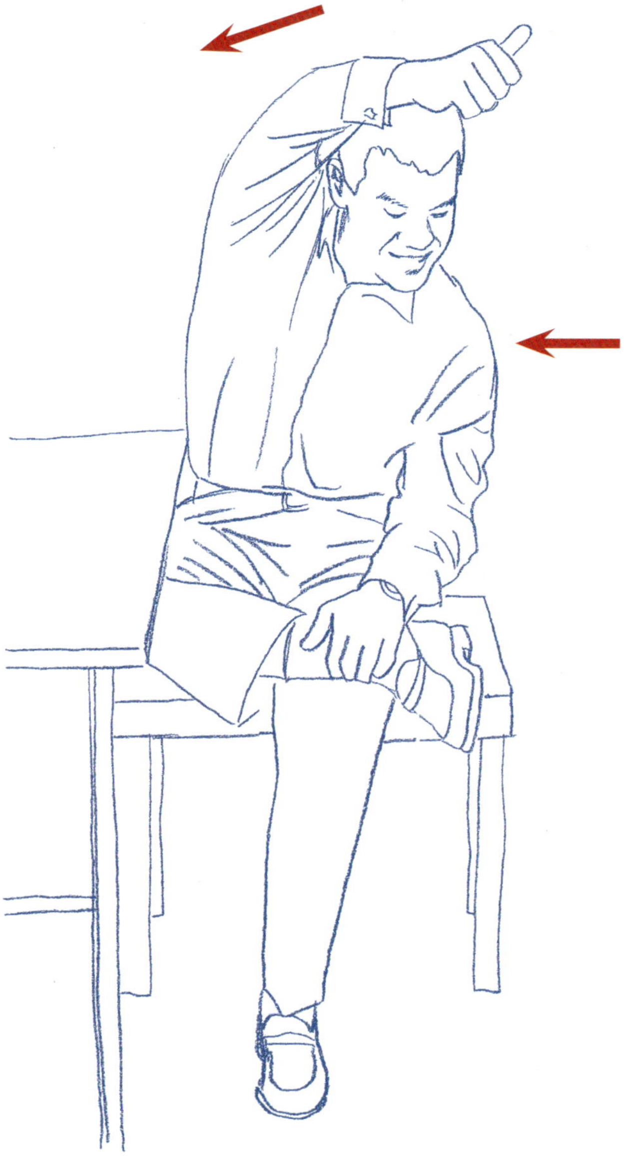

무릎을 테이블 상판에 조심스럽게 밀어붙이거나 상체를 2인치(5 cm)를 들어 올려 저항한다.

넓은등근(광배근) (파트너 스트레칭 버전 1)

LATISSIMUS DORSI (PARTNER STRETCH VERSION 1)

넓은등근은 다수의 관절에 관여하고 있기 때문에 올바르게 스트레칭을 하도록 주의해야 한다. 특히 파트너가 스트레칭 방향을 조정하는 것을 도울 필요가 있다. 일부 스트레칭을 하는 사람(stretcher)은 더 옆쪽으로 움직일 필요가 있을 것이고, 다른 스트레칭을 하는 사람은 더 앞쪽으로 움직일 필요가 있을 것이다. 파트너가 안심이 되는 것을 돕기 위해 한쪽 발은 전체 스트레칭을 통해 바닥에 확고하게 고정해야 한다는 것을 지적해둔다.

기법 TECHNIQUE

파트너가 오른쪽 다리를 굽히고 오른쪽 발을 벤치 위에 놓고 벤치를 가로질러 옆을 향해 앉도록 요청한다. 그 다음에 파트너가 오른팔을 머리 위로 약간 앞쪽으로 올리고 엄지손가락이 천장을 향해 가리키도록 팔을 돌리도록 요청한다.

오른손으로 벤치를 꽉 잡으면서 파트너의 다리를 고정시키고 그것에 의해 골반을 오른팔로 고정시킨다. 왼쪽 아래팔을 파트너의 몸통 측면에 놓아 손으로 어깨뼈와 위팔을 잡을 수 있도록 한다. 다음으로 파트너의 몸통을 옆으로 그리고 약간 앞쪽으로 밀고 한편 파트너는 오른팔과 어깨를 같은 방향으로 밀어서 근육의 스트레칭을 증가시킨다. 목표로 하는 근육이 스트레칭되고 있는지 어떤지를 파트너에게 묻는다. 스트레칭이 되고 있지 않는 경우는 방향을 약간 앞쪽과 아래로 이동한다. 엄지손가락은 스트레칭하는 동안 내내 천장을 가리키고 있어야 한다.

스트레칭 모드를 찾아내면 그곳에서 5~10초 동안 쉰다. 그 다음에 파트너에게 위팔을 여러분의 손에 5~10초 동안 밀어붙이면서 몸통을 여러분의 왼쪽 아래팔에 살짝 누르도록 요청한다. 5~10초 동안 쉬고 그 다음에 근육이 온화하게 스트레칭될 때까지 파트너의 상태를 비스듬히(대각선 방향) 앞쪽으로 더 미는 것에 의해 새로운 위치로 스트레칭을 한다. 필요하다면 방향을 조정한다.

이 순서를 2~3회 반복한다.

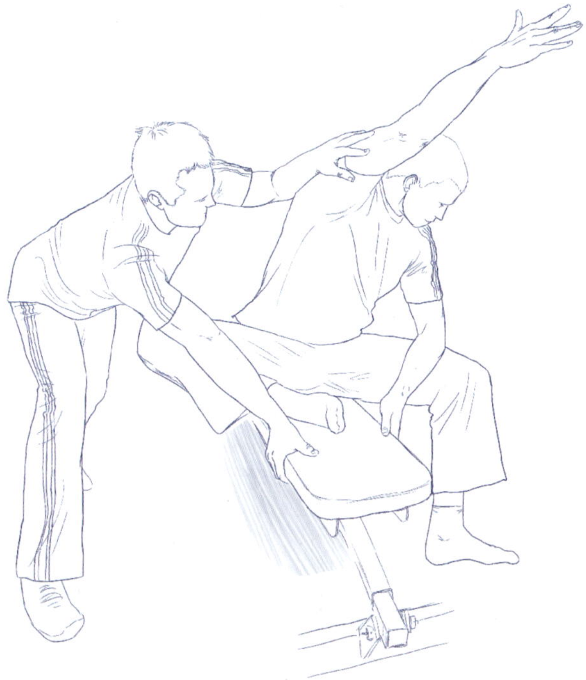

엄지손가락은 스트레칭을 하는 동안 내내 천장을 가리켜야 한다.

넓은등근(광배근) (파트너 스트레칭 버전 2)

LATISSIMUS DORSI (PARTNER STRETCH VERSION 2)

주의 : 이 변형된 방법은 매우 효과적이다.

기법 TECHNIQUE

버전 1과 같은 시작자세를 사용하지만 파트너의 발을 바닥에 놓은 쪽에서 파트너 앞에 비스듬히 선다. 파트너의 오른쪽 다리와 골반을 여러분의 오른발로 잠그거나 고정시킨다(오른쪽을 스트레칭하고 있는 경우). 파트너의 넓적다리에 타월 또는 기타의 패딩을 깐다. 파트너에게 엄지손가락이 천장을 향해 가리키도록 하여 오른팔을 여러분의 방향으로 들어 올리도록 요청한다. 양손으로 파트너의 손을 잡는다.

몸을 뒤로 살짝 기울여 스트레칭을 증가시킨다. 스트레칭이 달성되지 않으면 팔의 방향을 조정한다. 근육이 부드럽게 스트레칭이 될 때 그곳에 머물러 파트너가 5~10초 동안 쉬게 한다. 그 다음에 팔을 5~10초 동안 위와 옆으로 움직이면서 파트너에게 뒤로 당겨 여러분에게 대항하도록 요청한다. 5~10초 동안 쉰 다음에 더욱 뒤로 기울임으로써 스트레칭을 증가시킨다.

이 순서를 2회 또는 3회 반복한다.

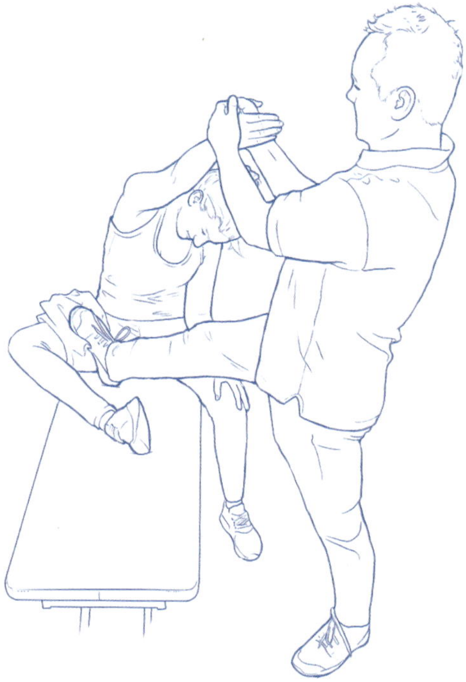

상체를 살짝 뒤로 젖혀서 스트레칭을 증가시킨다.

넓은등근(광배근) (파트너 스트레칭 버전 3)

LATISSIMUS DORSI (PARTNER STRETCH VERSION 3)

이 변형된 방법은 자기 스트레칭을 강화하고 매우 효과적이다.

기법 TECHNIQUE

파트너에게 대략 배꼽 높이로 확고하게 고정된 막대를 양손으로 잡도록 요청한다. 파트너는 막대 가까이에 서서 뒤로 몸을 기울여 양팔이 똑바르고 귀와 같은 높이가 되고 엉덩관절이 경첩기능을 하도록 해야 한다. 그 다음에 파트너는 오른쪽 다리를 뒤에 놓고 몸 전체가 호(arc)를 그리도록 한다. 이 자세에서 스트레칭을 증가시키기 위해서는 파트너에게 오른팔로 몸을 밀어내고 한편 목표로 하는 근육이 스트레칭될 때까지 왼쪽다리가 몸을 뒤로 밀어내는 것을 돕도록 요청한다.

스트레칭을 더 증가시키려면 한쪽 손을 파트너의 왼쪽(어깨 바로 아래)에 놓고 다른 손을 파트너의 오른쪽 엉덩관절 바깥쪽에 놓는다. 그 다음 왼손으로 살짝 밀고 근육이 스트레칭될 때까지 오른손으로 엉덩관절을 가볍게 당긴다. 그곳에서 5~10초 동안 머무른다. 파트너는 팔이 똑바르고 귀와 같은 높이가 되도록 엉덩관절이 경첩기능을 하면서 발을 뒤로 내딛어야 한다. 이것을 5~10초 동안 시행하고 5~10초 동안 쉰다. 다음으로 근육이 스트레칭될 때까지 고객을 더 넓은 호 모양으로 누름으로써 다시 스트레칭을 증가시킨다.

이 순서를 2~3회 반복한다.

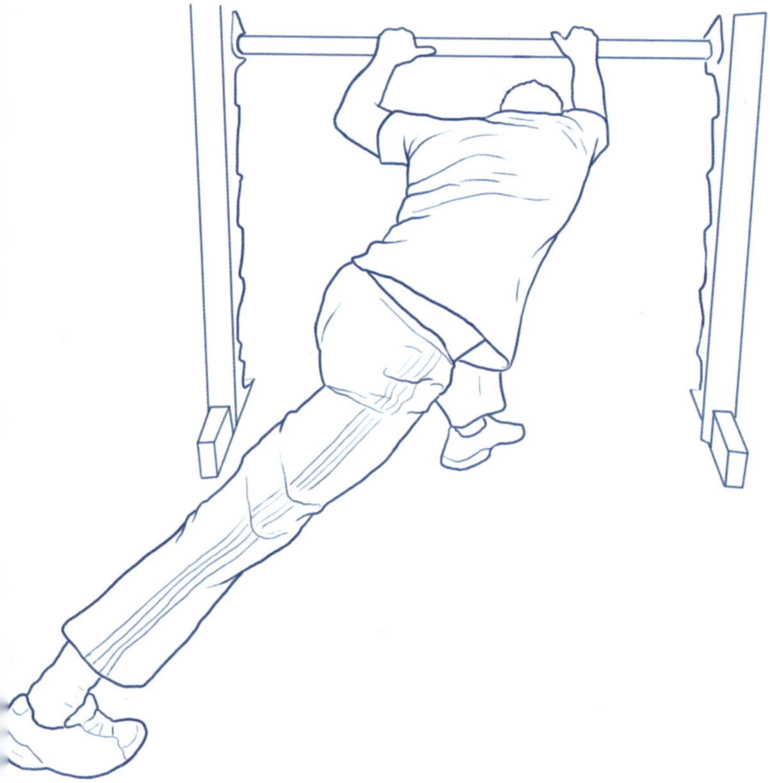

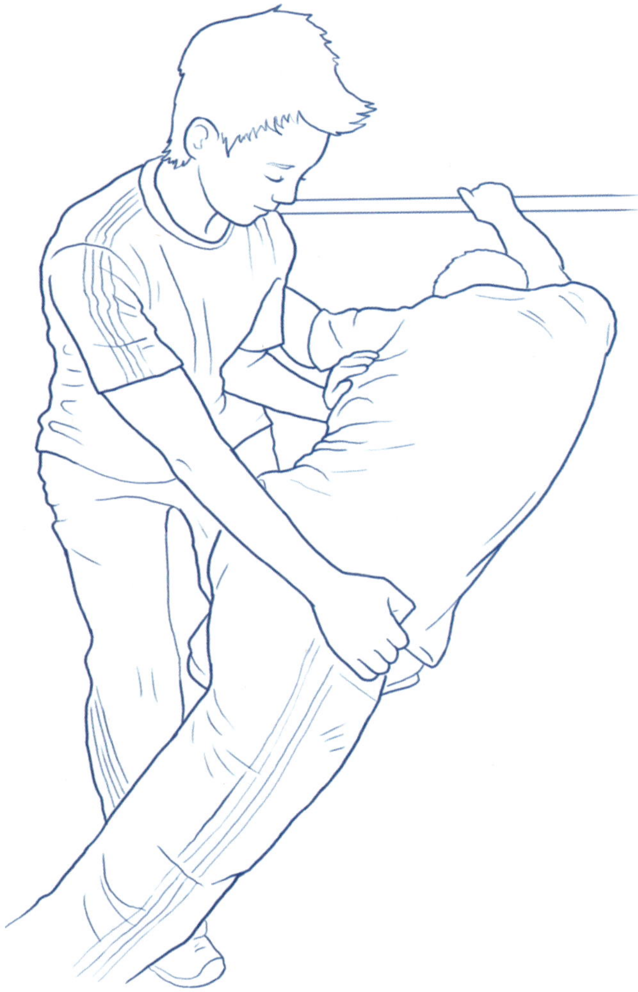

파트너의 몸이 넓은 원호(arc)를 그리게 한다.

한쪽 팔로 파트너의 몸을 밀어젖히고
또 한쪽의 팔을 사용하여 파트너의 엉덩관절을 가볍게 당겨
스트레칭을 증가시킨다.

가시아래근(극하근) (버전 1) INFRASPINATUS (VERSION 1)

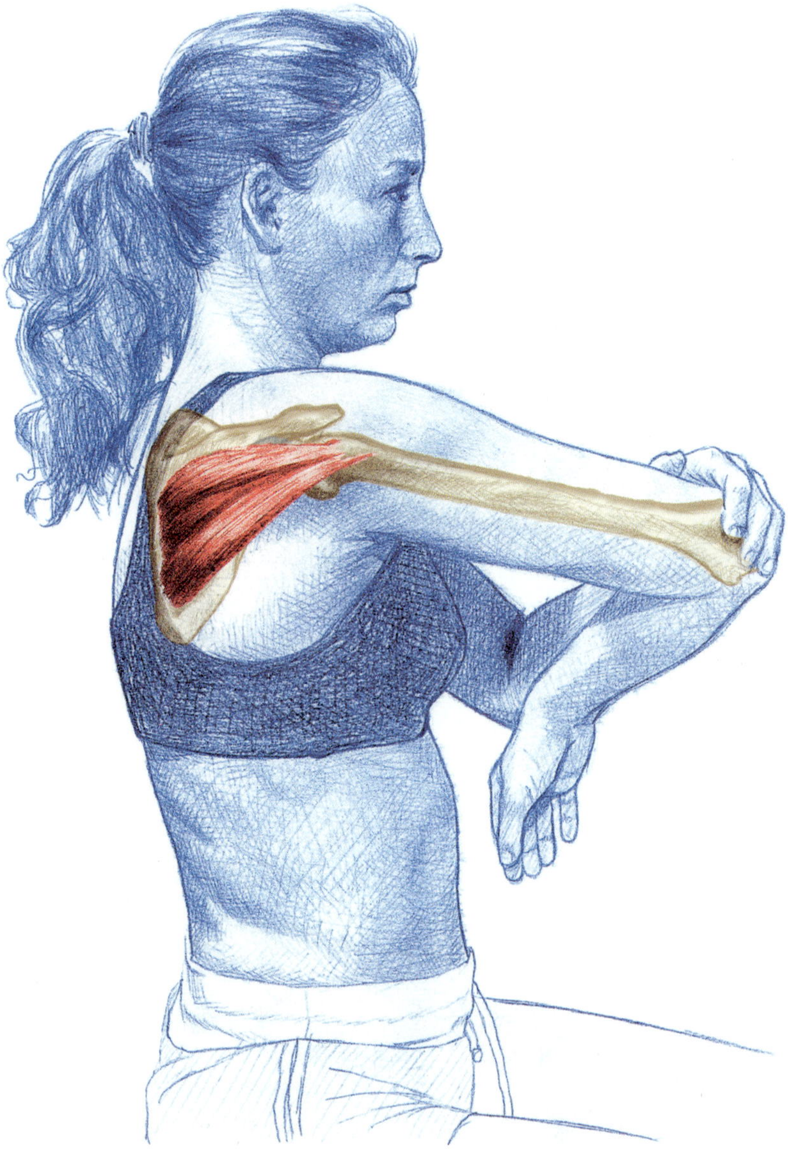

가시아래근은 어깨부위 통증을 회피 또는 최소한으로 억제하기 위한 가장 중요한 근육의 하나이다. 민감한 근육이라 알려져 있기 때문에 주의해서 진행한다. 이 근육에서 실제의 스트레칭을 느끼지 않는다 해도 이 운동은 여전히 가치가 있을 수 있다. 이 근육은 위팔을 안쪽으로 회전시켜, 어깨를 바깥쪽으로 스트레칭을 시킨다. 이 운동으로부터 소망하는 효과를 얻기 위해서는 스트레칭 중에 팔꿈치를 올리거나 내리거나 해서는 안 된다. 저항을 만들어낼 때 너무 격렬하게 움직이지 않는 것도 중요하다.

근육에 관한 정보 MUSCLE FACTS

가시아래근은 피부 가까이에 위치하여 있고 어깨뼈에서부터 위팔 바깥쪽까지 뻗고 있다. 그 주요 기능은 어깨관절에서 팔을 바깥쪽으로 회전시키는 것이다. 이 근육은 또한 관절의 움직임을 조정하고 미세 조정함으로써 어깨를 안정화시킨다.

긴장의 원인

가시아래근은 팔을 움직일 때는 언제나 정적으로 기능한다. 이 근육은 키보드 작업에 의해 매우 단단해지고 단축될 수 있다. 이것은 근력 훈련 중, 특히 벤치프레스와 같은 미는 운동에 의해 과도하게 사용될 수 있다. 이것은 또한 목 뒤를 밀거나 당기는 것이 수반되는 운동에 의해서도 긴장될 수 있다.

긴장의 증상

- 국소적으로 또는 어깨뼈 전체의 어느 것인가에서 통증을 경험한다.
- 어깨 앞에 찌름 통증(천자통, stabbing pain)
- 팔, 아래팔 및 손으로 내려가는 통증

유연성 검사

바닥에 엎드려 눕거나 자기의 정면을 벽에 기대어 선다. 뒤로 손을 뻗어서 허리띠 고리(belt loop) 또는 바지의 허리선에 가능한 한 뒤로 손가락을 놓는다. 누워 있는 경우, 중력은 팔꿈치를 당겨 바닥에 닿게 해야 할 것이다. 서 있는 경우는, 팔꿈치를 앞쪽으로 당겨 벽에 닿을 수 있어야 할 것이다.

주의사항

스트레칭 중에 어깨 앞에 통증을 느끼는 경우는 이 운동을 피한다. 스트레칭 후에 통증이 있다면, 다음 번에는 조금 더 주의를 한다.

기법 TECHNIQUE

이 운동은 앉아 있는 동안에도 서 있는 동안에도 실행할 수 있다. 오른팔을 앞으로 똑바로 내밀고 그 다음에 아래팔을 가슴 쪽으로 가져가 팔꿈치에 90° 각도를 만든다. 왼손으로 오른쪽 팔꿈치를 잡아 왼쪽 아래팔이 오른쪽 아래팔 위에 오도록 한다. 왼팔로 그 자세를 유지하면서 오른팔을 이완한다. 이완하여 어깨를 아래로 내린다(낮춘다).

오른쪽 팔꿈치를 제자리에 유지하면서 왼쪽 아래팔로 오른손을 밀어내림으로써 이 근육을 5~10초 동안 스트레칭한다. 이 근육을 5~10초 동안 이완시킨다.

오른손을 왼쪽 아래팔에 주의 깊게 밀어붙임으로써 저항을 만들어낸다. 이 근육을 5~10초 동안 이완시킨다.

새로운 종료 점에 도달할 때까지 손과 아래팔을 밀어내려 스트레칭을 더욱 시킨다.

2~3회 반복한다.

흔히 있는 잘못

- 어깨를 완전히 이완시키지 않는다.
- 지나치게 빨리 움직인다.
- 어깨관절을 에워싸고 있는 다른 근육을 과도하게 조인다.

논평

가시아래근에서 좋은 스트레칭을 실제로 느끼는 것은 어렵다. 때로는 어깨뼈 전체가 아니라 어깨 앞에서만 느낄 수 있다. 이 근육에 대한 인식을 높이려면 가슴과 등의 근육을 훈련하여 이 영역에의 혈류를 증가시킨 다음에 가시아래근을 스트레칭한다. 그래도 여전히 어려움이 있다면, 스트레칭하기 전에 그 부위에 심부조직 마사지를 시도한다. 또한 왼손으로 팔꿈치를 앞으로 당김으로써 회전을 시작하기 전에 어깨관절을 벌리도록 시도할 수도 있다.

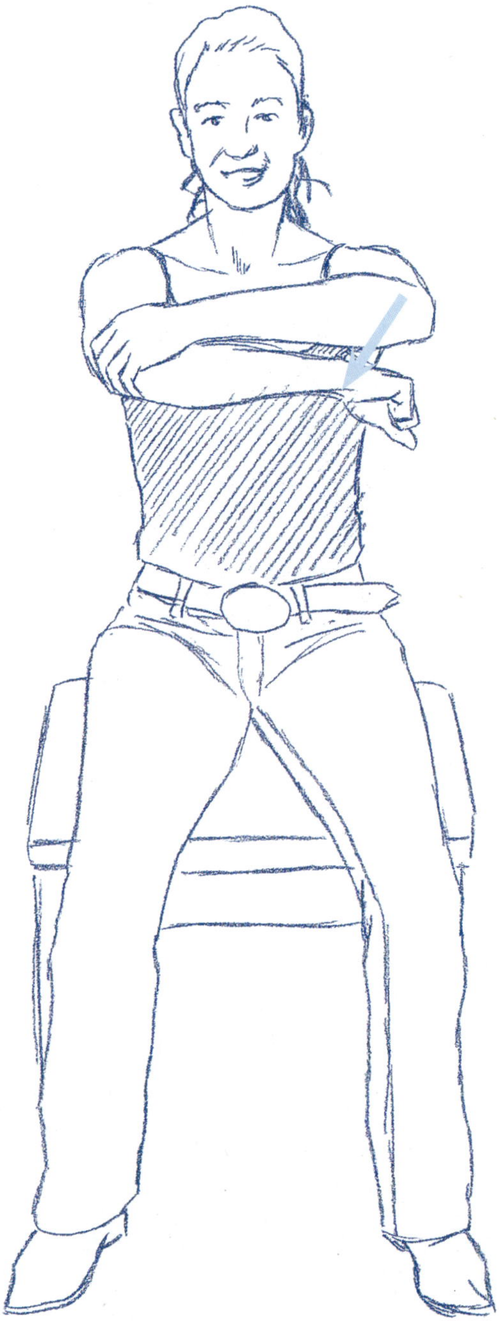

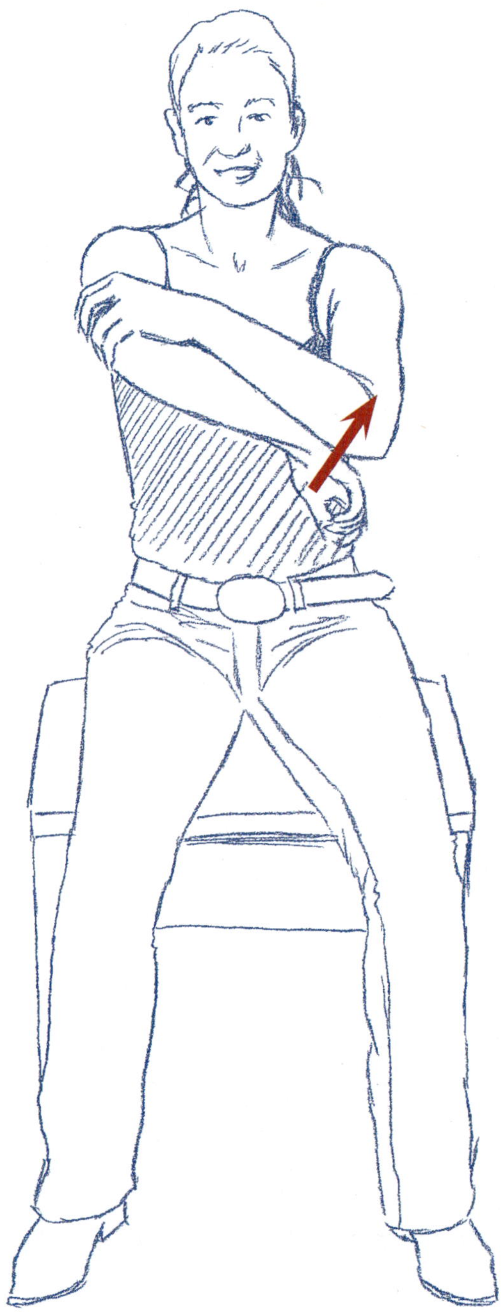

오른팔을 완전히 이완시키고
왼팔을 사용하여 그것을 들어올린다.
왼쪽 팔꿈치로 팔을 안쪽으로 회전시킨다.

오른손을 왼쪽 팔꿈치에 밀어붙여 저항한다.

가시아래근(극하근) (버전 2) INFRASPINATUS (VERSION)

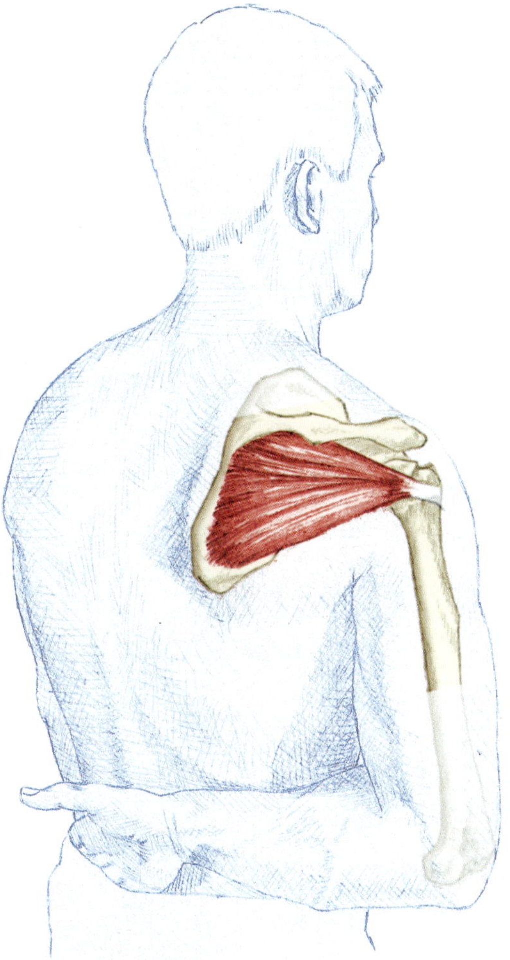

경찰의 제압(police hold)이라 불리는 이 운동은 가시아래근에 대한 매우 효과적인 스트레칭이다. 체중과 비교한 이 근육의 크기를 고려하여 조심스럽게 진행한다. 균형이 잘 잡혀 있다는 것과 몸을 기울이고 있는 동안에 중력에 의해 제공되는 힘보다 더 많은 힘을 가하지 않는다는 것을 확인한다. 시작자세에 도달하였을 때 이 운동의 목표는 몸을 뒤쪽으로 이동시키는 동안에 팔꿈치를 앞쪽으로 움직이는 것이다. 저항(이 경우는 문틀)은 팔꿈치의 뒤에 의지해야 할 것이다.

주의사항

운동 중 또는 운동 직후, 어깨에 통증이 있는 경우는 이 운동을 피한다.

기법 TECHNIQUE

한쪽 다리를 다른 쪽 다리 앞에 놓고 출입구에 선다. 손을 등 뒤로 하고 손가락 하나를 허리띠 고리(belt loop)나 바지의 허리선에 놓는다. 팔꿈치 뒷면을 문틀에 기댄다. 근육에 약간의 스트레칭 또는 찌르는 것 같은 통증(sting)을 느낄 때까지 상체를 뒤쪽으로 조심스럽게 기울임으로써 5~10초 동안 이 근육을 스트레칭한다. 이 운동을 올바르게 하고 있다면, 팔꿈치는 앞쪽으로 와 있어야 할 것이다. 이 근육을 5~10초 동안 이완시킨다.

새로운 종료 점에 도달할 때까지 몸을 뒤로 젖히고 팔꿈치를 앞쪽으로 가져옴으로써 스트레칭을 더욱 시킨다.

2~3회 반복한다.

흔히 있는 잘못

- 어깨를 완전히 이완시키지 않는다.
- 어깨관절 주위 근육을 긴장시킨다.
- 팔을 지나치게 많이 문틀에 댄다.

논평

통증이 있거나 근육에 팔을 뻗는 데 어려움이 있는 경우는, 옆에 가까이 있는 허리띠 고리를 잡도록 시도한다. 전체 팔보다는 팔꿈치만으로 반드시 문틀을 잡도록 한다.

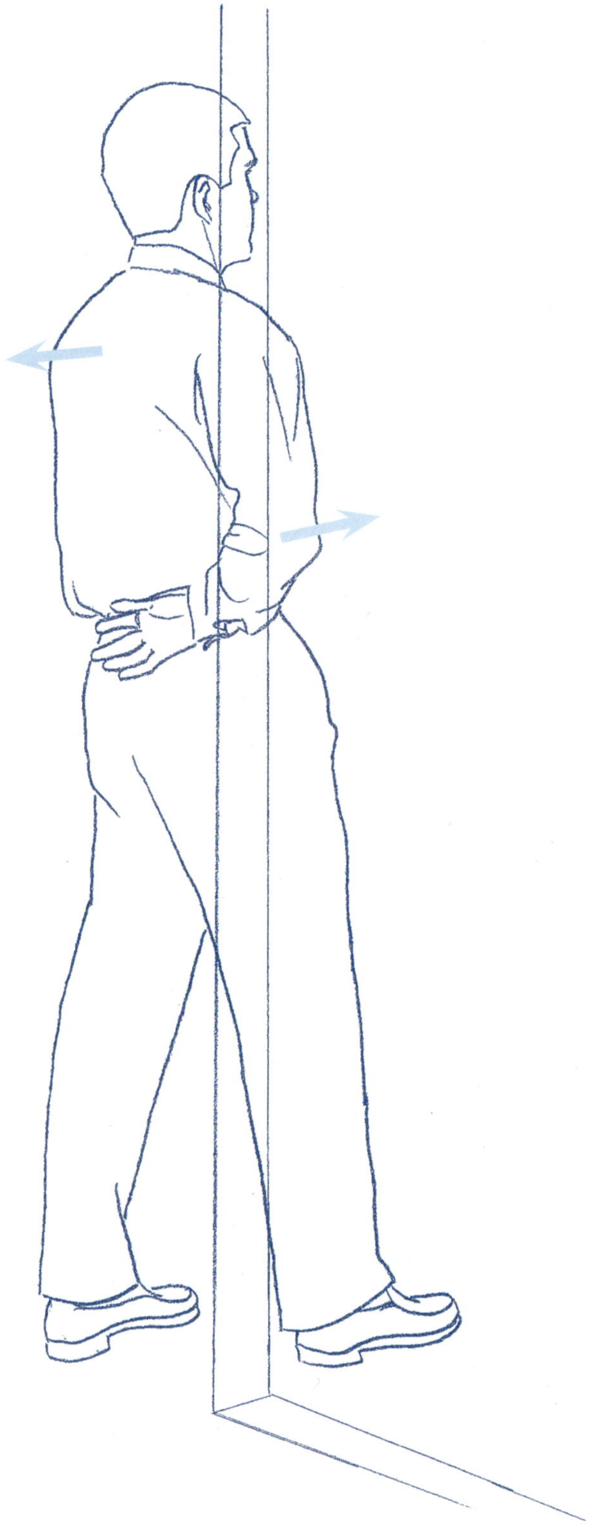

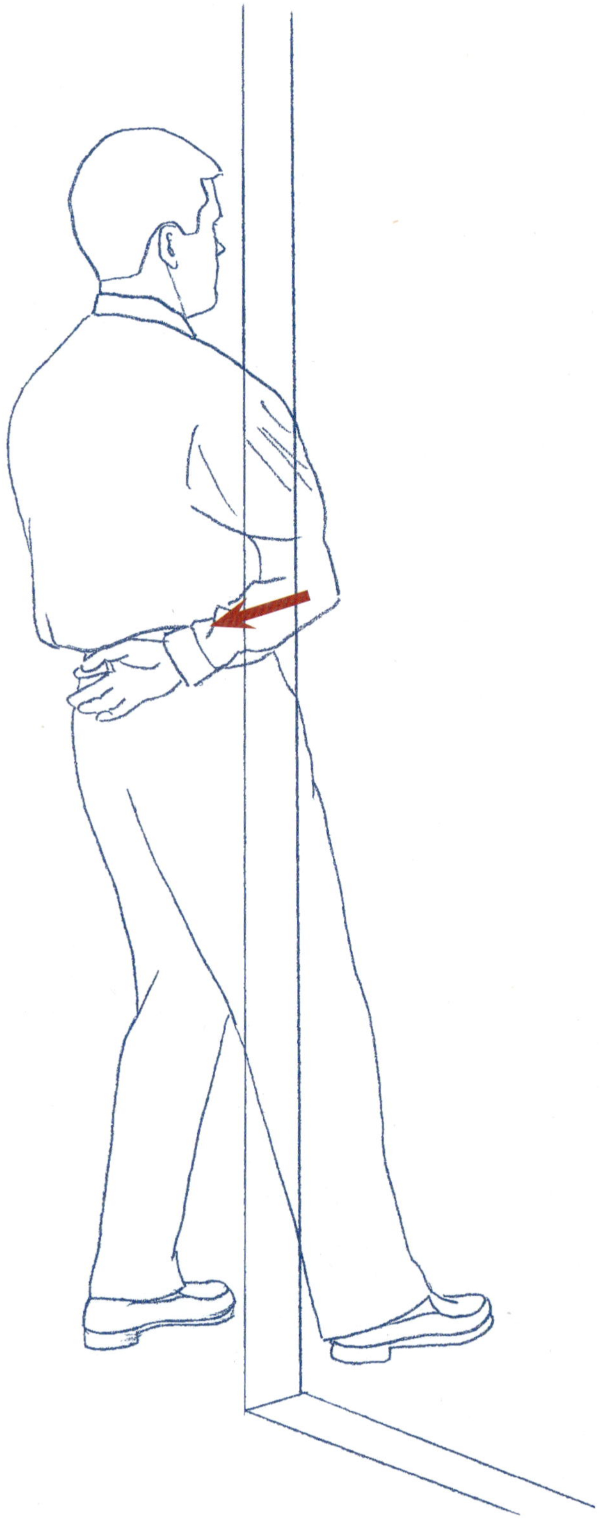

팔꿈치를 문틀 앞에 놓는다.
팔꿈치가 앞으로 나가도록 상체를 뒤쪽으로 기울인다.

팔꿈치를 조심스럽게 문틀에 밀어붙임으로써 저항한다.

큰원근(대원근) TERES MAJOR

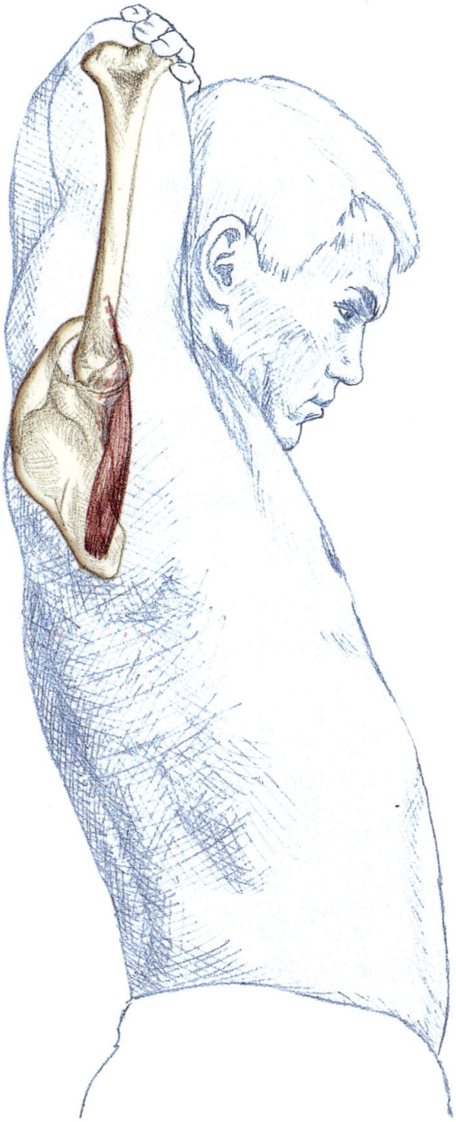

큰원근은 어깨관절에서 넓은등근이 하는 것과 같은 기능을 갖고 있기 때문에, 63~70 페이지에서 볼 수 있는 것처럼 같은 운동에 의해 스트레칭이 된다. 이 운동은 어깨뼈를 벽에 고정하기 때문에 큰원근에 조금 더 특이적이다.

근육에 관한 정보 MUSCLE FACTS

큰원근은 어깨뼈 하부의 삼각형 부분에서부터 넓은등근에 인접한 위팔 안쪽 부착부의 지점까지 뻗는다. 이 근육은 팔을 몸의 앞 또는 옆의 모든 위치에서부터 몸을 향해 움직인다. 또한 위팔을 안쪽으로 회전시키는 것도 보조한다.

긴장의 원인

장시간의 정적인 작업은 이 근육을 조여지게 할 수 있지만, 이 긴장은 어깨 아래에서 수행되는 움직임을 방해하는 일은 거의 없다. 그러나 긴장은 머리 위에서 시행되는 움직임을 실제로 방해할 수 있다. 예를 들어, 크로스컨트리 스키, 체조, 등산 및 골프가 있다.

긴장의 증상

- 팔로 내려가는 통증
- 팔과 손가락의 저림(무감각)
- 팔을 머리 위로 움직일 때의 근력상실

주의사항

어깨 또는 목에 통증이 있는 경우는 이 운동을 피한다.

기법 TECHNIQUE

오른쪽이 벽을 향하고 발이 벽에서부터 1피트(30㎝)보다 약간 더 떨어져 선다. 오른팔을 머리 위로 가져가서 팔꿈치를 90° 각도로 굽힌다. 어깨뼈만이 벽에 접촉하도록 오른쪽을 조심해서 벽에 기댄다. 왼손으로 오른쪽 팔꿈치를 잡는다.

어깨 바깥쪽의 바로 밑에 저항 또는 약간의 찌르는 것 같은 통증(sting)을 느낄 때까지 머리 뒤에 있는 팔꿈치를 왼쪽으로 담김으로써 5~10초 동안 스트레칭한다.
이 근육을 5~10초 동안 이완시킨다.

왼손으로 저항하면서 팔꿈치를 벽을 향해 조심스럽게 가져감으로써 저항한다. 이 근육을 5~10초 동안 이완시킨다.

새로운 종료 점에 도달할 때까지 팔꿈치를 머리 뒤로 당김으로써 스트레칭을 더욱 시킨다.

2~3회 반복한다.

흔히 있는 잘못

- 벽에 지나치게 가까이 서서 어깨뼈를 고정할 수 없다.
- 어깨관절 또는 관련되는 근육이 뻣뻣함으로 인해서 팔을 머리 뒤로 가져가지 못한다.

논평

이 운동이 어렵다고 느낀 경우는 넓은등근과 큰가슴근을 먼저 스트레칭하도록 시도한다.

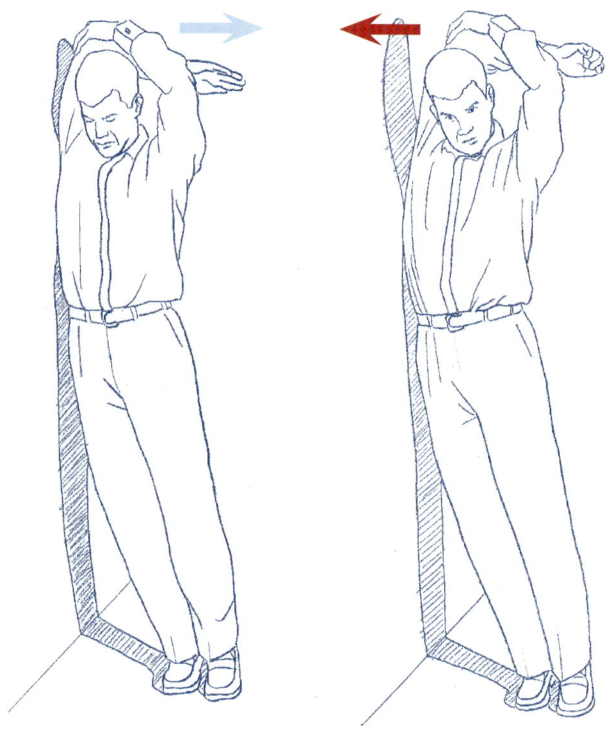

오른팔을 머리 뒤로 가져간다.
다른 쪽 손을 사용하여 팔꿈치를 왼쪽으로 당긴다.
오른쪽 팔꿈치를 왼손에 밀어붙여 저항한다.

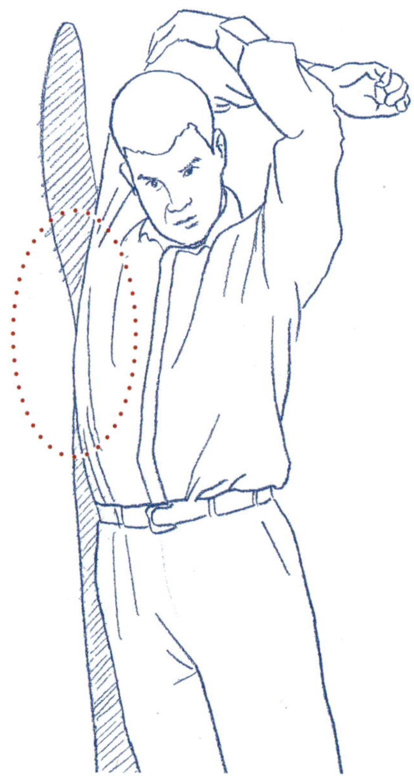

어깨뼈를 벽에 대고 고정하는 것은 중요하다.

큰원근(대원근) (공 버전) TERES MAJOR (BALL VERSION)

옆구리를 벽을 향해 서서 팔을 머리 위로 들어 올린다. 벽과 겨드랑이 사이에 공을 놓는다. 더 많은 압력이 필요한 경우는, 발을 벽에서부터 멀어지게 한다. 따끔따끔 쑤시는 부위를 찾아 쑤시는 통증이 상당히 감소할 때까지 그곳에 머무른 다음 압력을 높인다.

이 순서를 2~3회 반복한다. 마지막 회에는 이전에 따끔따끔 쑤심이 있었던 부위(sore area)에 통증을 느끼지 않아야 할 것이다.

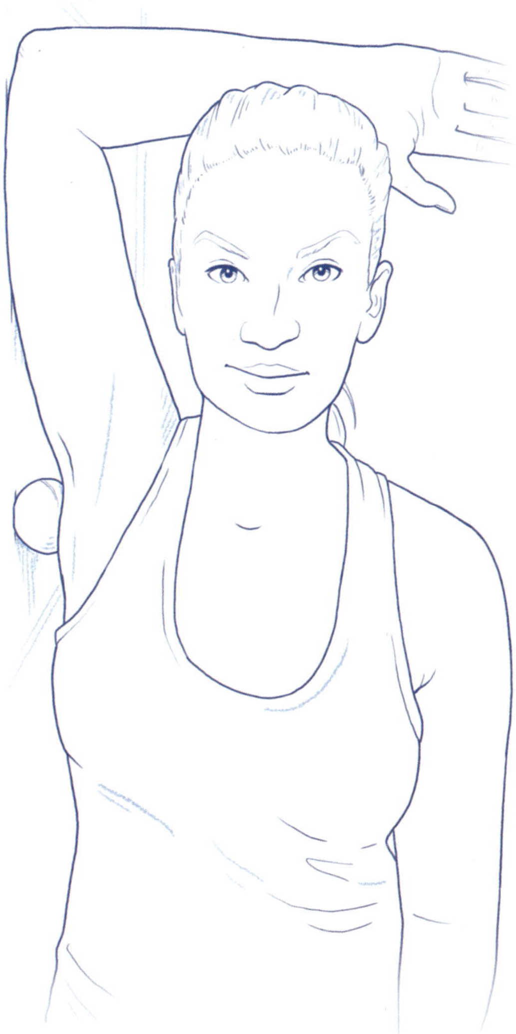

발을 벽에 가까이 하거나 멀리 하거나 함으로써 공의 압력을 조정할 수 있다.

가시위근(극상근) (버전 1) SUPRASPINATUS (VERSION 1)

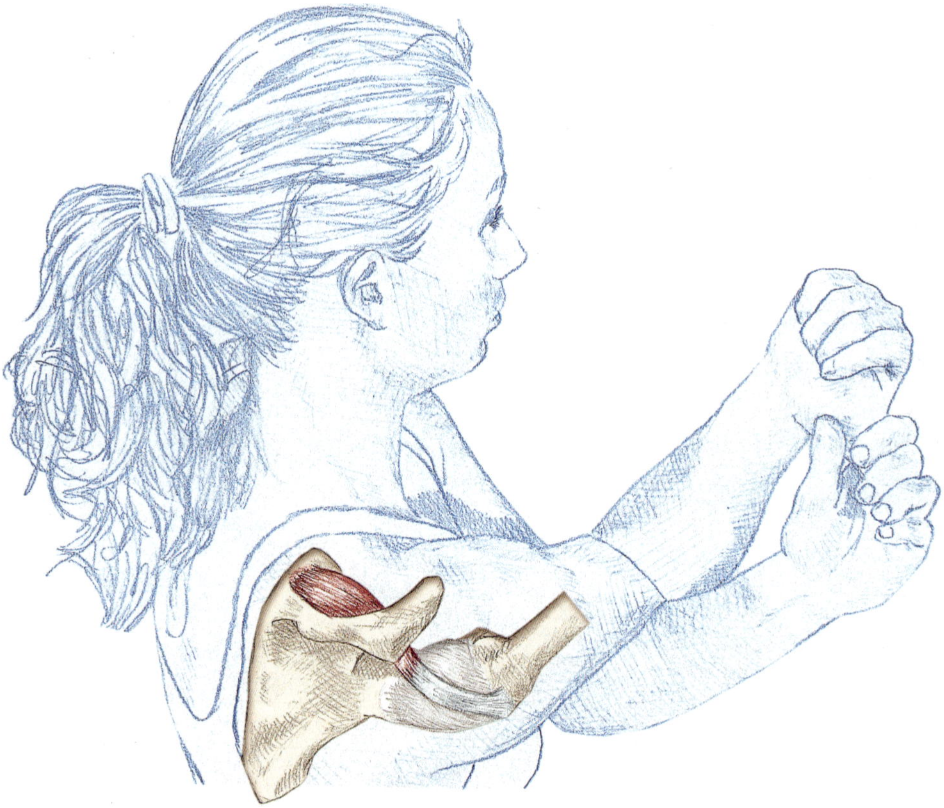

이것은 이 근육에서의 스트레칭을 느끼기 어려울 수 있기 때문에, 그리고 팔이 너무 커질지도 모르기 때문에 가장 어려운 운동의 하나이다. 이러한 경우 대신에 다음의 운동을 시도한다. 또 다시, 여러분은 여러분이 작은 근육을 다루고 있다는 것을 인식해야 한다. 강제로 당기는 것은 좋은 생각이 아니다. 시작자세를 미세 조정하고 움직임을 통해 자신의 방법을 조심스럽게 느낀다. 곧바로 그것을 이해하지 못한다고 해서 포기하지 말아야 한다.

근육에 관한 정보 MUSCLE FACTS

가시위근은 등세모근의 중간부분 아래에 있는 비교적 작은 근육이다. 이 근육은 어깨뼈 바깥쪽 돌기부분 아래에 있는 어깨뼈 상부에서부터 뻗어 위팔 바깥쪽에 부착한다. 가시위근에는 매우 주요한 기능이 있다. 어깨관절에서 어깨가 움직일 때 위팔이 어깨뼈를 향해 확실하게 안쪽으로 당겨지도록 한다. 이 동작이 없으면 어깨 주위의 다른 근육은 제 기능을 할 수 없게 된다. 이 근육은 또한 팔을 바깥쪽으로 회전시키고 팔을 옆으로 들어 올리는 것에도 도움을 준다.

긴장의 원인

가시위근은 위팔이 동작을 하고 있을 때 항상 작동하고 있다. 따라서 움직이지 않는(정지 상태에 있는) 일은 거의 없다. 이 근육은 또한 어깨 위의 반복된 움직임에 의해 사이에 끼이거나 부상을 입을 수 있다. 창문을 닦거나 천장 또는 벽에 페인트칠을 하는 것은 이 근육에 대한 문제를 야기할 수 있다.

긴장의 증상

- 근육 위 및 어깨 바깥쪽의 국소 통증
- 팔꿈치를 어깨 위로 올릴 때의 국소 통증

어깨와 목의 통증이 팔과 손으로 방산되어 내려가는 경우도 이 근육이 부분적으로 관여하고 있다고 생각된다. 이것은 테니스엘보의 경우도 관여한다. 이 경우에, 통증은 팔꿈치 바깥쪽에 있다.

주의사항

어깨나 팔목에 통증이 있는 경우는 이 운동을 피한다.

기법 TECHNIQUE

이 운동은 앉아 있을 때 또는 서 있을 때의 어느 때에도 시행할 수 있다. 팔꿈치를 90° 각도로 유지하면서, 오른팔을 몸 앞쪽에 놓는다(마치 팔씨름을 하는 것처럼). 다음으로, 팔꿈치를 몸의 정중선을 향해 명치(solar plexus) 앞의 위치로 가져간다. 왼팔을 오른쪽 아래에 놓아 오른쪽 팔꿈치가 왼쪽 팔꿈치 앞에 오도록 한다. 왼손으로 오른손 엄지손가락을 잡는다. 이것으로 오른쪽 아래팔이 똑바로 위를 가리키면서 양팔이 교차되어야 할 것이다. 어깨와 팔을 이완시킨다.

오른손의 엄지손가락을 왼손으로 당김으로써 이 근육을 조심스럽게 스트레칭하여 팔이 바깥쪽으로 회전하도록 한다.

팔을 회전시키면서 팔꿈치를 약간 편다. 오른쪽 어깨에 약간의 스트레칭을 느끼거나 찌르는 것 같은 통증(sting)이 느껴지면 멈춘다. 이 근육을 5~10초 동안 이완시킨다.

근육의 찌르는 것 같은 통증이 약해질 때까지 실제로 팔을 움직이지 않고(팔씨름에서와 같이) 팔을 안쪽으로 회전시키도록 시도함으로써 저항한다. 이 근육을 5~10초 동안 이완시킨다.

새로운 종료 점에 도달할 때까지 팔을 바깥쪽으로 계속 회전시킴으로써 스트레칭을 더욱 시킨다.

2~3회 반복한다.

흔히 있는 잘못

- 팔꿈치를 과도하게 굽힌다.
- 팔꿈치를 복강신경얼기 앞에 위치시키지 않는다.
- 어깨와 팔을 이완시키지 않는다.

논평

이 근육의 어떠한 동작을 느끼는 것은 어려울 수 있지만, 그럼에도 스트레칭을 달성하고 있을지도 모른다. 유연성이 없거나 지나치게 많은 근육질량으로 인해서 이 운동이 어려운 경우는 다음의 운동을 시도하기를 원할지도 모른다.

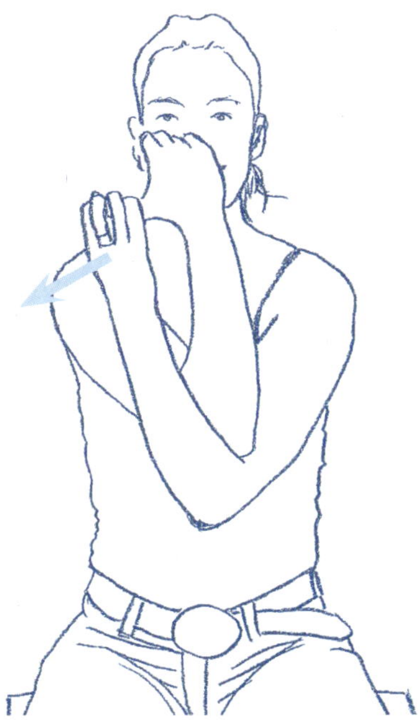

운동하는 동안 내내 팔꿈치가 몸 바로 앞에 있도록 해야 한다. 엄지손가락을 당김으로써 조심스럽게 스트레칭한다.

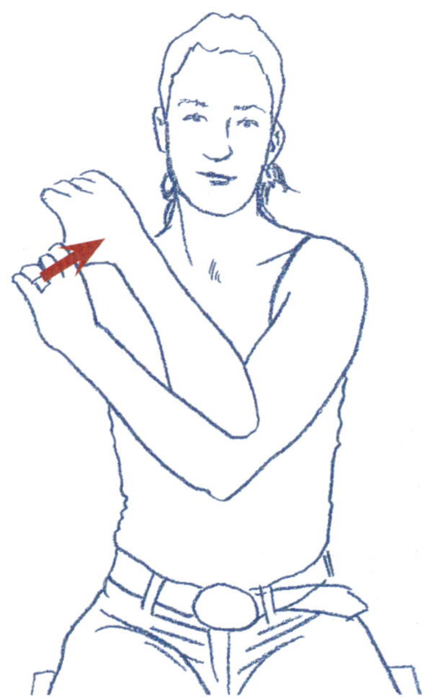

오른팔과 팔씨름하는 시늉을 하면서 왼팔로 저항한다.

가시위근(극상근) (버전 2) SUPRASPINATUS (VERSION 2)

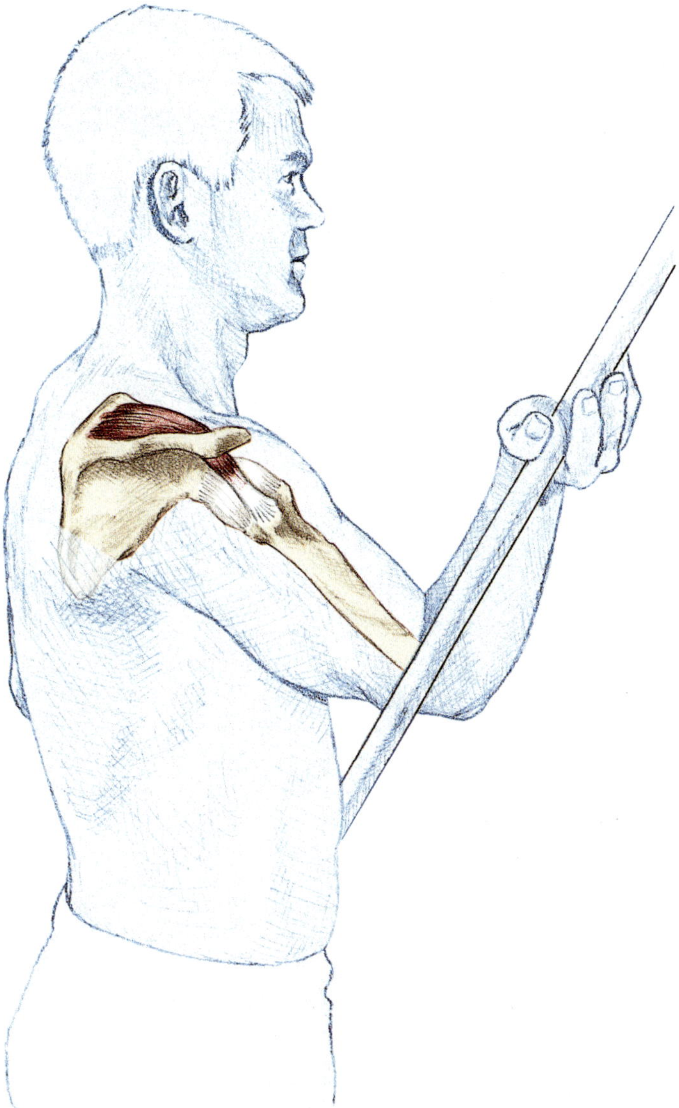

기법 TECHNIQUE

오른팔을 몸 앞에 놓고(팔씨름을 하는 것처럼) 팔꿈치에 90° 각도를 형성한다. 다음으로, 팔꿈치를 몸의 정중선을 향해 명치 앞의 위치로 가져간다. 손등을 앞을 향해 돌리고 엄지손가락과 집게손가락으로 작은 막대기를 잡는다. 막대기가 오른팔 바깥쪽을 따라 늘어지도록 한다.

왼팔을 오른쪽 아래에 놓고 작은 막대기를 잡아서 어깨를 통해 스트레칭이 느껴질 때까지 왼쪽 엉덩이를 향해 당겨 올린다. 어깨와 팔을 5~10초 동안 이완시킨다.

근육의 찌르는 것 같은 통증이 약해질 때까지 실제로 움직이지 않고 팔을 안쪽으로(팔씨름에서와 마찬가지로) 회전시키려고 시도함으로써 저항한다. 그 근육을 5~10초 동안 이완시킨다.

새로운 종료 점에 도달할 때까지 막대기를 당겨 스트레칭을 더욱 시킨다.

2~3회 반복한다.

흔히 있는 잘못

- 어깨와 팔을 이완시키지 않는다.
- 팔꿈치를 명치 앞에 위치시키지 않는다.
- 어깨관절을 에워싸는 근육의 유연성이 결여되어 있다.

논평

막대기를 사용할 수 없는 경우는 대신에 타월을 사용한다.

이것은 비유연성 또는 부상으로 인해서 이전의 운동으로 고민하는 사람들에게 훌륭한 선택지이다. 이 운동은 기본적으로 같지만, 소도구로서 작은 막대기를 사용한다. 지렛대의 사용은 힘을 증가시킨다는 것을 잊어서는 안 된다. 따라서 자기가 어떻게 느끼는가를 인식하고 신중하게 진행한다.

주의사항

팔목 또는 어깨에 통증이 있는 경우는 이 운동을 피한다.

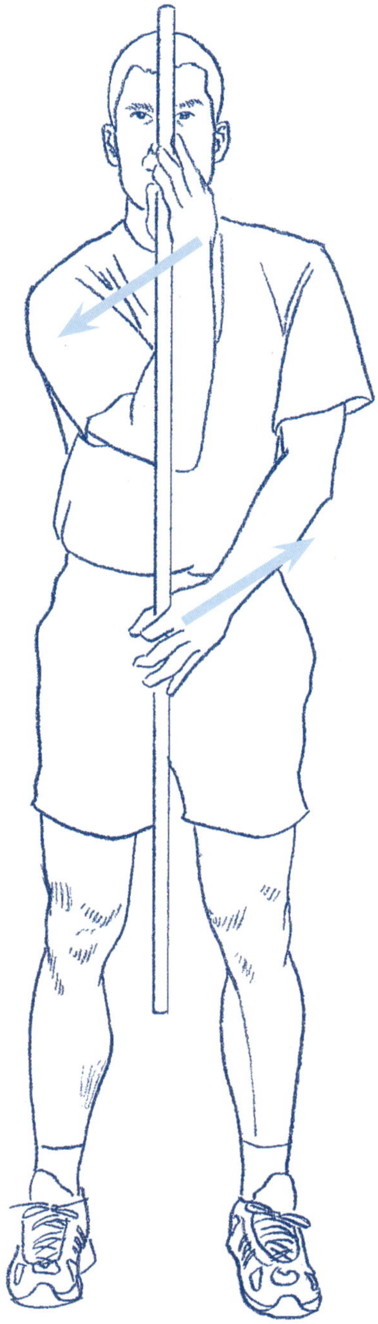

팔꿈치를 몸의 한 가운데, 배꼽의 바로 위에 놓는다.
막대기를 조심스럽게 뒤와 옆으로 당긴다.

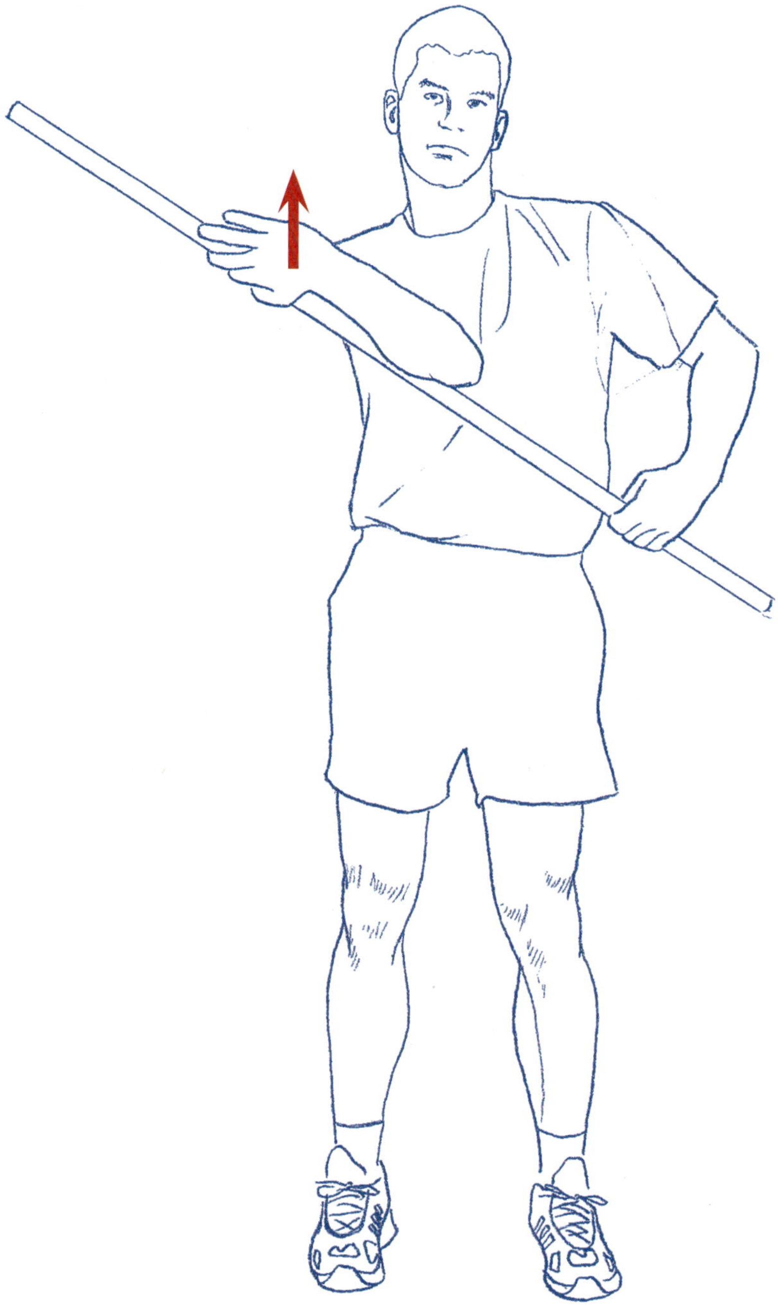

왼손을 사용해서 막대기가 움직이지 않도록 하면서
오른팔로 팔씨름하는 시늉을 함으로써 저항을 만들어낸다.

큰볼기근(대둔근) GLUTEUS MAXIMUS

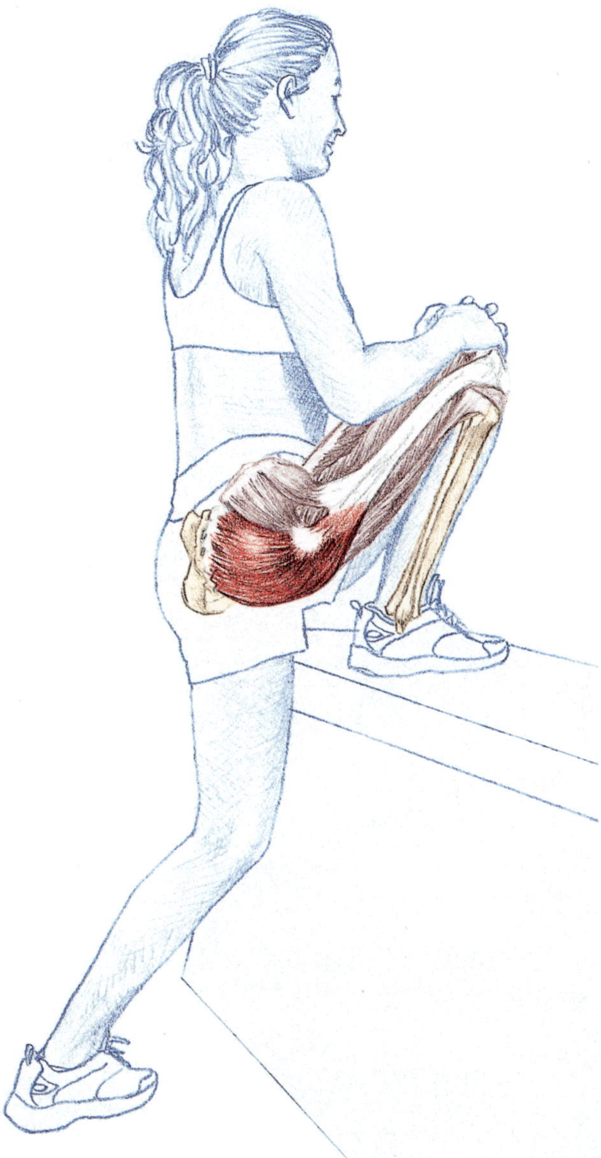

정상적인 가동범위를 가진 사람들은 이 근육에서 어떤 스트레칭을 느낄 개연성이 없다. 그러나 어느 정도 유연성이 없는 경우는, 궁둥구멍근과 중간볼기근과 같은 궁둥이에 있는 다른 근육을 스트레칭하기 전에 시행하는 좋은 운동이 될 수 있다.

근육에 관한 정보 MUSCLE FACTS

큰볼기근은 몸에서 가장 큰 근육 중의 하나이다. 이 근육은 표면 근육의 아래에 위치하고 꼬리뼈와 엉덩뼈능선(장골능)에서부터 뻗어 넙다리뼈(대퇴골) 상단의 바깥쪽에 부착한다. 큰볼기근은 엉덩관절을 펴고 다리를 바깥쪽으로 회전시켜 잔허리(the small of back)에 있는 아치를 감소시킨다.

긴장의 원인

큰볼기근의 상부는 하부보다 더 죄어들기 쉽다. 운전하는 동안과 같이 다리를 바깥쪽으로 회전시킨 상태에서 장시간 앉아 있는 것은 근육의 긴장을 야기할 수 있다. 큰볼기근은 또한 웅크리기(squatting) 동작 중에 활성화된다. 달리기, 스케이팅 및 스키와 같은 스포츠 선수는 흔히 이환된다(침해된다).

긴장의 증상

- 잔허리 또는 다리의 등쪽이나 바깥쪽의 오래 지속되는 둔한 통증(ache) 또는 통증(pain)
- 앞으로 굽히기가 어렵다.

유연성 검사

반듯이 누운 자세가 되어 무릎을 굽혀 가슴을 향해 위로 움직인다. 바닥에서부터 약 120° 각도에 도달해야 할 것이다.

주의사항

무릎에 통증이 있는 경우는 이 운동을 피한다.

기법 TECHNIQUE

튼튼한 의자 또는 등받이 없는 의자 앞에 선다. 여러분이 유연성이 높을수록 의자 또는 등받이 없는 의자를 높여야 한다. 오른발을 의자 또는 등받이 없는 의자에 놓는다. 등을 가능한 한 똑바로 하고 복근을 단단하게 유지하도록 한다.

오른쪽 궁둥이에 스트레칭을 느낄 때까지 왼쪽다리를 굽힘으로써 5~10초 동안 이 근육을 스트레칭한다. 이 근육을 5~10초 동안 이완시킨다.

앞다리를 5~10초 동안 밀어내림으로써 저항한다.

새로운 종료 점에 도달할 때까지 왼쪽다리를 계속 굽혀서 스트레칭을 더욱 시킨다.

2~3회 반복한다.

흔히 있는 잘못

- 앞발을 너무 낮게 놓는다.
- 등을 똑바로 유지하지 않는다.
- 스트레칭을 하는 동안에 무릎을 바깥으로 돌린다.

논평

이미 유연성이 있는 경우, 때로는 이 근육의 스트레칭을 느끼기는 것이 어렵다. 그러하다면, 대신에 궁둥구멍근 또는 중간볼기근을 스트레칭하도록 한다.

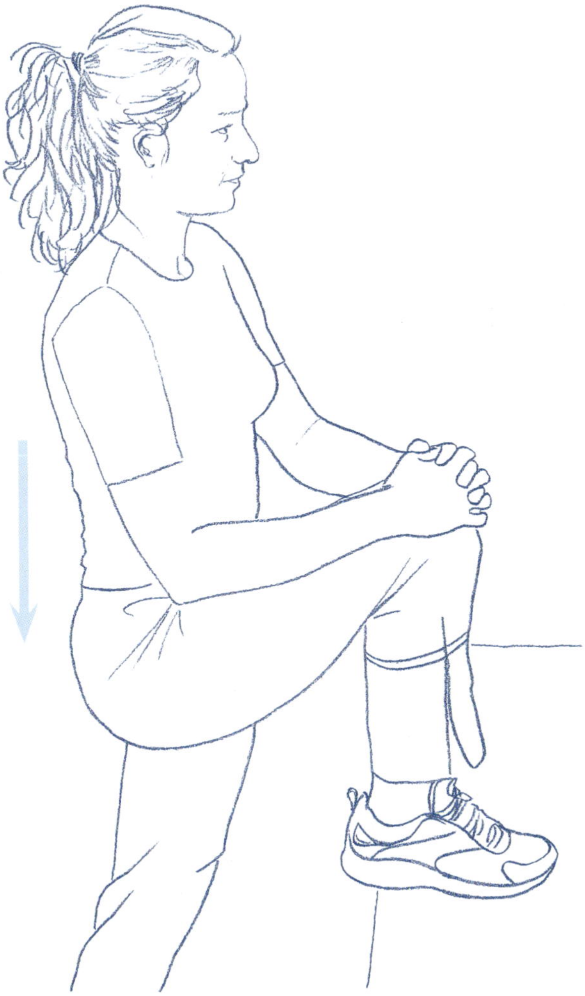

유연성의 수준에 따라 의자 표면의 높이를 조정한다. 왼쪽무릎을 조절하면서 굽힐 때 등을 똑바로 유지한다.

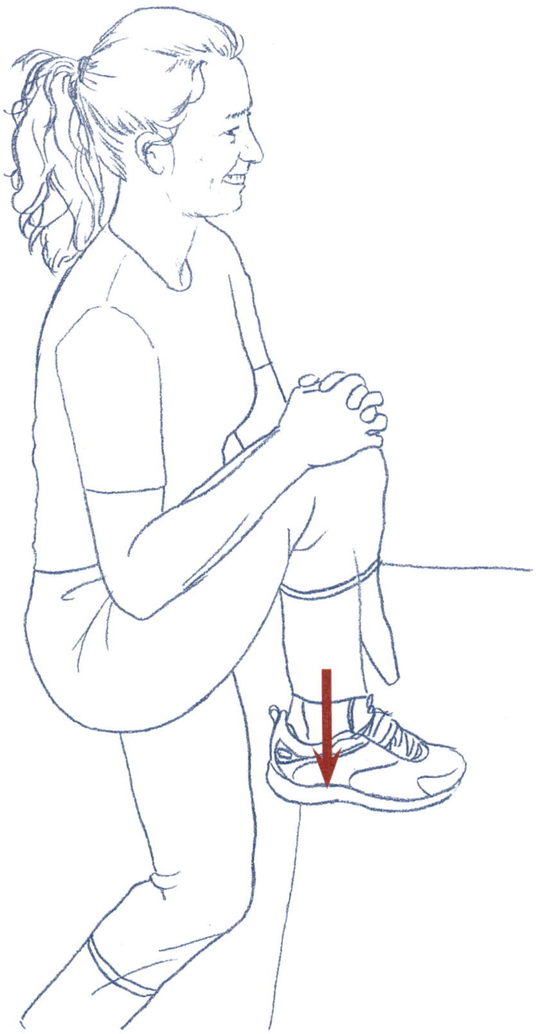

발을 의자 표면으로 밀어붙임으로써 저항한다.

중간볼기근 및 작은볼기근(중둔근 및 소둔근) (선 자세 버전)

GLUTEUS MEDIUS AND MINIMUS (STANDING VERSION)

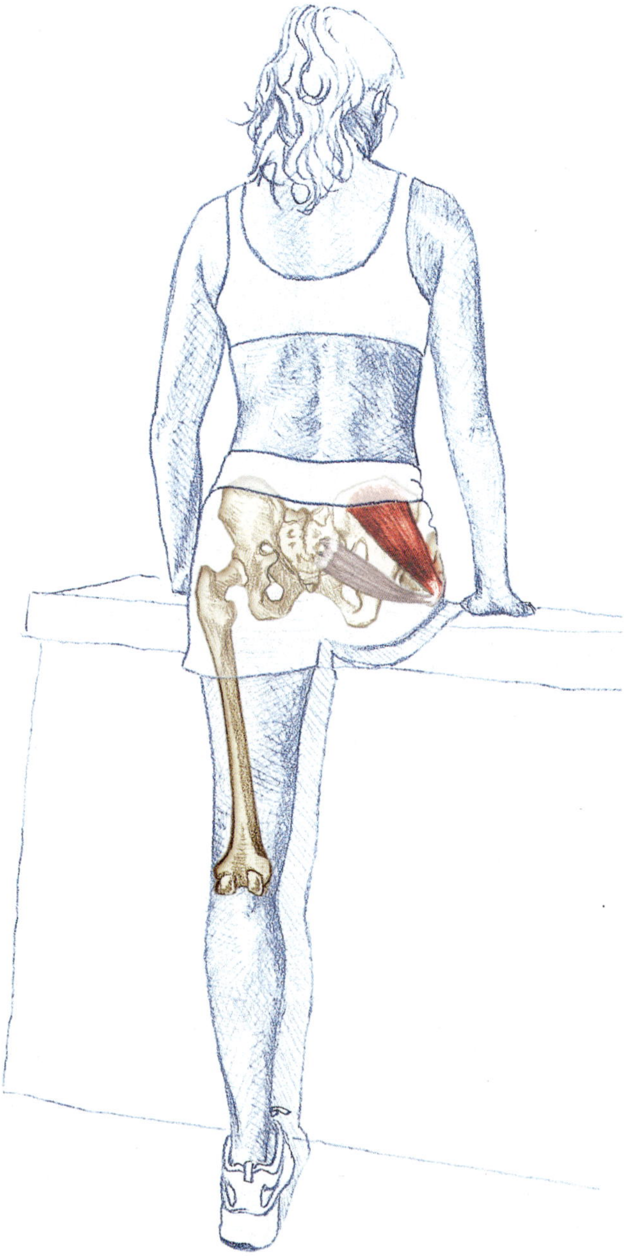

이 근육들은 보행 또는 달리기 중에 항상 작동하며
이것은 자주 스트레칭을 할 필요가 있다는 것을 의미한다.
이 근육들은 엉덩관절을 뒤쪽으로 회전시켜
등의 아치를 감소시키기 때문에,
스트레칭을 달성하기 위해서는 이 운동을 통해서
아치를 증가시키도록 시도해야 할 것이다.
복근을 단단하게 유지하면, 이 근육들은
잔허리에 나쁜 영향을 미칠 수 있다.

근육에 관한 정보 MUSCLES FACTS

중간볼기근과 작은볼기근은 층을 이루고 있고 중간볼기근은 작은볼기근을 완전히 덮고 있다. 이것은 볼기뼈(관골)의 바깥쪽에 위치하여 있고 넙다리뼈의 바깥쪽 상단의 융기까지 뻗어 내려간다. 중간볼기근과 작은볼기근이 하는 주된 일은 특히 걷거나 달리거나 그리고 한쪽 다리로 서 있는 동안에 골반을 똑바로 유지하는 것이다. 이것은 또한 다리를 옆으로 이동시키고 안쪽과 바깥쪽 모두에로 회전시키는 것을 보조한다.

긴장의 원인

대부분의 사람들은 몸을 특정 측면을 선호하여 엉덩이를 그쪽으로 향해 기대거나 기울인다.

이 습관은 선호하는 쪽으로 정적인 긴장을 만들어낸다. 때로는 다리 길이 차이로 인해 한쪽 엉덩이가 처지는 일이 있다. 체중은 보통 짧은 쪽 다리에 걸린다. 부상은 또한 한쪽 다리가 다른 쪽 다리보다 더 많은 체중을 지지하도록 촉진할지도 모른다.

긴장의 증상

- 근육과 잔허리에서의 국소 통증
- 다리로 방산되어 내려가는 통증(거짓 좌골신경통)

주의사항

무릎 안쪽 또는 바깥쪽에 통증이 있는 경우 이 운동을 피한다.

기법 TECHNIQUE

샅굴부위(서혜부)와 같은 높이의 테이블, 책상 또는 또 다른 평탄한 면을 찾는다.

오른쪽 무릎이 배꼽 앞에 위치하고 발이 왼쪽 엉덩이의 왼쪽에 위치하도록 오른발을 테이블 위에 놓는다.

골반을 똑바로 앞쪽으로 향하도록 돌린다. 다리가 골반

을 저변(base)으로 하는 세모꼴을 만들어낸다고 상상하자. 복근을 조여서 허리의 아치를 증가시키도록 시도한다. 지지하는 다리를 완벽하게 똑바로 유지한다는 것을 잊어서는 안 된다.

아치를 유지하면서 상체를 천천히 앞으로 기울임으로써 5~10초 동안 스트레칭한다. 오른쪽 엉덩이에 스트레칭 또는 약간의 찌르는 것 같은 통증이 느껴지면 멈춘다. 이 근육을 5~10초 동안 이완시킨다.

무릎을 테이블 등의 표면을 향해 5~10초 동안 밀어내림으로써 저항한다. 이 근육을 5~10초 동안 이완시킨다.

새로운 종료 점에 도달할 때까지 아치를 유지하면서 상체를 앞쪽으로 기울임으로써 스트레칭을 더욱 시킨다.

2~3회 반복한다.

흔히 있는 잘못

- 아치를 유지하지 않는다.
- 무릎이 배꼽 앞 위치에서부터 미끄러지게 한다.

논평

몸을 위로 유지하는 것이 어려운 경우는 손가락 끝으로 테이블 위에 지지한다.

스트레칭하고 있는 쪽의 샅굴부위에 통증을 느끼는 경우는, 무릎을 약간 옆으로 이동시킨다. 아치를 유지하는 것에 문제가 있는 경우는 이 근육이 너무 단단하거나 테이블 표면이 지나치게 높을지도 모른다.

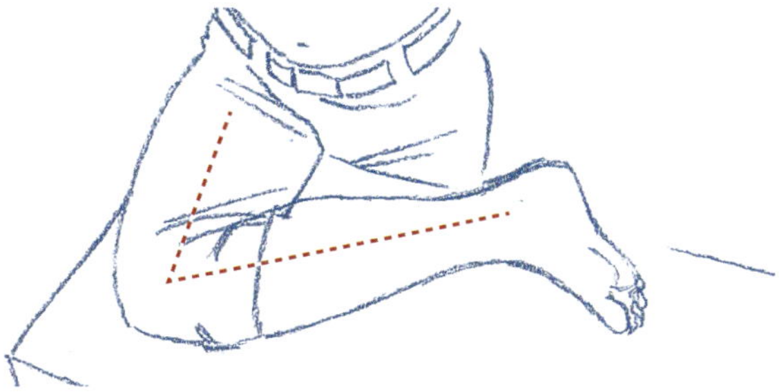

무릎은 배꼽 바로 앞에 위치시켜야 할 것이다.

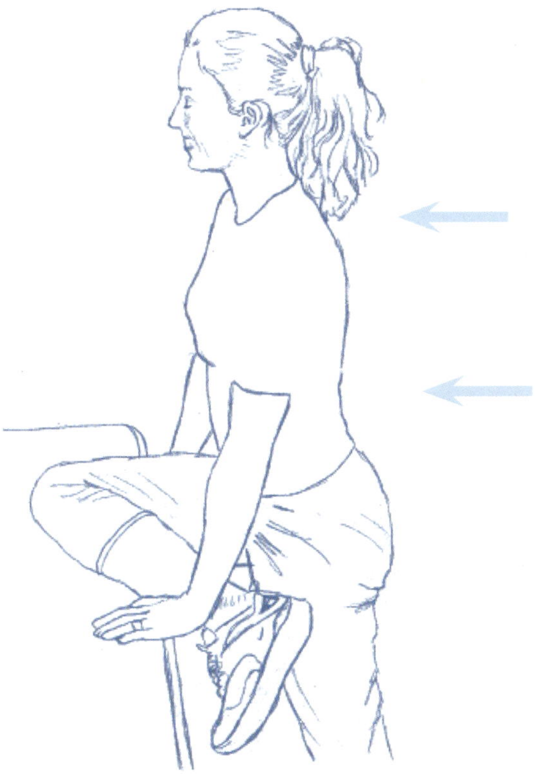

테이블 표면은 샅굴부위의 높이에 있어야 할 것이다. 엉덩이가 테이블 표면과 평행으로 되어 있는지 확인한다. 상체를 앞으로 기울일 때 복근을 단단하게 유지하고 등을 아치형으로 유지한다는 것을 잊지 말아야 한다.

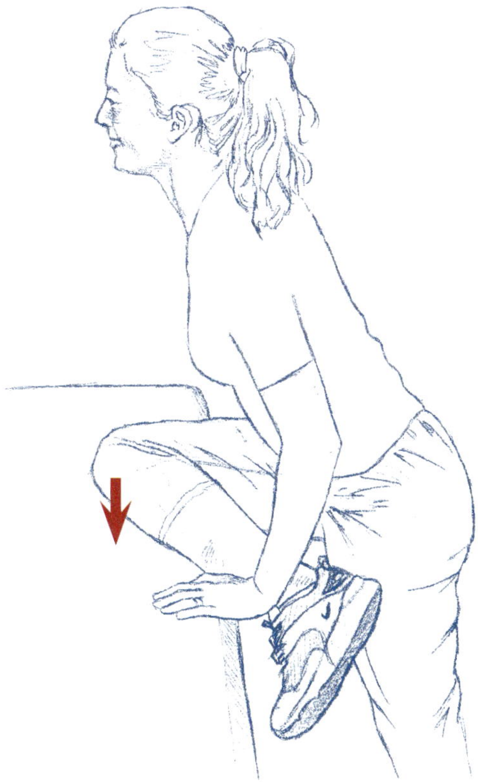

오른쪽 무릎을 테이블 표면으로 밀어붙여 저항한다.

중간볼기근 (파트너 스트레칭)

GLUTEUS MEDIUS (PARTNER STRETCH)

중간볼기근을 스트레칭할 때는 무릎을 반대쪽 어깨를 향해 대각선 방향으로 미끄러뜨린다.

기법 TECHNIQUE

이 치료적 스트레칭은 파트너를 바닥 또는 높은 표면(벤치 등) 위에 반듯이 눕힌 상태에서 수행할 수 있다. 벤치를 사용하는 경우는, 스트레칭에서 힘을 얻는 데에 지장을 초래할 만큼의 높이로 해서는 안 된다.

스트레칭할 쪽의 반대쪽에 있는 벤치 옆에 선다. 오른쪽을 스트레칭하려면, 오른쪽 다리를 잡고 엉덩관절에서 약 90°, 무릎관절에서 90° 굽힌다. 다음으로 오른쪽 다리를 엉덩관절에서 약 45° 바깥쪽으로 회전시켜 파트너의 오른쪽 다리 하부의 바깥쪽이 배(stomach)에 닿도록 한다. 이제 파트너의 오른쪽 무릎은 엉덩관절의 바로 위에 와야 할 것이다. 벤치에 놓여 있는 파트너의 왼쪽 다리를 여러분의 왼쪽 넓적다리 앞으로 안정시킨다. 왼쪽 아래팔을 굽혀진 무릎뼈 바로 아래에 놓고 다리를 벤치에 살짝 내리누른다. 스트레칭 전체를 통해서 이 압력을 유지한다.

다리를 파트너의 가슴을 향해 움직여 이 근육을 편다. 파트너의 무릎을 몸의 반대쪽에 있는 어깨를 향하도록 한다. 스트레칭 전체를 통해서 하퇴에 같은 각도를 유지한다.

파트너에게 목표로 하는 근육에 가벼운 스트레칭이 달성될 때 멈추도록 알려달라고 요청한다. 그 자세에서 5~10초 동안 쉰다. 이제 파트너에게 발과 하퇴를 여러분의 복부를 향해 5~10초 동안 밀도록 요청하고 그 다음에 또 다른 5~10초 동안 이완시킨다. 파트너의 다리를 조금 더 가슴으로 접근시킴으로써 스트레칭을 더욱 증가시킨다.

이 순서를 2~3회 반복한다.

논평

- 스트레칭을 시작할 때 회전에 주의한다. 이것은 매우 뻣뻣한(경직된) 사람에서 불쾌감 또는 통증을 만들어낼지도 모른다.
- 스트레칭이 느껴지는 곳을 가리키도록 항상 파트너에게 요청한다. 스트레칭이 파트너의 샅굴부분을 아프게 하거나 압착하는 경우는 움직임을 멈추고 다리를 바깥쪽으로 회전하여 스트레칭이 쾌적해지도록 한다.

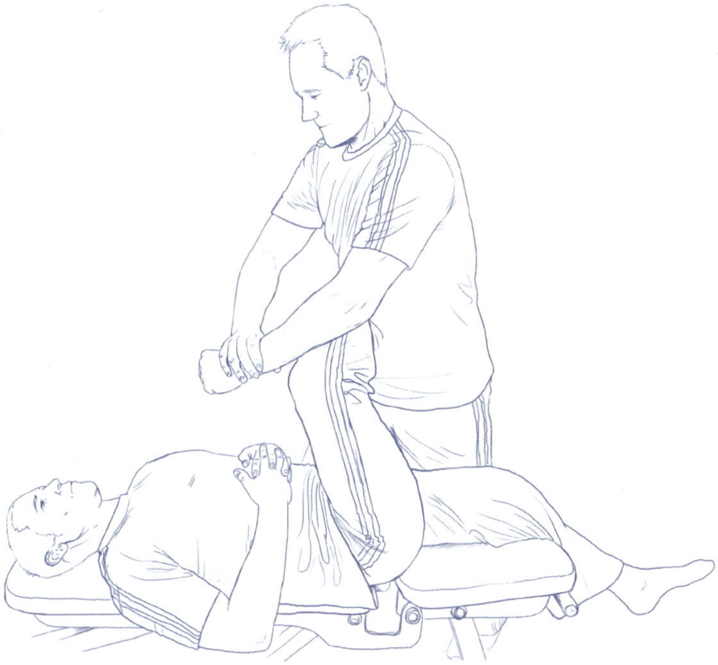

스트레칭하려고 하는 다리의 반대쪽 옆에 선다. 스트레칭 전체를 통해서.
파트너의 스트레칭이 없는 다리의 넓적다리를 여러분 자신의 다리로 안정시킨다.
스트레칭이 된 다리의 엉덩관절을 90°로 굽힌다.

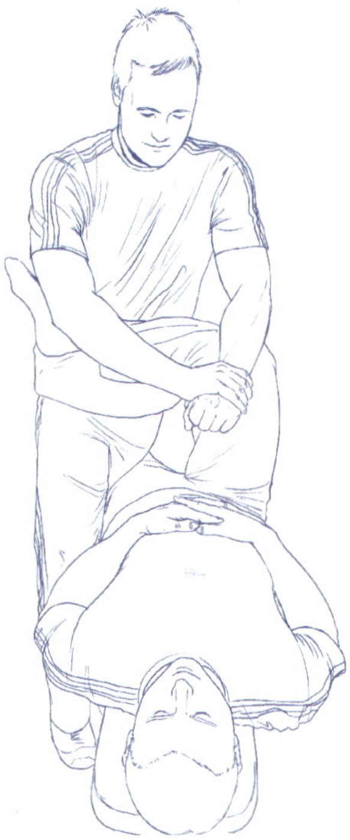

하퇴를 여러분의 복부와 엉덩관절에 대고
엉덩관절을 바깥쪽으로 약 45°회전시킨다.

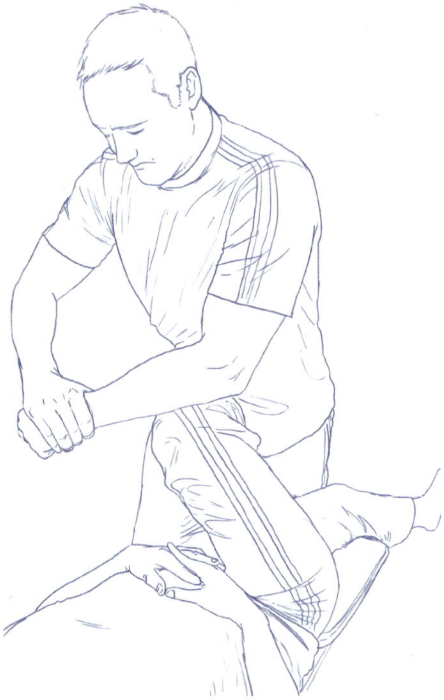

무릎과 하퇴 전체를 반대쪽 축을 향해 움직인다.
무릎을 몸의 반대쪽에 있는 어깨를 향하게 하였을 때
스트레칭이 불충분한 경우는 더욱 비스듬히
(대각선방향으로) 이동하도록 시도한다.

중간볼기근 및 작은볼기근(중둔근 및 소둔근) (무릎 꿇기 버전)

GLUTEUS MEDIUS AND MINIMUS (KNEELING VERSION)

이것은 이완하여 중력에 일을 맡기는 정적인 스트레칭이다.

기법 TECHNIQUE

무릎을 한데 모으고 엉덩관절과 어깨관절을 약 90°로 굽혀서 네발기기로부터 시작한다. 한쪽 팔을 스트레칭을 하려고 하는 쪽으로 몇 인치(센티미터) 이동시킨다.
복부근육에 가볍게 힘을 넣고 그 다음에 엉덩관절이 바닥에 접근하도록 천천히 그리고 조절하면서 옆으로 눕혀간다.
볼기근육에 스트레칭이 느껴질 때, 10초 동안까지 유지한다. 이완시키고
그 다음에 엉덩관절이 다시 바닥을 향해 천천히 가라앉도록 한다.

논평

이 스트레칭은 엉덩관절 각도를 증가시키거나 감소시킴으로써 수정할 수 있다. 각도를 크게 해서 스트레칭을 강화하기 위해서는 손을 무릎에서부터 뗀다. 각도를 작게 하여 스트레칭을 완화하기 위해서는 양 손을 무릎을 향해 이동시킨다.

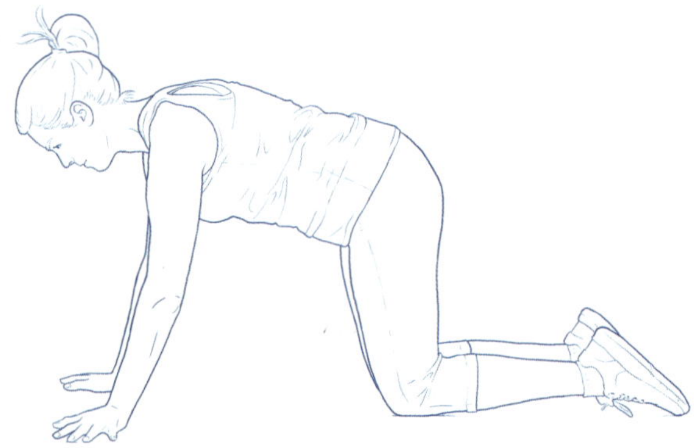

엉덩관절과 어깨를 90°로 굽힌 상태에서 무릎을 꿇고 배를 가볍게 스트레칭한다.

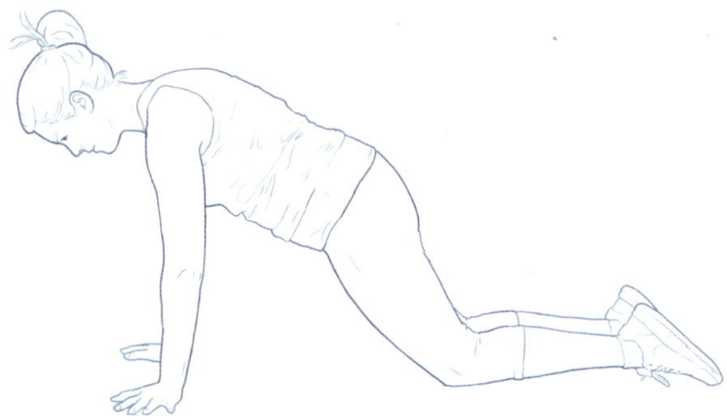

엉덩관절의 각도를 크게 하여 더욱 스트레칭을 제공하는 위치를 찾을 수 있다.

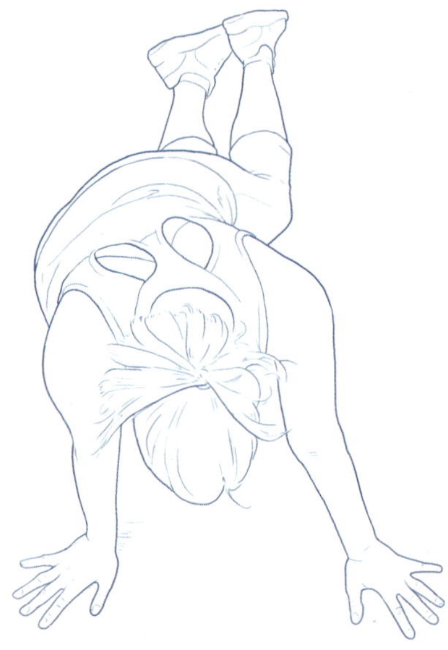

엉덩관절을 바닥으로 천천히 낮춘다.

중간볼기근(중둔근) (공 버전)

GLUTEUS MEDIUS (BALL VERSION)

공을 볼기뼈 바로 아래에 놓고 따끔따끔 쑤시는 점(sore spot)을 찾는다. 그 점을 발견하면 일시 중지하여 근육이 풀리도록 한다. 그 위치가 쾌적하지 않다면 바닥에 어깨를 대고(팔꿈치가 아니라) 눕는다. 근육을 더 좋은 표적으로 하기 위해서는 공을 피부에 인접한 옷 밑에 놓을 수 있다.

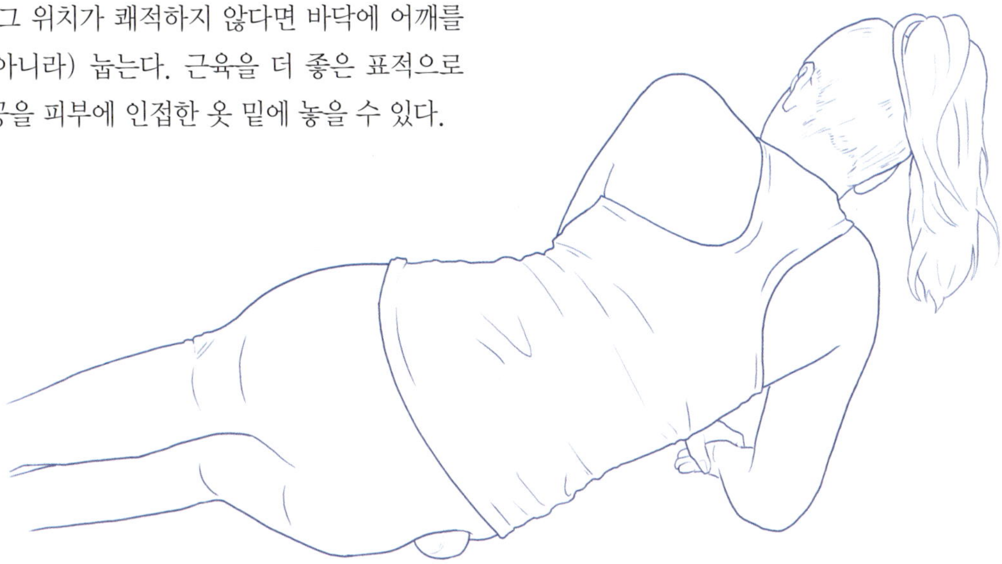

볼기뼈 바로 밑에 공을 놓는다.

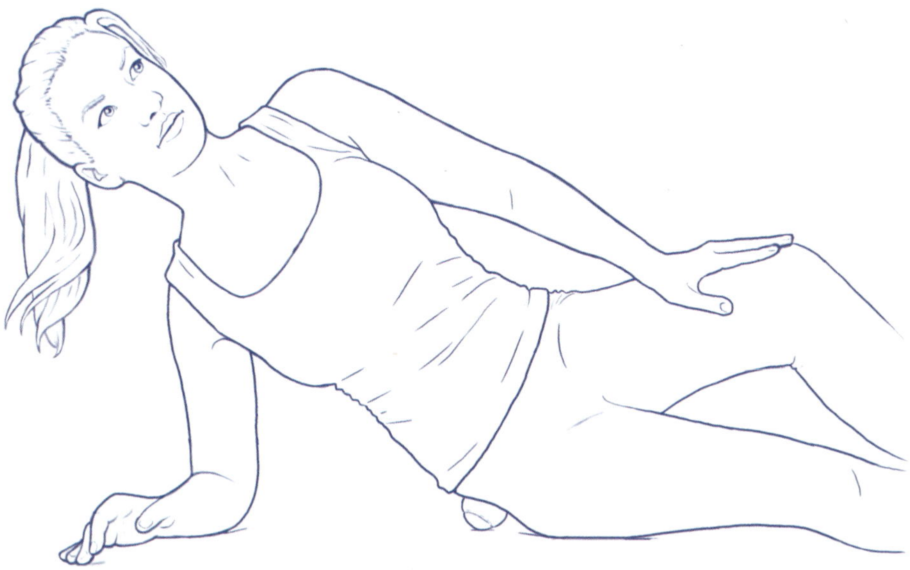

이 변형된 방법은 조금 더 강렬하여
중간볼기근 앞면을 표적으로 하는 것을 용이하게 한다.

궁둥구멍근(이상근) (선 자세 버전 1)

PIRIFORMIS (STANDING VERSION 1)

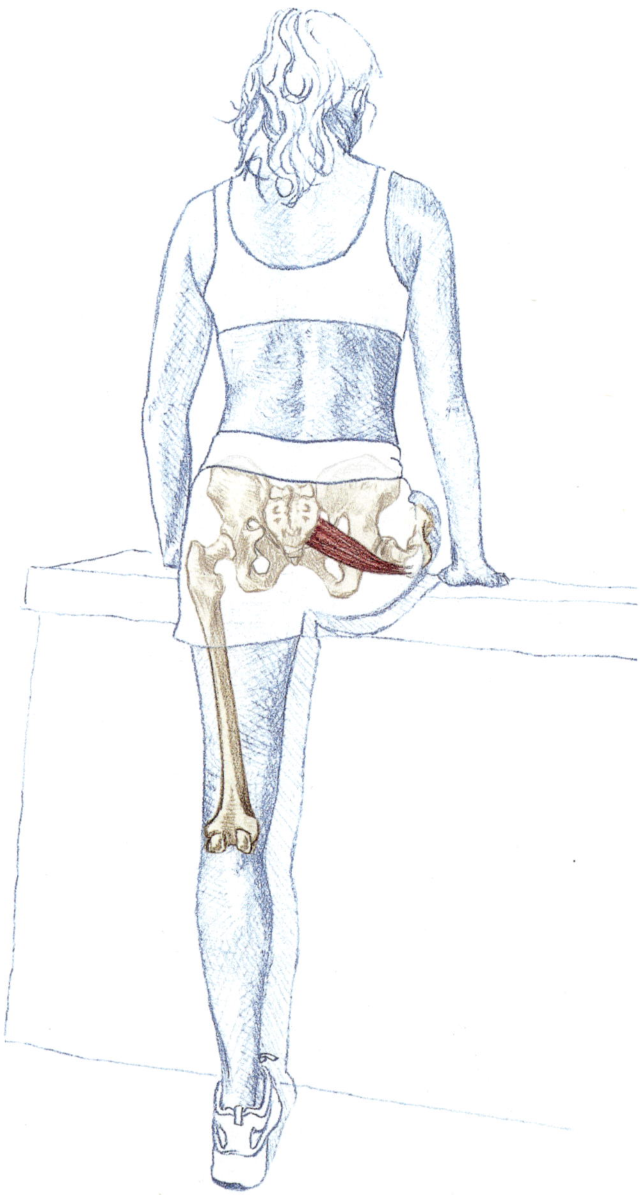

궁둥구멍근은 누구나 일상적으로 스트레칭해야 할 근육이다. 이 근육은 잔허리와 다리의 양쪽에 통증을 야기한다. 이 특별한 위치 때문에 또한 좌골신경이 가끔 관통하게 한다. 이 근육이 조여지면 신경을 직접 누를 수 있기 때문에 국소통증 또는 다리로 내려가는 방사통증(radiating pain)을 야기한다(거짓 좌골신경통).

근육에 관한 정보 MUSCLE FACTS

큰볼기근 아래에 위치한 궁둥구멍근은 엉덩관절에 영향을 미치는 심부 근육에 속한다. 이 근육은 엉치뼈(천골)의 앞에서부터 넙다리뼈 상단의 큰 돌기(large process) 또는 큰돌기(대전자)까지 뻗는다. 이 궁둥구멍근의 주요 기능은 엉덩관절이 펴질 때(서 있을 때) 다리를 바깥쪽으로 회전시키는 것이다. 엉덩관절이 60° 이상 굽혀지면, 이 근육은 대신에 안쪽회전을 일으킨다.

긴장의 원인

궁둥구멍근은 단기간 및 장기간에 걸쳐 너무 많이 앉아 있으면 단단해지고 단축된다. 여러분이 여러 해에 걸쳐 시행해온 모든 앉아 있는 것을 생각해보자! 발을 넓게 벌려서 앉아 있는 것은 이 근육에 한층 더 영향을 미치는 엉덩관절의 바깥쪽회전을 만들어낸다. 궁둥구멍근육은 또한 엉덩관절 굽힘근과 같은 길항근에 의해 크게 영향을 받는데, 이 엉덩관절 굽힘근은 근육이 조여 있을 때 근육에 대한 부담을 증가시킨다. 엉덩관절 굽힘근은 또한 다리를 바깥쪽으로 회전시켜 궁둥구멍근을 수동적으로 단축시킨다.

유연성 검사

검사 1

무릎을 한데 모아 엎드려 눕고 한쪽 다리를 90° 각도로 굽힌다. 굽혀진 다리의 발이 바깥쪽으로 넘어지게 하여 반대쪽 엉덩이를 바닥에 붙여 유지한다. 하퇴와 바닥 사이의 각도는 약 45~50°가 되어야 할 것이다. 두 다리의 가동범위는 같아야 할 것이다.

검사 2

양 다리를 한데 모으고 등을 똑바로 하여 의자에 앉는다. 한쪽 다리를 또 한쪽의 무릎에 놓고 발의 발꿈치가 샅굴부위를 가리키게 하여 올라간 다리의 무릎이 옆으로 떨어지게 한다. 이것으로 하퇴는 수평위치가 되어야 할 것이다.

또 한쪽의 다리로 반복하고 각각의 다리의 가동범위를 비교한다. 검사 중에는 같은 위치에 앉는다는 것에 주의한다.

긴장의 증상

- 엉덩이의 국소적 오래 지속되는 둔한 통증 또는 통증
- 넓적다리 뒤쪽에서부터 무릎 뒤쪽으로 뻗어 내리는 저림(무감각)과 통증
- 잔허리에서의 통증과 오래 지속되는 둔한 통증
- 무릎 바깥쪽의 통증. 러너의 무릎(runner's knee)이라고도 불린다.

주의사항

무릎의 안쪽 또는 바깥쪽에 통증을 느끼거나 스트레칭 중에 샅굴부위에 불쾌감이 있는 경우는 이 운동을 피한다.

기법 TECHNIQUE

샅굴부위와 같은 높이의 식탁 등의 표면을 사용한다. 키에 따라 식탁, 아일랜드 키친 또는 문 열림에 받쳐 놓은 다리미판을 사용할 수도 있다. 오른쪽 무릎이 오른쪽 엉덩이 앞에 똑바로 위치하도록 오른쪽 다리를 올린다. 무릎이 90°로 굽혀진 것을 확인한다. 넓적다리와 골반도 또한 직각을 이루어야 한다.

위에서 보았을 때 골반과 다리는 열린 정사각형과 유사해야 할 것이다. 지지하는 다리가 똑바르고 수직인지를 확인한다.

다음으로 복근의 긴장을 유지하면서 허리를 가능한 아치모양이 되도록 한다.

이것으로 올바른 시작자세에 도달하였다.

상체를 앞으로 조심스럽게 기울여서 아치를 유지하고 근육 전체에 걸쳐 약간의 찌르는 것 같은 통증이 느껴질 때까지 5~10초 동안 근육을 스트레칭한다. 근육을 5~10초 동안 이완시킨다.

발과 무릎을 조심스럽게 5~10초 동안 억눌러서 저항한다. 저항할 때 찌르는 것 같은 느낌이 소실되어야 할 것이다. 소실되지 않는 경우, 너무 멀리 스트레칭을 한 것이다. 근육을 5~10초 동안 이완시킨다.

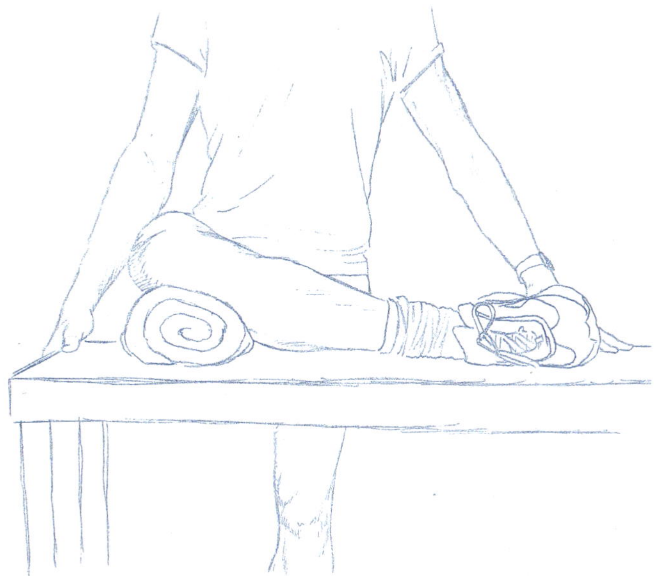

테이블 표면에 도달하지 않는 경우는 무릎 밑에 타월을 놓는다.

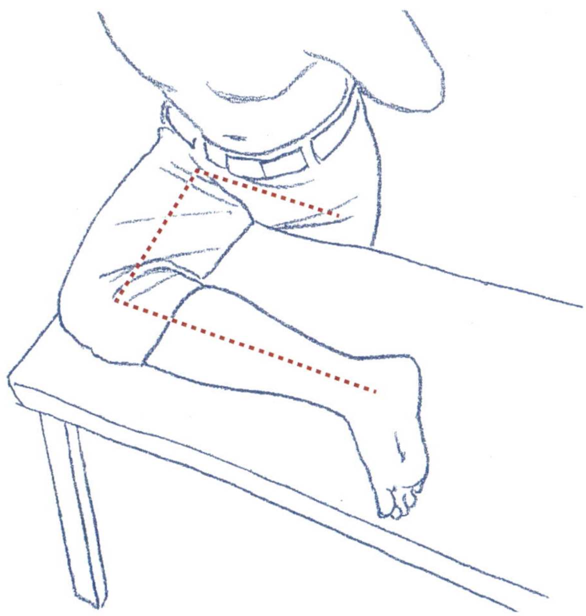

무릎은 직각이 되어야 하고 엉덩이, 넓적다리, 하퇴는 열린 정사각형을 형성해야 할 것이다.

근육에 찌르는 것 같은 통증을 다시 느낄 때까지 상체를 앞으로 기울여서 스트레칭을 더욱 시킨다. 이것이 새로운 종료 점이다.

흔히 있는 잘못

- 다리를 샅굴부위와 어긋나게 움직인다.
- 무릎을 과도하게 굽힌다.
- 등을 충분히 아치모양으로 하지 못한다.
- 골반을 앞쪽 위치에서부터 멀리 이동시킨다.

논평

샅굴부위가 아픈 경우, 무릎을 약간 옆으로 움직이도록 시도한다. 무릎이 아픈 경우는, 무릎 밑에 쿠션을 놓아 지지한다. 정렬을 유지하는 데 문제가 있는 경우는, 테이블 등의 표면이 너무 높거나 너무 낮은 것이다. 이 운동이 지나치게 어려운 경우는, 이 운동에 되돌아가기 전에 큰볼기근과 중간볼기근을 잠시 스트레칭한다. 이 운동의 좌석에 앉은 자세 버전을 시도할 수도 있다. 상체를 직립으로 유지하는 데 고생하는 경우는 손으로 테이블 표면을 마음 놓고 잡는다.

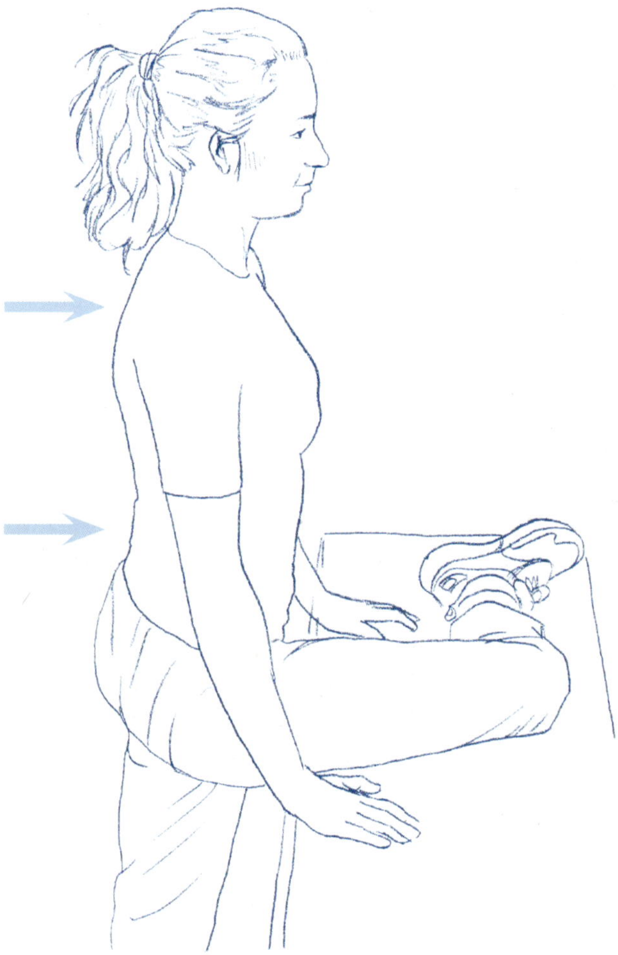

상체를 앞으로 기울일 때, 허리의 아치를 유지한다. 손가락 끝을 사용하여 자기 자신을 지지한다. 복근을 단단하게 유지한다는 것을 잊지 말아야 한다.

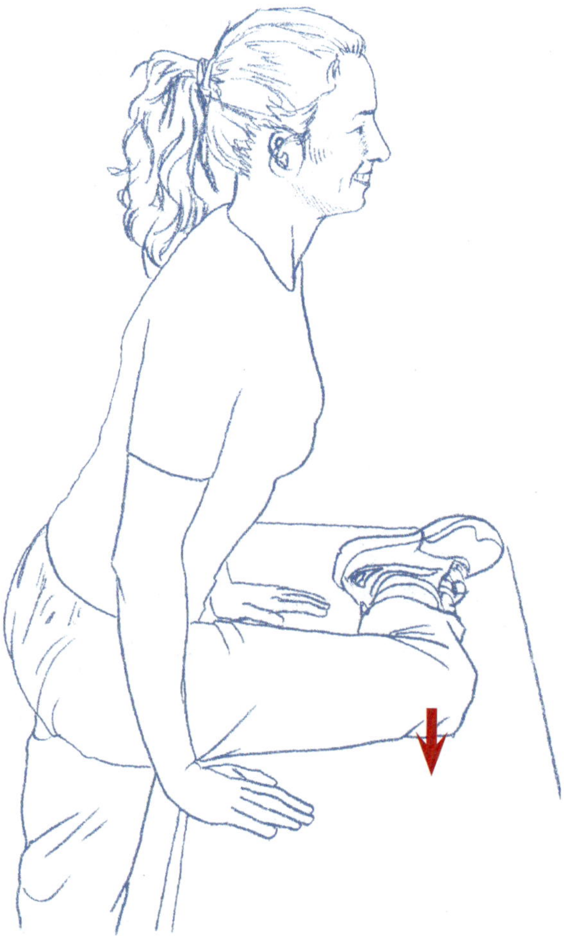

오른쪽 무릎을 테이블 표면으로 밀어붙여 저항한다.

궁둥구멍근(이상근) (선 자세 버전 2)

PIRIFORMIS (STANDING VERSION 2)

이 운동은 좌석면의 근육(볼기근육)이 일반적으로 매우 뻣뻣한 경우에 도움이 될지도 모른다. 중간볼기근과 궁둥구멍근에 대한 다른 스트레칭의 일부와 마찬가지 방법으로 수행되지만, 엉덩관절에서의 회전이 훨씬 적기 때문에 가동성을 덜 필요로 한다.

기법 TECHNIQUE

벤치의 등받이를 약 45°로 설정하고 등받이에 무게 판(weight plate)을 놓는다. 무게 판의 둘레는 시작자세에서 발이 무게 판 위에 놓여 있을 때 넓적다리가 바닥에 수평이 되게 하여야 할 것이다.

오른쪽 다리를 등받이 위로 들어 올리고 오른발을 무게 판 위에 놓는다. 이 때 오른쪽 하퇴가 등받이에 닿고 오른쪽 넓적다리는 바닥과 평행이 되며, 오른쪽 무릎은 90°로 굽혀져야 한다. 필요하다면, 오른손을 등받이에 놓아 균형을 유지한다.

허리의 아치를 증가시키고 상체를 앞으로 기울임으로써 궁둥구멍근을 스트레칭한다. 스트레칭을 하는 내내 다리 뒷부분으로 몸을 지지한다. 근육이 가볍게 조여질 때 이 움직임을 멈추고 5~10초 동안 유지한 다음, 5~10초 동안 쉰다. 오른발 발꿈치를 등받이에 5~10초 동안 밀어붙임으로써 궁둥구멍근을 활성화시킨 다음에 5~10초 동안 쉰다. 상체를 더 앞쪽으로 기울임으로써 스트레칭을 증가시킨다.

이 순서를 2~3회 반복한다.

논평

이 운동을 하는 동안에는 무릎이 앞으로 미끄러지게 하지 않는다. 그 대신에 몇 인치(센티미터) 뒤로 미끄러지게 한다.

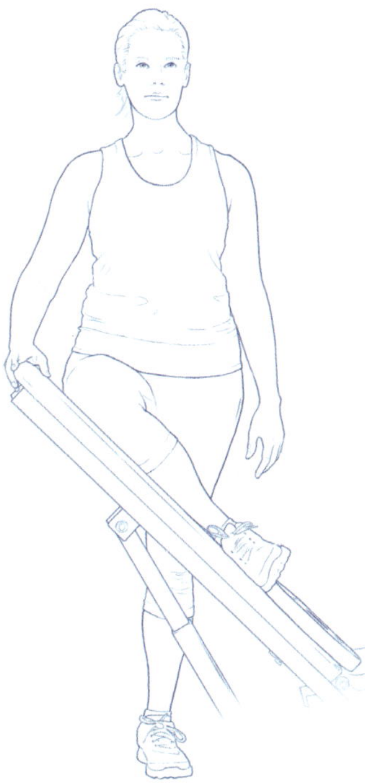

넓적다리가 바닥과 평행이 될 수 있게 하는 무게 판을 선택한다. 체중은 모두 바닥에 서 있는 지지하는 쪽 다리에 실려야 한다.

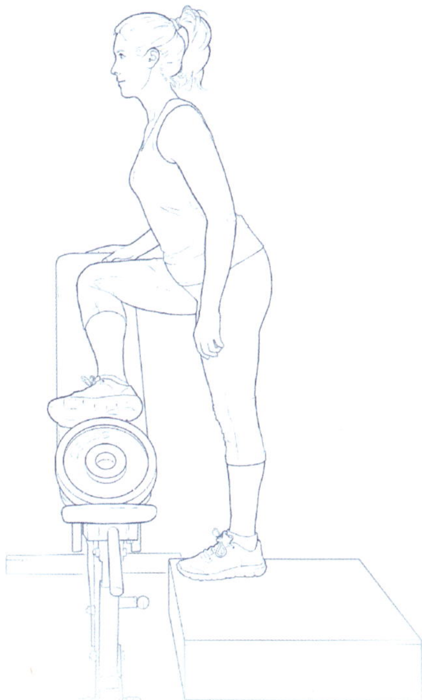

필요한 스트레칭의 양에 따라 등받이를 조정할 수 있다. 보통 45°의 각도에서 시작하는 것이 적절하다.

궁둥구멍근(이상근) (좌석에 앉은 자세 버전)

PIRIFORMIS (SEATED VERSION)

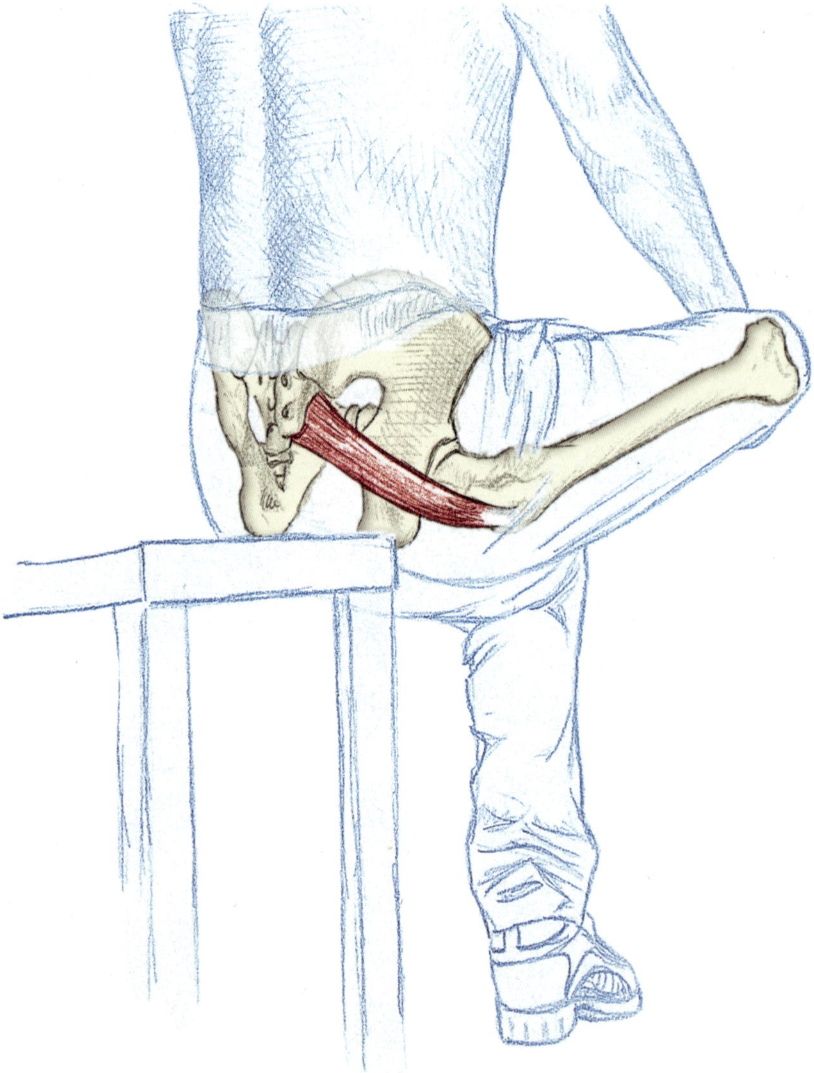

이 운동은 선 자세 버전에 어려움이 있는 경우에 도움이 된다.
근육이 너무 뻣뻣하면 올바른 시작자세를 찾는 것이 어려울지도 모른다.
선 자세 버전이 더 효과적일지라도, 이 버전을 시행하는 것이 더 쾌적하게 느껴질지도 모른다. 좌석에 앉은 자세 버전에는 두 가지 옵션이 있다.
정말로 단단한 경우에는 옵션 2를 시도하고, 이 옵션은 무릎을 서서히 밀어내리는 것을 가능케 한다. 약간 유연하여 하퇴를 수평위치로 이동할 수 있는 경우는,
상체를 앞으로 기울이는 옵션 1을 시도한다.

주의사항

스트레칭 중에 무릎의 안쪽이나 바깥쪽 또는 잔허리에 통증이 있는 경우는 이 운동을 피한다.

기법 TECHNIQUE

이 운동의 시작자세는 92페이지에 있는 두 번째 유연성 검사에 대한 것과 같다. 발을 한데 모으고 등을 똑바로 하여 의자에 앉는다. 오른쪽 다리를 왼쪽에 놓아 오른발의 바깥쪽이 무릎의 바로 위, 왼쪽 넓적다리 위에 얹히도록 한다. 똑바르게 앉아 복근을 조이고 허리를 가능한 아치모양으로 만든다.
한쪽 손으로 무릎을 밀어내림으로써 무릎을 고정한다.

상체를 앞으로 기울이거나 근육에 약간의 찌르는 것 같은 통증을 느낄 때까지 무릎을 바닥에 밀어붙임으로써 5~10초 동안 이 근육을 스트레칭한다. 이 근육을 5~10초 동안 이완시킨다.

무릎을 5~10초 동안 주의 깊게 손에 밀어 올리거나 다리를 넓적다리를 향해 5~10초 동안 밀어내리도록 시도함으로써 저항한다. 근육을 5~10초 동안 이완시킨다.

상체를 앞으로 기울이거나 이 근육에 다시 스트레칭이 느껴질 때까지 손으로 무릎을 밀어내림으로써 스트레칭을 한다. 이것이 새로운 종료 점이다.

2~3회 반복한다.

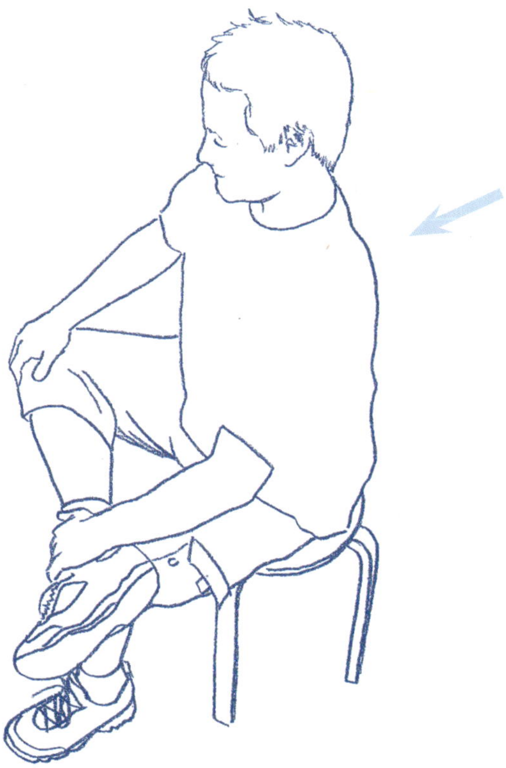

시작자세에서부터 가능한 한 똑바로 앉아 무릎을 가볍게 밀어 내린다. 상체를 앞으로 기울여서 허리의 아치를 유지한다.

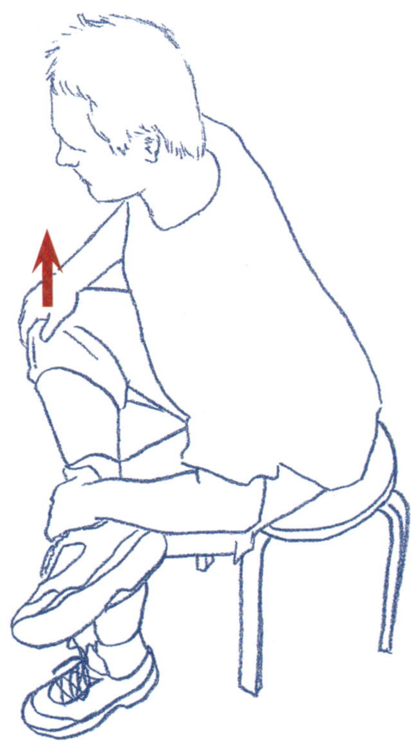

오른쪽 무릎을 손에 밀어붙임으로써 저항한다.

흔히 있는 잘못

- 몸을 직립자세로 유지하는 데 고생을 한다.
- 운동 중에 아치를 증가시키는 데 고생을 한다.
- 발을 넓적다리에 얹어놓을 수 없어 하퇴 위로 압력을 더 높여 움직인다.
- 다른 근육에 유연성이 없음으로 인해서 올바르지 않는 시작자세를 취한다.

논평

근육의 양호한 스트레칭을 성취하는 것이 어려운 경우, 92 및 95 페이지에 있는 이 운동의 선 자세 버전을 시도한다. 이 운동들의 어느 것에서도 근육이 지나치게 단단한 경우는, 심부조직의 마사지를 고려하기를 원하거나 마사지치료 전문가나 물리치료사에게 이 스트레칭의 도움을 요청할 수 있다.

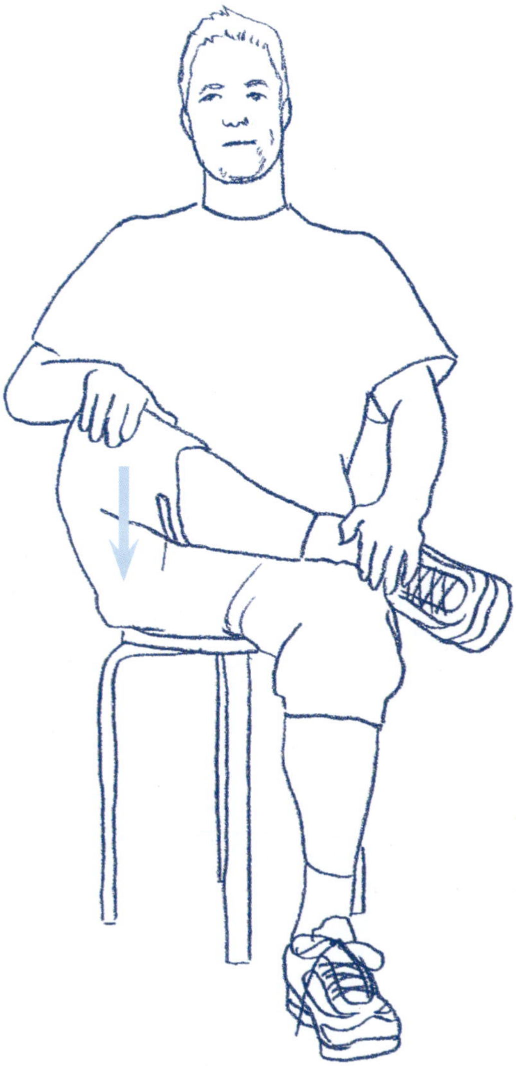

등을 똑바로 펴고 복근을 조여서 앉는다.
무릎은 바닥을 향해 조심스럽게 내리누른다.

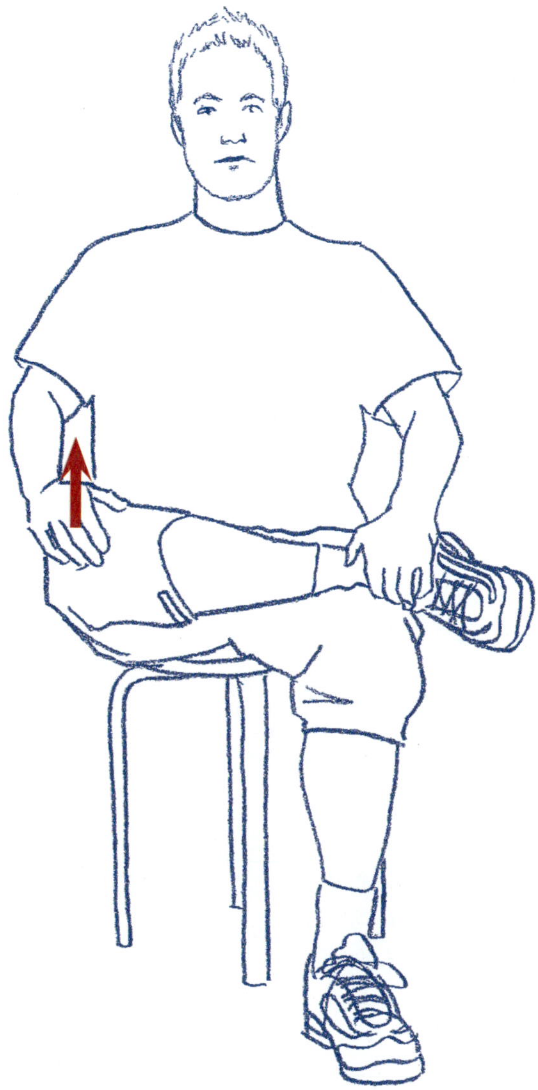

오른쪽 무릎을 손에 밀어붙임으로써 저항한다.

궁둥구멍근(이상근) (파트너 스트레칭)

PIRIFOMIS (PARTNER STRETCH)

궁둥구멍근의 스트레칭은 중간볼기근과 작은볼기근의 스트레칭과 유사하다(86 페이지 참조). 주된 차이는 엉덩관절을 약 45°로 회전시키는 것이 아니라(중간볼기근의 스트레칭처럼) 궁둥구멍근을 스트레칭하기 위해 엉덩관절을 최대한으로 회전시키는 것이다.

기법 TECHNIQUE

이 치료적 스트레칭은 파트너를 바닥 또는 높은 표면(예로, 벤치) 위의 어느 것인가에 눕혀 수행할 수 있다. 벤치를 사용하는 경우는, 스트레칭에서 힘을 발휘하는 것을 방해하는 것 같은 높이가 되어서는 안 된다.

스트레칭을 하는 쪽과는 반대편에 있는 벤치 옆에 선다. 오른쪽 다리를 스트레칭하기 위해서는 그 다리를 잡고 엉덩관절에서 약 90°, 무릎관절에서 약 90° 굽힌다. 그 다음에 파트너의 하퇴 바깥쪽이 배에 닿도록 엉덩관절을 가능한 한 바깥쪽으로 회전시킨다. 이것으로 파트너의 오른쪽 무릎은 엉덩관절 바로 위에 와 있어야 할 것이다. 벤치 위에 놓은 파트너의 왼쪽 다리를 자기의 왼쪽 넓적다리 바깥쪽으로 고정한다. 시작자세를 더욱 고정하려면 왼쪽 아래팔을 굽힌 다리의 무릎 바로 아래에 놓고 다리를 온화하게 벤치로 내리누른다. 스트레칭 전체를 통해서 이 압력을 유지한다.

파트너에게 그 근육이 가볍게 스트레칭될 때 알리도록 요청한다. 그 위치에서 5~10초 동안 쉰다. 다음으로 파트너에게 발과 하퇴를 복부를 향해서 5~10초 동안 밀도록 요청한다. 또 다시 5~10초 동안 이완시킨 다음에 근육이 온화하게 스트레칭될 때까지 파트너의 다리를 조금 더 가슴으로 접근시킴으로써 스트레칭을 더욱 강화시킨다.

이 절차를 2~3회 반복한다.

논평

- 스트레칭 초반에서의 회전에 주의한다. 이 움직임은 매우 뻣뻣한 사람에게 불쾌감 또는 통증을 야기할지도 모른다.
- 스트레칭이 느껴지는 장소를 가리키도록 항상 파트너에게 요청한다. 스트레칭이 파트너의 샅굴부위를 아프게 하거나 압착하거나 하는 경우는, 움직임을 멈추고 다리를 바깥쪽으로 움직여 스트레칭을 더 쾌적하게 하도록 시도한다.

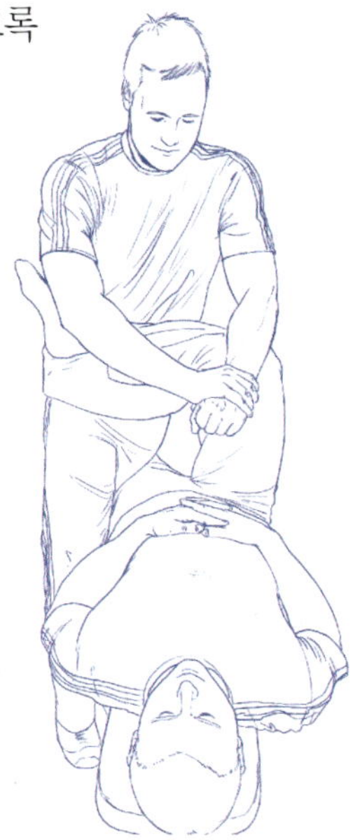

파트너의 스트레칭하지 않는 다리를 넓적다리로 고정하여 미끄러져 나가는 것을 방지한다. 또한 아래팔로 가한 압력이 무릎뼈가 아니라 반드시 하퇴 위를 누르게 한다. 파트너의 무릎이 같은 쪽의 어깨를 향하도록 한다.

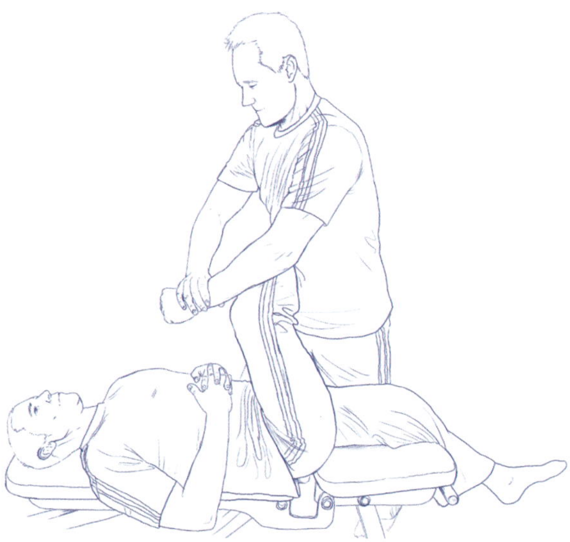

좌석과 허리뼈가 말려 올라가는 것을 방지하기 위해 넓적다리를 벤치에 밀어붙인다.

궁둥구멍근(이상근) (공 버전) PIRIFORMIS (BALL VERSION)

바닥에 앉아 공을 앉은 자리 면에 닿은 근육(궁둥구멍근)의 윗부분 중앙에 공을 놓는다. 압력을 완화하기 위해 손과 발로 스스로를 약간 들어 올리면서 압통부위를 찾아내고 그 다음에 압력을 점진적으로 올리고 통증이 줄어들 때까지 가만히 있도록 한다. 다시 압력을 올리고 가만히 있도록 한다. 공을 이리저리 굴리는 것을 피한다.

공을 제자리에 유지하기 위해 공을 피부와 옷 사이에 둘 수 있다.

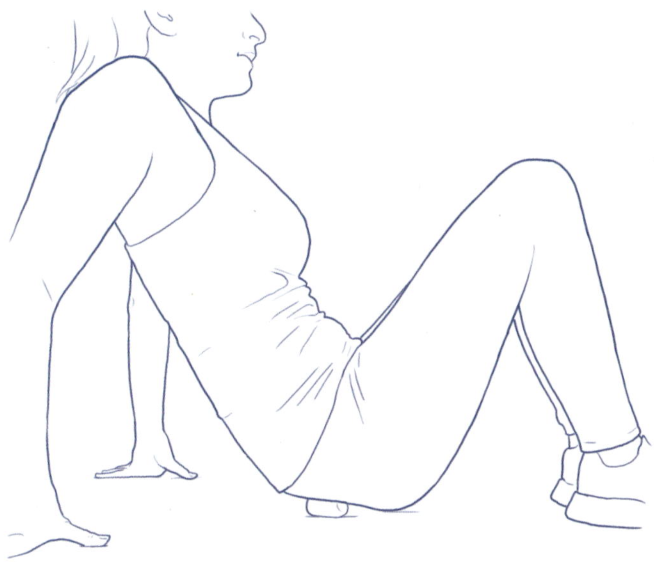

바닥에서 수행된 궁둥구멍근의 공 버전.

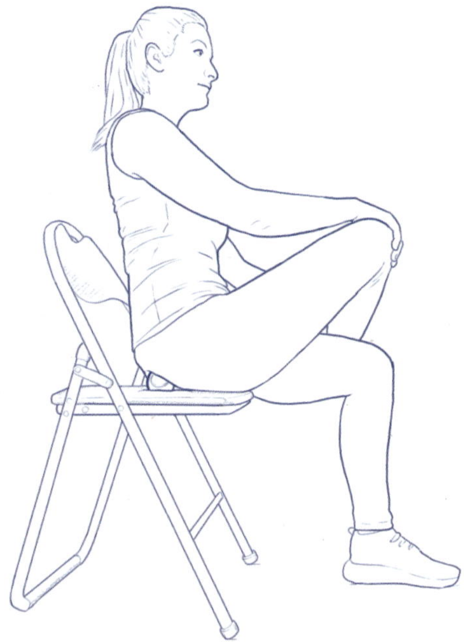

의자에서 하는 변형된 방법은 스트레칭과 압력의 조합을 사용하기 때문에 매우 효과적이다. 이것은 누워 있는 동안에도 수행할 수 있다.

허리네모근(요방형근) (누운 자세 버전)

QUADRATUS LUMBORUM (LYING VERSION)

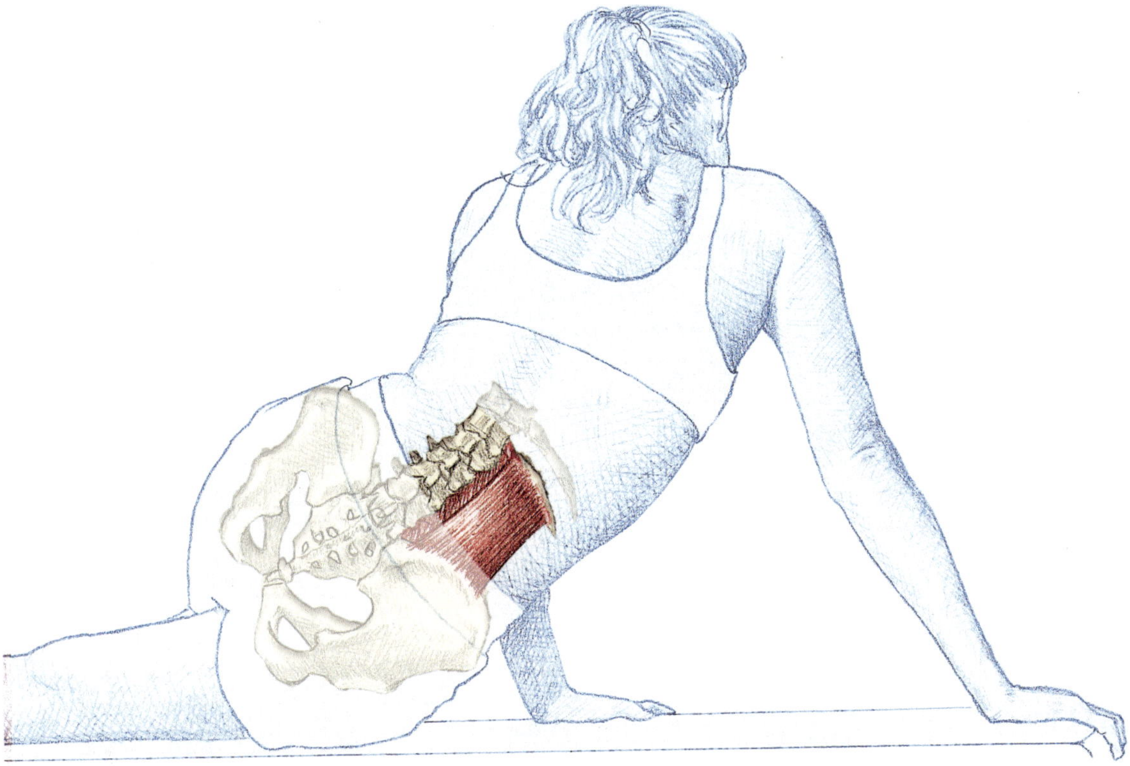

이 강력한 운동은 팔에 어느 정도의 힘과 좋은 신체 조절을 필요로 한다.
운동 중 내내 몸의 직선을 완벽하게 유지할 수 없다면, 가치 있는 스트레칭을 달성하지 못할 것이다.
바닥에 어떤 종류의 선 또는 표식에 접근할 수 있는 경우는, 이것을 사용하여 올바른 시작자세를 찾아낸다.
해변 자세(beach position)에서부터 스트레칭으로 이동하는 것은 처음에는 약간 힘들 수 있으나
왼손을 사용하여 보조하는 것은 도움이 된다. 이것은 강력한 스트레칭 운동이라는 것을 잊지 말아야 한다.
처음에 자신을 다치게 하지 않도록 조심한다.

근육에 관한 정보 MUSCLE FACTS

허리네모근은 척추의 양쪽에 있는 길고 똑바른 근육 아래, 허리의 심부에 위치하고 있다. 이 근육은 볼기뼈와 허리뼈의 상단에서부터 뻗어 맨 아래 갈비뼈에 부착한다. 허리네모근은 등을 뒤쪽과 옆쪽으로 굽히고, 상체를 회전시켜 허리의 아치를 증가시킨다.

긴장의 원인

일반적으로 너무 부드러운 침대에서 옆으로 누워 자는 경우, 허리네모근은 천장을 향한 몸의 측면에서 단단해지고 단축될 수 있다.

다리길이의 차이도 또한 상체의 근육 보상을 야기하며, 이것에 의해 서 있거나 걸을 때에 허리네모근이 끊임없이 정적으로 작동하게 한다.

긴장의 증상

- 허리의 통증 또는 오래 지속되는 둔한 통증
- 강제 들이쉬기 중에 허리의 통증

주의사항

스트레칭 중에 허리 또는 어깨에 통증이 있는 경우는 이 운동을 피한다.

기법 TECHNIQUE

몸의 오른쪽으로 눕고 아래팔로 자기 자신을 지지하여 이른바 해변 자세(beach position)가 된다. 몸이 똑바르게 되어 있는지 확인한다. 왼쪽 다리를 굽히고 밑에 있는 다리를 움직임이 없이 가능한 한 위로 당긴다. 밑에 있는 다리와 상체가 여전히 일직선으로 되어 있는 경우는 시작자세에 도달하여 있는 것이다.

이전에 오른쪽 팔꿈치를 놓았던 정확히 그곳의 바닥에 오른손을 놓고 5~10초 동안 스트레칭한다. 팔을 천천히 똑바르게 한다. 균형을 찾을 때까지 지지를 위한 왼손을 마음대로 사용한다. 허리의 오른쪽에 약간의 찌르는 것 같은 통증 또는 스트레칭을 느낄 때는 이 움직임을 멈춘다. 이 근육을 5~10초 동안 이완시킨다.

밑에 있는 다리를 5~10초 동안 바닥으로 누름으로써 저항한다.

새로운 종료 점에 도달할 때까지 팔을 계속해서 똑바르게 하거나 팔을 엉덩이에 접근시킴으로써 스트레칭을 더욱 시킨다.

2~3회 반복한다.

흔히 있는 잘못

- 시작자세를 변경하여 밑에 있는 엉덩이가 더 이상 몸의 다른 부위와 일치하지 않도록 한다.
- 무릎을 충분한 높이로 당겨 올리지 않는다.
- 상체를 앞으로 굴리고 대신에 배빗근을 스트레칭한다.

논평

손목에 통증이 있는 경우 손가락이 자기 자신으로부터 떨어져 가리키도록 손을 돌린다. 팔로 자기 자신을 밀어 올릴 수 없는 경우는 대신에 아래팔을 융기된 면에 놓도록 시도한다. 2~3개의 베개 또는 책은 보통 팔을 올리는 데 기능을 잘한다.

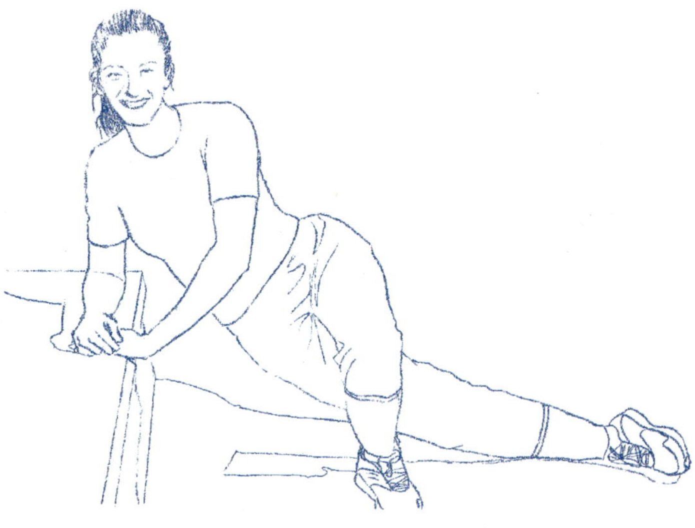

팔을 똑바로 유지하면서 밀어 올릴 수 없다면 아래팔을 높게 올린 테이블 표면에 놓는다.

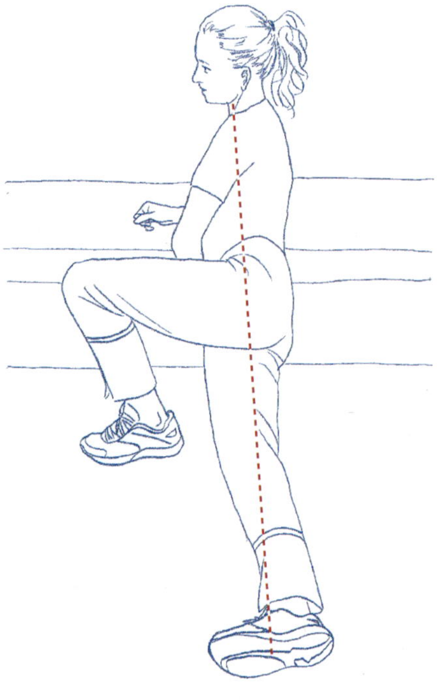

상체와 다리가 일직선으로 되어 있는지를 확인한다.

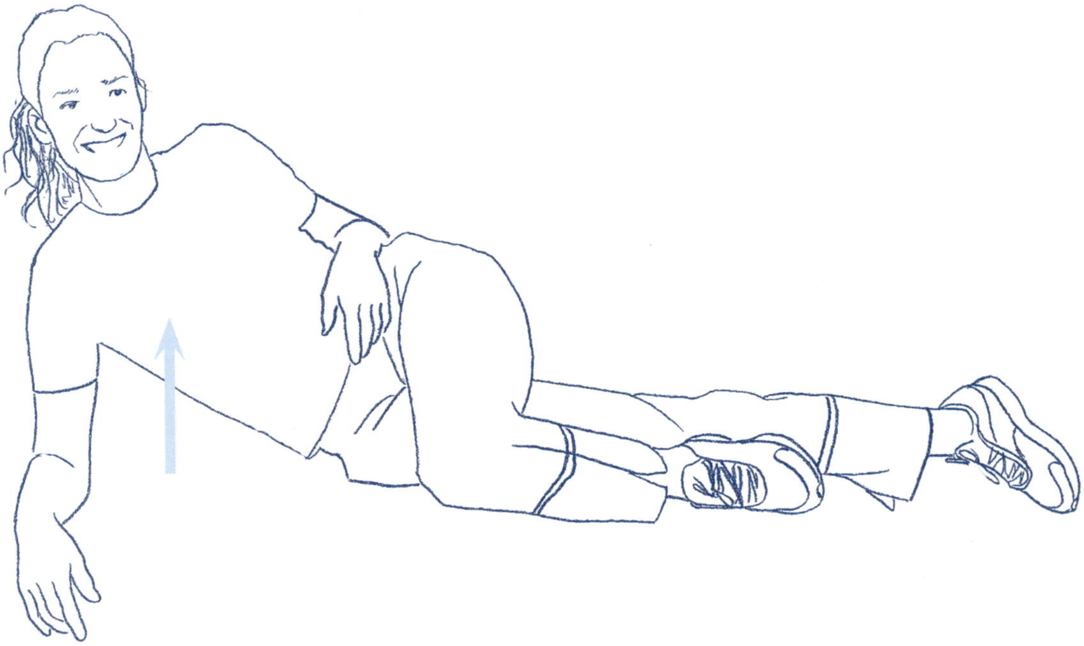

왼쪽 무릎을 완전히 당겨 올려 등을 보호한다. 왼손을 내려놓고 조심스럽게 팔을 똑바르게 한다.

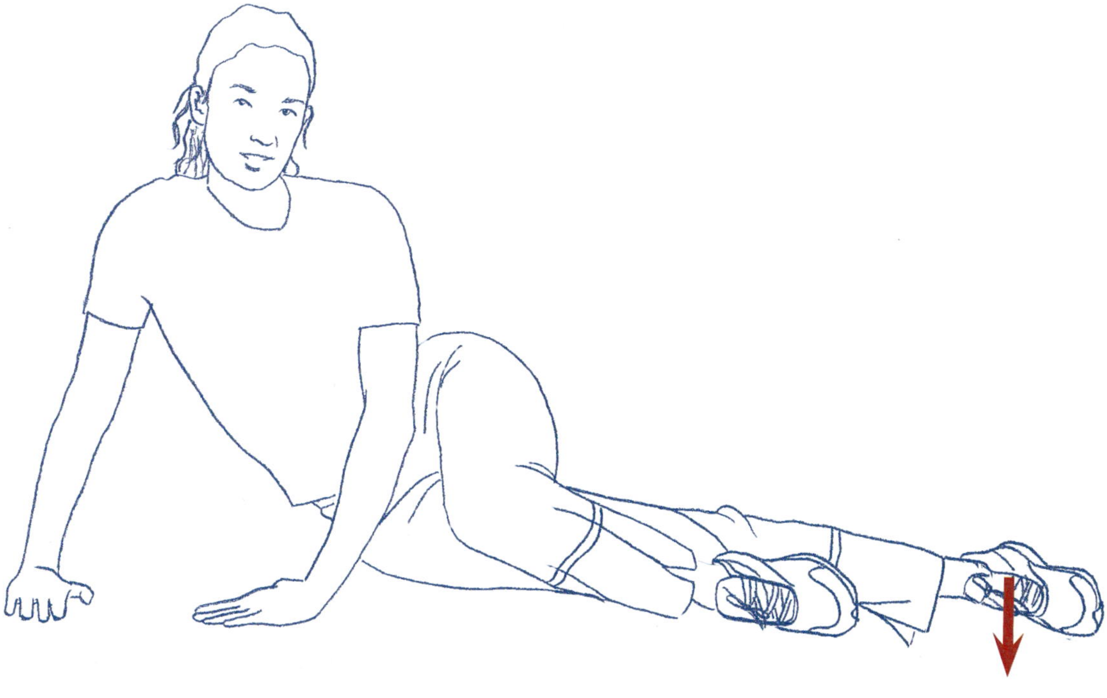

오른발을 바닥으로 눌러 저항한다.

허리네모근(요방형근) (좌석에 앉은 자세 버전)

QUADRATUS LUMBORUM (SEATED VERSION)

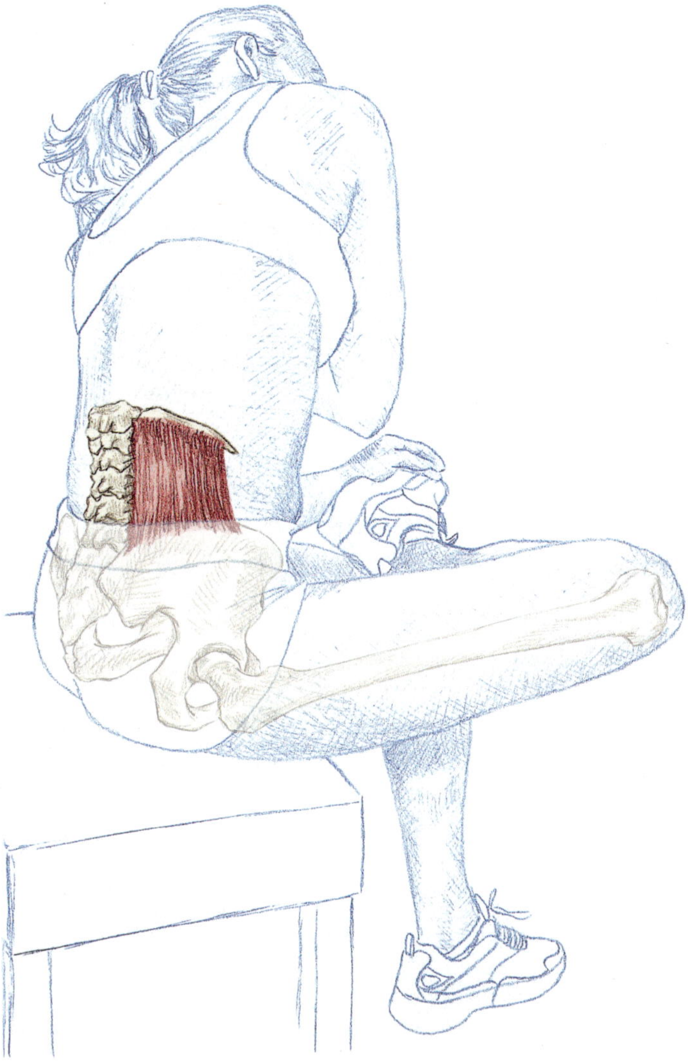

이 운동은 반듯이 누운 자세 버전의 좋은 대안이 될 수 있다. 그러나 어느 정도의 유연성과 균형을 필요로 한다. 이것은 책상에 앉아서 일할 때 효과적이다. 샅굴부위 근육에 문제가 있는 경우는 특히 주의할 필요가 있다. 복근이 단단하게 유지하도록 한다.

주의사항

균형을 잡는 데 문제가 있거나 샅굴부위 또는 무릎에 통증이 있는 경우에는 이 운동을 피한다.

기법 TECHNIQUE

이 운동의 시작자세는 92페이지에 있는 궁둥구멍근에 대한 두 번째 유연성 검사의 시작자세와 같다. 양발을 한데 모으고 등을 똑바로 하여 의자에 앉는다. 오른발을 왼쪽다리 위에 놓고 오른쪽 발목의 바깥쪽을 무릎 바로 위에 있는 왼쪽 넓적다리에 놓는다. 오른쪽 무릎을 아래에 두어 이것이 고정되어 위쪽으로 움직일 수 없도록 한다. 다음으로 오른손을 왼쪽 어깨에 얹는다.

상체를 조심스럽게 왼쪽으로 기울여 5~10초 동안 스트레칭한다. 근육에 약간의 찌르는 것 같은 통증을 느낄 때까지 계속한다. 근육을 5~10초 동안 이완시킨다.

오른쪽 무릎을 테이블 윗면에 5~10초 동안 조심스럽게 밀어붙여 저항한다. 이때 상체를 약 1/2 인치(1 cm) 위로 조심스럽게 들어 올릴 수도 있다. 근육을 5~10초 동안 이완시킨다.

새로운 종료 점에 도달할 때까지 상체를 옆쪽으로 계속해서 기울여 스트레칭을 더욱 시킨다.

2~3회 반복한다.

흔히 있는 잘못

- 몸을 지나치게 앞으로 기울인다.
- 볼기근육을 지나치게 조여서 똑바로 앉는 것을 어렵게 한다.

논평

스트레칭이 힘들다면, 상체를 약간 오른쪽으로 회전시키면서 오른쪽의 스트레칭을 시도한다. 무릎이 아픈 경우는 무릎과 테이블 윗면 사이에 부드러운 물건을 넣는다. 균형을 잡는 것에 약간 자신이 없는 경우는 옆에 의자를 놓아 무언가에 기댈 수 있게 한다.

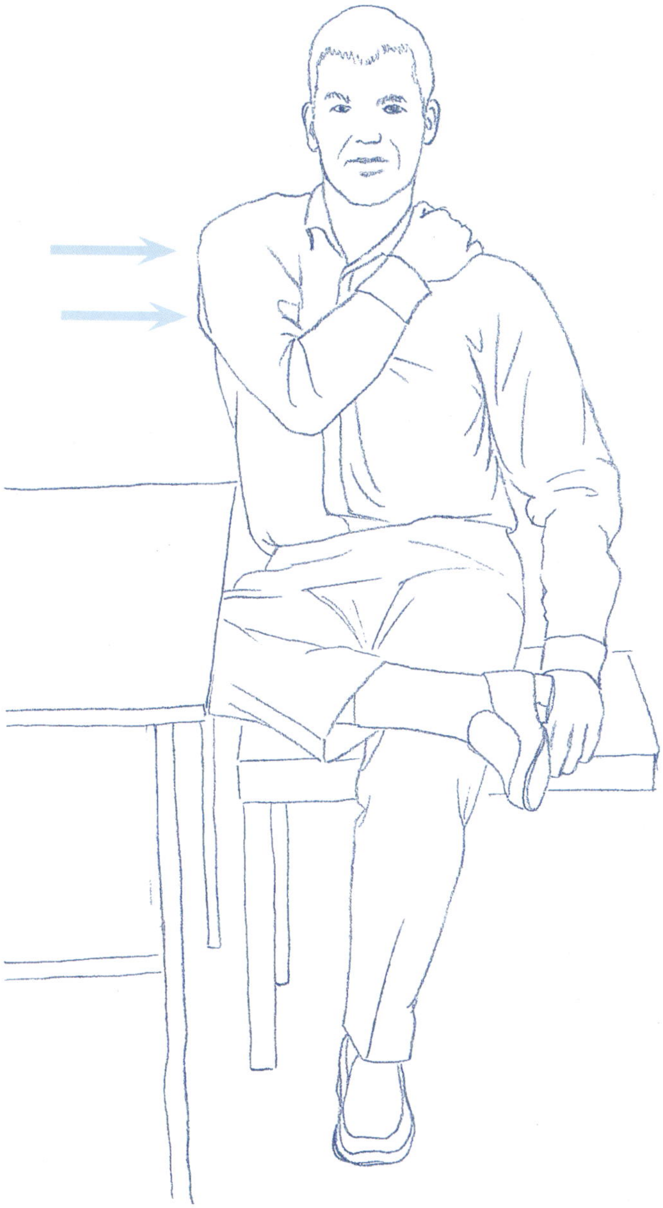

오른쪽 무릎을 테이블 면 아래에 위치시키고 가능한 한 상체를 들어 올린다. 상체를 약간 왼쪽으로 회전시킨 다음에 옆으로 기울인다.

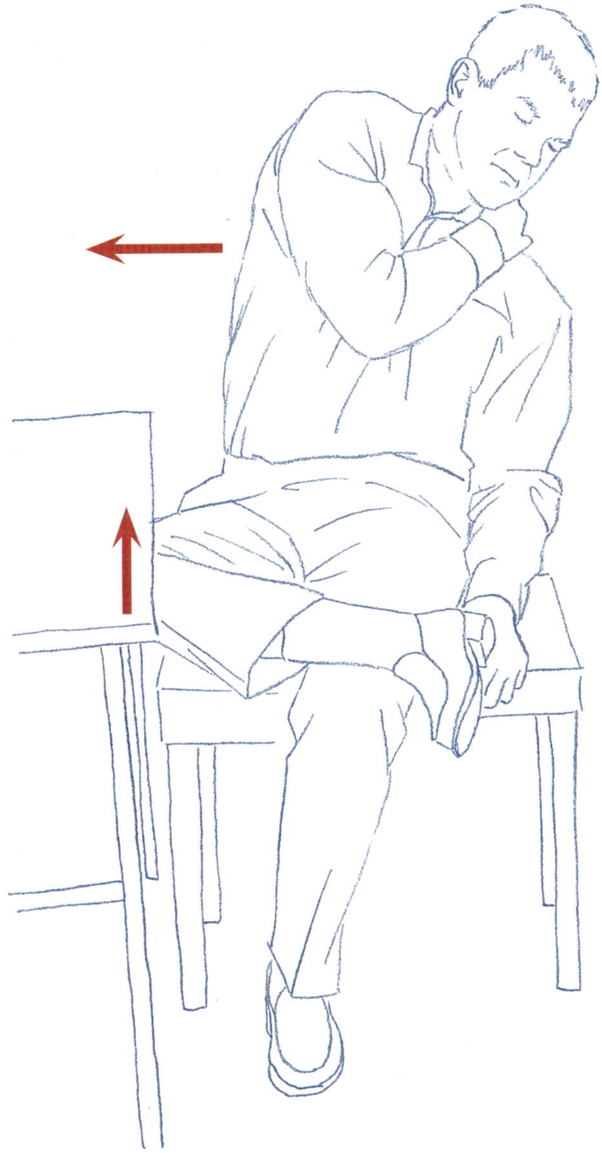

무릎을 테이블 면에 조심스럽게 밀어붙이거나 상체를 2 인치(5 cm) 들어 올려 저항한다.

허리네모근(요방형근) (파트너 스트레칭 버전 1)

QUADRATUS LUMBORUM (PARTNER STRETCH VERSION 1)

이 스트레칭은 매우 강력하다.
따라서 안정성을 제공하기 위해
파트너의 엉덩관절을 넓적다리와 발로 고정시킨다.

기법 TECHNIQUE

시작자세는 자기 스트레칭(self-stretch)의 누운 자세 버전과 같다. 파트너가 오른쪽 아래팔에 있는 경우는 오른쪽 넓적다리를 허리부위의 아래(엉치뼈를 향해서)에 놓는다. 하퇴를 조심스럽게 약간 낮추고 그 다음에 왼발을 오른쪽 무릎 바로 앞에 놓는다. 이제 파트너의 엉덩관절이 완전히 똑바르게 되도록 고정시킨 것이다.

파트너에게 왼쪽 다리를 여러분의 왼쪽 무릎과 넓적다리에 대고 넓적다리를 수평위치로 유지되도록 요청한다.
척추는 어느 방향으로도 회전해서는 안 된다.

파트너에게 오른손을 바닥 위에 놓고 오른팔을 천천히 똑바르게 하도록 요청하여 스트레칭을 시작한다. 목표로 하는 근육이 가볍게 신장하면 멈추고 5~10초 동안 그곳에 머무른다. 다음으로, 파트너에게 하퇴를 바닥을 향해 5~ 10초 동안 내리누르도록 요청한다. 5~10초 동안 쉰 다음에 파트너에게 손을 몸에 조금 더 접근시키도록 요청하여 스트레칭을 증가시킨다.

이 순서를 2~3회 반복한다.

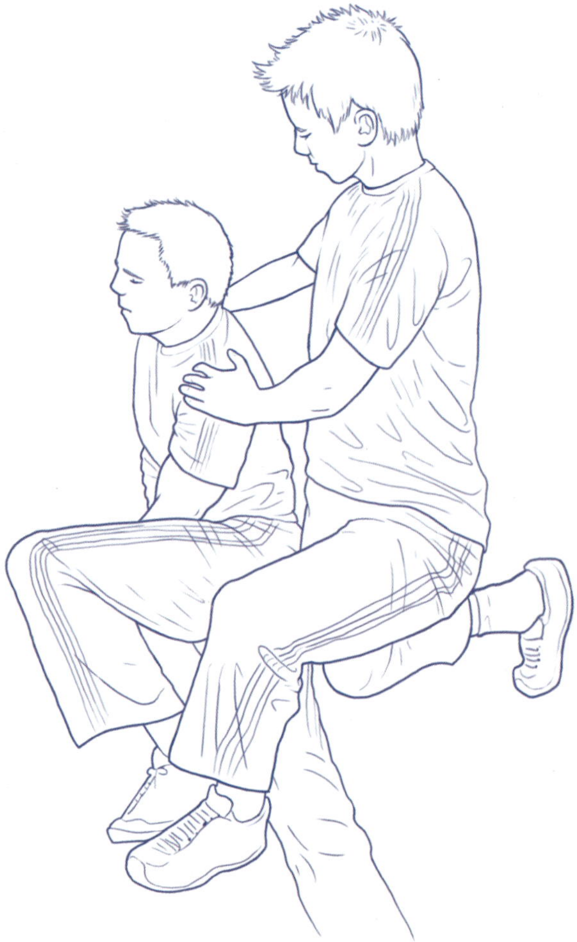

무릎과 발로 파트너의 엉덩관절을 고정시키기 전에 여러분의 몸이 일직선이 되도록 한다.

허리네모근(요방형근) (파트너 스트레칭 버전 2)

QUADRATUS LUMBORUM (PARTNER STRETCH VERSION 2)

이 스트레칭의 시작자세는 앉은 자세 자기 스트레칭의 시작자세와 거의 같다. 그러나 이 경우에는 파트너의 넓적다리와 골반을 고정시킨다.

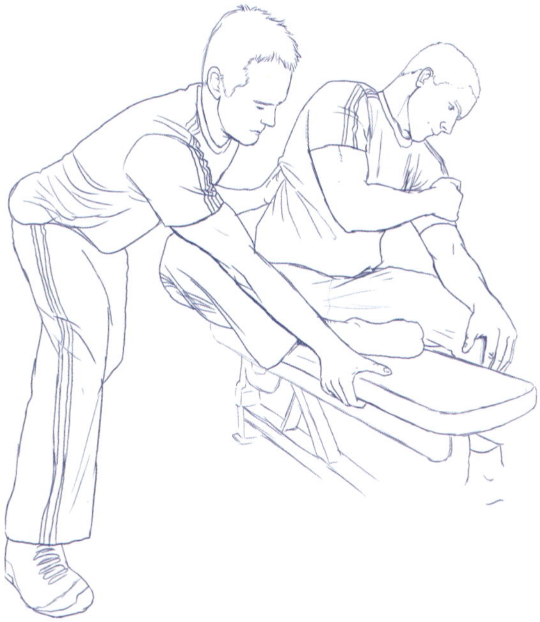

파트너의 발이 벤치에 가까운 바닥에 확고하게 고정되어 있는지를 확인한다. 고정된 발이 옆으로 더 멀리 떨어져 있으면 스트레칭 중에 파트너는 불안정하게 느낄 것이다.

기법 TECHNIQUE

파트너에게 벤치에 앉아서 오른쪽 다리를 벤치 위를 가로질러 접고 왼발을 바닥에 확고하게 놓도록 요청한다. 다음으로, 파트너는 오른손을 왼쪽 어깨에 놓고 상체를 왼쪽으로 스트레칭하여야 한다. 오른팔을 무릎 위에 놓고 벤치의 가장자리를 잡아 파트너의 넓적다리와 골반을 고정시킨다. 왼손과 아래팔을 사용하여 파트너가 스트레칭으로 이동할 때 파트너의 몸통을 비스듬히(대각선 방향) 앞쪽으로 이동시킨다. 근육이 가볍게 신장하면 멈추고 파트너에게 그 자세에서 5~10초 동안 쉬도록 요청한다. 다음으로, 파트너에게 일어나 앉아 5~10초 동안 일하도록 요청한다. 아래팔을 접힌 다리 전체에 걸쳐서 안정된 상태를 유지한다. 5~10초 동안 쉰 다음에 파트너의 몸통을 더 멀리 앞쪽으로 이동시킨다.

이 순서를 2~3회 반복한다.

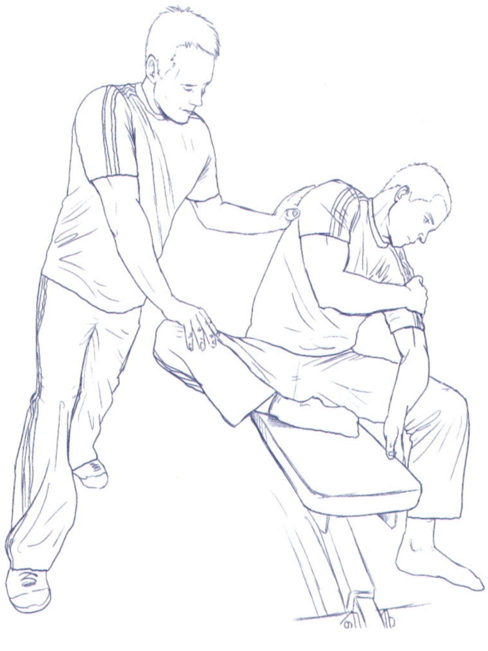

이 옵션에서는 또 한쪽의 손으로 어깨를 누르면서 손만으로 파트너의 넓적다리와 골반을 고정시킨다.

허리근(요근)과 엉덩근(장근) (엉덩관절 굽힘근)

PSOAS AND ILIACUS (HIP FLEXORS)

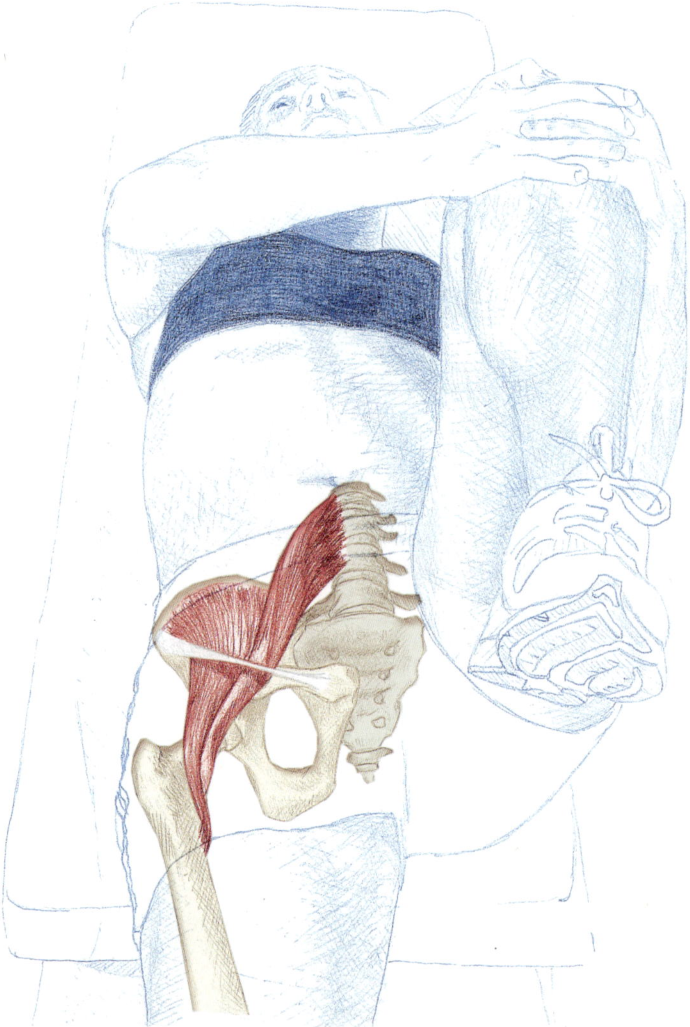

허리문제를 일으키게 되는 주요 원인이 있다고 하면 이것은 엉덩관절 굽힘근이 될 것이다. 엉덩관절 근육은 허리를 다치게 하는 데 충분한 힘과 위치를 갖고 있다. 앉아서 일하는 사람은 누구라도 항상 이 근육들을 단축시킨다. 근육이 단축되면 결국 허리에 통증이 없이 서 있거나 걷는 것이 불가능하게 한다. 이 근육들에는 많은 스트레칭이 존재하지만, 효과적이고 안전한 것은 거의 없다. 잘못된 방법으로 시행하는 경우는 도리어 통증을 더 만들어낼 수 있다.

근육에 관한 정보 MUSCLE FACTS

허리근과 엉덩근은 근육계 깊숙이 위치하여 있고 하부 척추뼈의 앞쪽과 볼기뼈의 앞쪽에서부터 시작된다. 이것은 두덩뼈(치골)의 앞쪽으로 뻗어 내려가 상부 넙다리뼈의 안쪽에 부착한다. 허리근과 엉덩근은 엉덩관절을 굽히고 안쪽으로 회전시킬 뿐만 아니라 허리의 아치를 증가시킨다.

긴장의 원인

이 근육들은 앉아 있는 것과 같은 장시간 동안 엉덩관절을 굽히는 활동에 의해 단축된다. 서투른 기법으로 윗몸 일으키기를 하는 것과 같이 엉덩관절 굽힘근을 정적으로 작동시키는 것도 긴장을 만들어낼 수 있다.

긴장의 증상

- 허리의 오래 지속되는 둔한 통증 또는 통증
- 샅굴부위 또는 넓적다리 안쪽의 통증

유연성 검사

양쪽 무릎을 굽혀서 흉곽으로 향해 당겨 올린 상태에서 반듯이 눕는다. 한쪽 무릎을 잡고 더 안으로 당겨서 조심스럽게 다른 쪽 다리를 똑바로 펴고 바닥에 얹는다. 똑바로 편 다리의 발이 옆으로 향하지 않게 한다.

주의사항

스트레칭 중에 샅굴부위 또는 굽혀진 다리에 꼬집힌 느낌이 있거나 허리 통증이 있는 경우에는 이 운동을 피한다.

기법 TECHNIQUE

안정된 테이블 또는 벤치의 가장자리에 앉는다. 반듯이 누워 양 다리를 양손으로 흉곽을 향해 당겨 올린다. 이 시점에서 허리 전체가 테이블 또는 벤치 표면 위에 얹혀 있어야 한다. 왼쪽 무릎을 양손으로 잡고 오른쪽 다리가 공중에 자유로이 매달릴 때까지 조심스럽게 편다. 왼쪽 무릎이 여전히 흉곽을 향해 당겨져 있고 허리가 여전히 표면에 얹혀 있는 경우는 시작점에 도달하여 있는 것이다.

매달려 있는 다리를 이완시켜 5~10초 동안 스트레칭한다. 5~10초 동안 매달려 있게 그대로 둔다. 더 큰 스트레칭을 하려면, 책이 들어가 있는 배낭과 같은 중량물을 다리에 매달아 둔다. 중량물을 시뮬레이션하기 위해 능동적으로 다리를 아래로 당길 수도 있다. 다음으로, 근육을 5~10초 동안 이완시킨다.

오른쪽 다리를 천장을 향해 5~10초 동안 들어 올려 저항한다.

새로운 종료 점에 도달할 때까지 매달려 있는 다리를 계속해서 이완시킴으로써 스트레칭을 더욱 시킨다. 10~20초 동안 매달려 있게 그대로 둔다.

2~3회 반복한다.

흔히 있는 잘못

- 테이블 위에서 지나치게 안으로 들어와 누워 매달린 다리의 동작을 제한한다.
- 테이블 위에서 지나치게 밖으로 나가서 누워 아치를 증가시킨다.
- 다리를 흉곽을 향해 충분히 당기지 못한다.

논평

허리에 통증이 있는 경우는 시작자세를 다시 확인한다. 가장 흔한 잘못은 흉곽에 다리를 대지 않는 것이다. 이것에 의해 허리가 표면에서부터 멀어진다.

이 스트레칭을 시행할 장소를 찾는 것은 때로는 어렵다. 식탁은 좋은 선택이다. 표면이 안정적으로 유지되도록 하기 위해서 식탁의 가장자리가 아니라 식탁에 대해 대각선이 되도록 누웠는지를 확인한다.

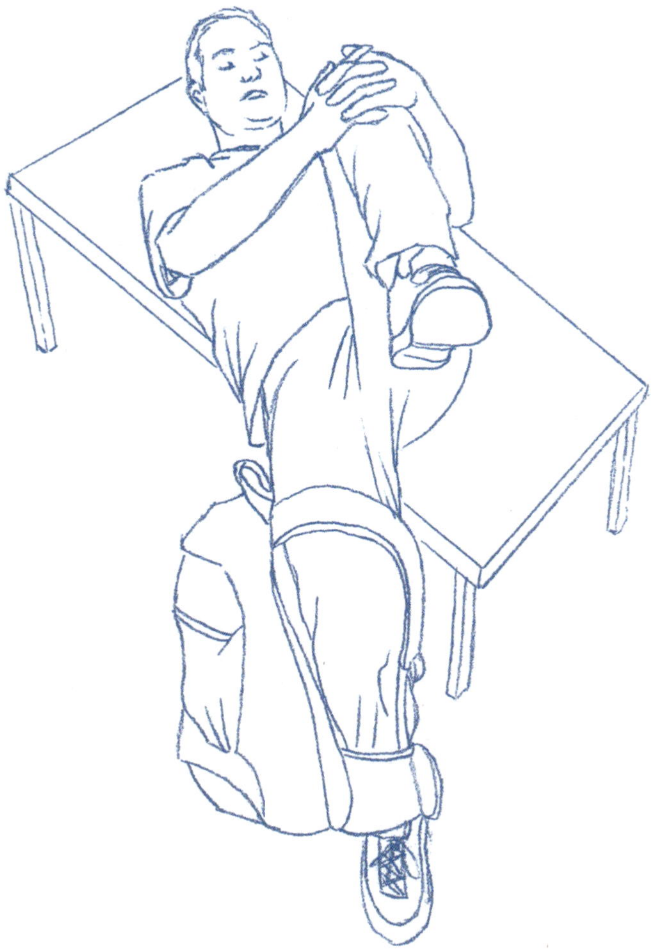

근육의 스트레칭을 증가시키기 위해 중량물 또는 가방을 다리에 매달 수 있다. 테이블에 대해 대각선 방향으로 눕는 것은 넘어질 위험성이 줄어든다.

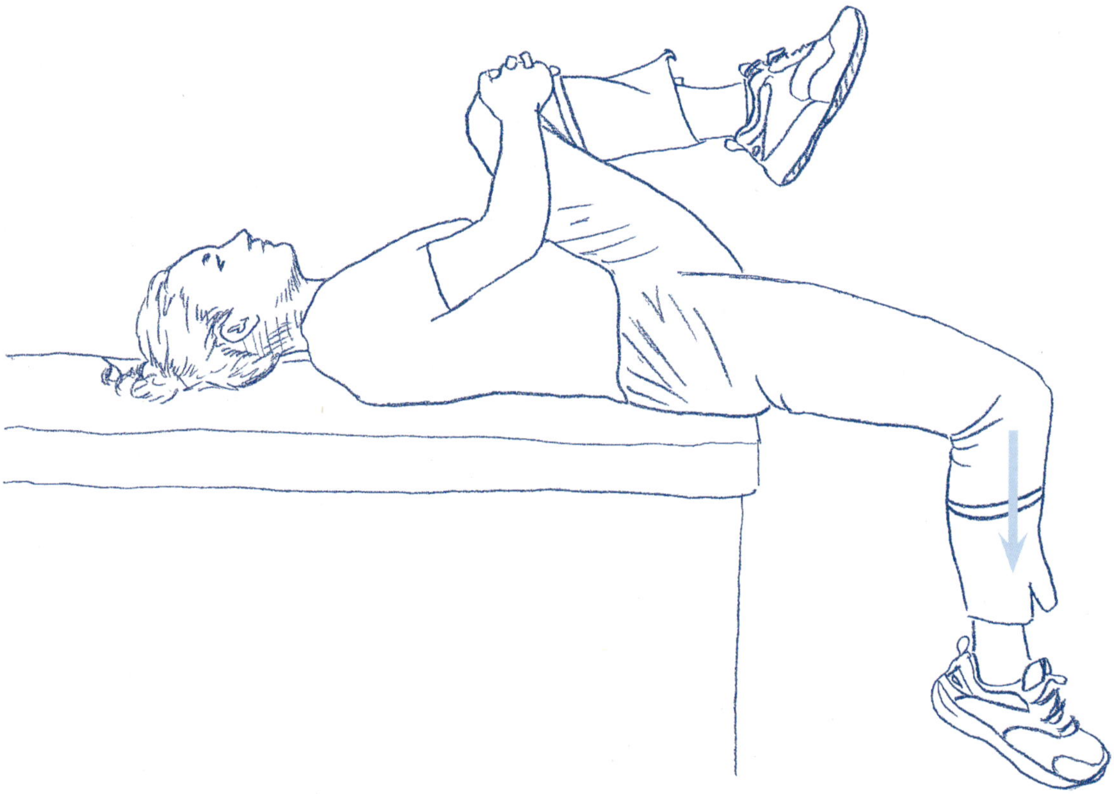

허리를 보호하기 위해서는 왼쪽 다리를 가슴을 향해 당겨야 한다.
허리와 테이블 사이가 항상 접촉이 유지되어 있도록 한다.
왼쪽 다리를 움직이지 않고 오른쪽 다리를 천천히 내리고 이완시킨다.

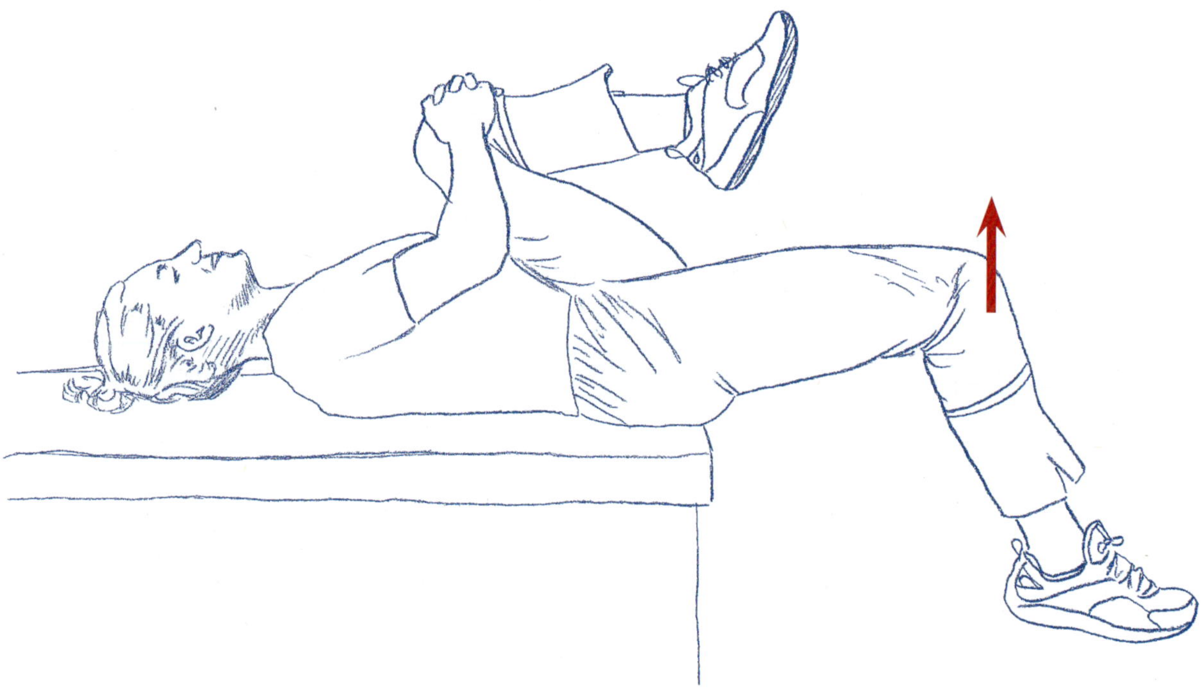

오른쪽 다리를 천장을 향해 2 인치(5 cm) 들어 올려 저항한다.

허리근(요근) (파트너 스트레칭) PSOAS (PARTNER STRETCH)

이 치료적 스트레칭에는 파트너가 어떻게 느끼는가에 대해 매우 민감하게 반응할 것을 필요로 한다.
스트레칭 전체를 통해서 허리뼈는 항상 직접 벤치에 닿아 있어야 한다. 운동 중에 아치 안에 손을 넣어 확인할 수 있다. 틈새가 전혀 없어야 한다.

테이블과 같은 키가 크고 평탄한 표면, 또는 조정 가능한 체육관 벤치에서 스트레칭을 수행할 수 있다. 벤치를 사용하는 경우는, 스트레칭 중에 발이 바닥에 닿지 않도록 등받이를 약간 비스듬히 해야 할 것이다. 그렇게 함으로써 머리가 심장 아래에 놓이게 될 것이고 이것은 목과 머리의 혈압을 크게 상승시킨다. 따라서 고령자와 고혈압이 있는 사람은 기울어진 벤치에서 이 스트레칭을 하는 것을 피해야 한다.

기법 TECHNIQUE

파트너에게 벤치의 가장자리에 앉도록 요청한다. 경사진 벤치를 사용하는 경우는, 너무 각도를 주어서는 안 된다. 보통은 최대 20°로 충분한다. 이 각도에 대한 이유는 스트레칭 중에 발이 바닥에 닿지 않아야 하기 때문이다.

척추뼈를 보호하기 위해서는 파트너가 한쪽 손을 상부등(upper back), 또 한쪽 손을 무릎의 움푹 꺼진 부분에 대고 벤치 위에 눕는 것을 돕는다. 파트너가 양쪽 다리를 굽혀 벤치에 누워 있을 때는 파트너에게 양손으로 왼쪽 무릎을 잡고 스트레칭하는 내내 이것을 유지하도록 요청한다. 이러한 방법으로 다리를 올리면 아치가 커지는 것을 방지한다(몸의 측면으로 다리를 지지하는 것을 도울 수 있다). 다음으로 파트너에게 오른쪽 다리를 조심스럽게 펴도록 요청한다. 무릎의 움푹 꺼진 부분에 손을 놓아 오른쪽 다리를 확인한다. 다리가 더 이상 내려가지 않으면 시작자세가 명확한 것이다.

오른쪽 무릎뼈 바로 위에 양손을 놓고, 파트너가 샅굴부위와 넓적다리 안쪽이 가볍게 조여지는 느낌이 들 때까지 다리를 바닥으로 향해 점진적으로 밀어내려 스트레칭을 증가시킨다. 5~10초 동안 그곳에 머무른다. 다음으로, 손을 제자리에 유지하는 동안 무릎은 천장을 향해 5~10초 동안 점진적으로 밀어 올리도록 파트너에게 요청한다. 5~10초 동안 쉰 다음에 무릎을 천장으로 향해 밀어 올린다.

이 순서를 2~3회 반복한다.

스트레칭이 끝나면, 파트너가 다시 다리를 올리는 것을 돕는다. 파트너의 자세를 바꾸지 않고 측면을 바꾼 다음에 왼쪽을 스트레칭한다.

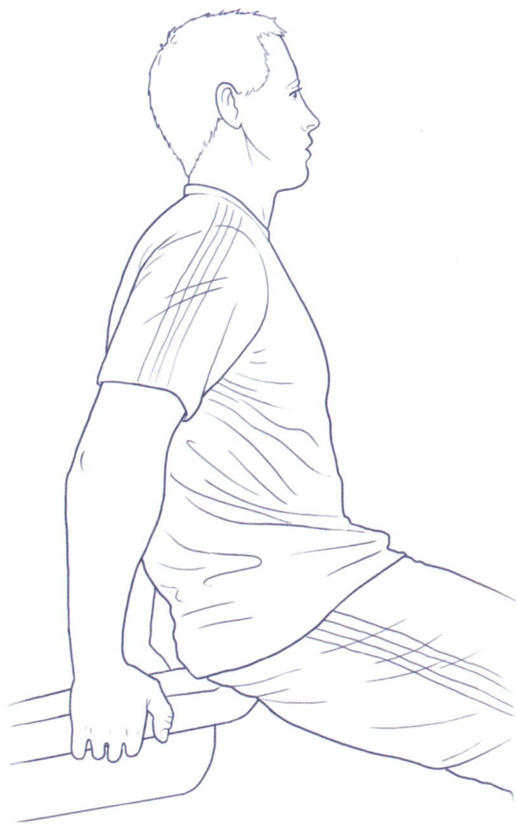

스트레칭을 하는 동안에 넓적다리 뒷부분이 벤치의 가장자리로 들어가는 것을 방지하기 위해 파트너는 벤치의 가장자리에 앉아야 한다.

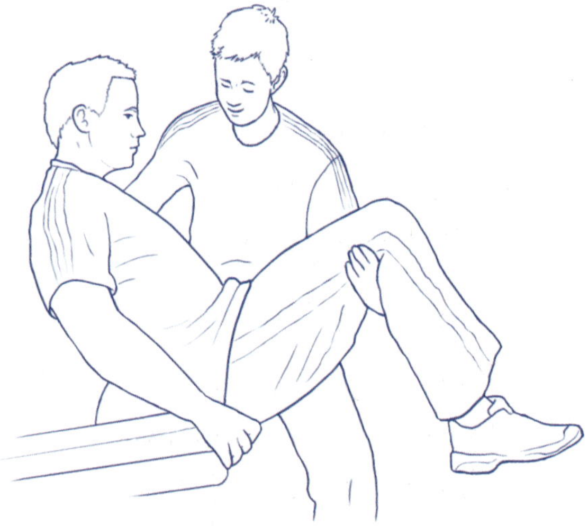

파트너가 허리뼈를 젖히는(과도하게 펴는) 것을 피하도록
벤치 위에 눕는 것을 돕는다. 스트레칭 전체를 통해서
젖힘(과다 폄)을 피하는 것에 유념한다.

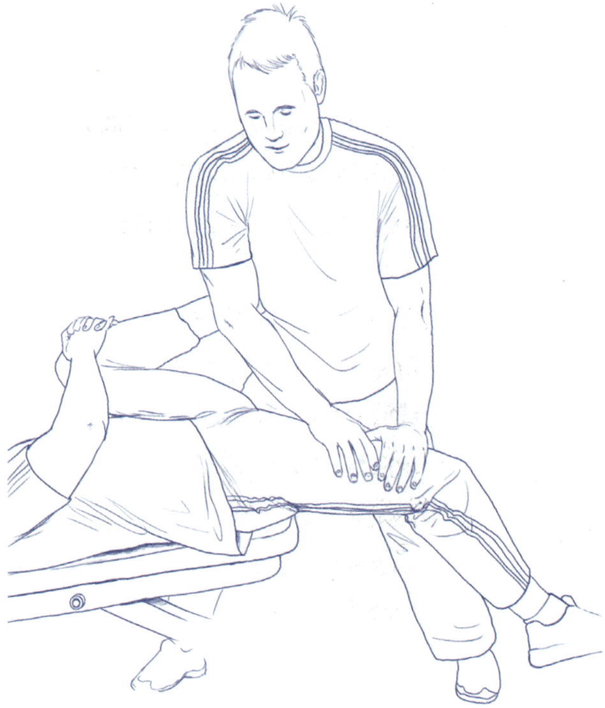

파트너의 올린 다리를 몸의 측면으로 지지한다.
안정성을 위해 발을 넓게 벌려 선다. 편 무릎을
3~4 인치(7.5–10 cm) 이상 벤치 가장자리 아래로 누르지 않는다.

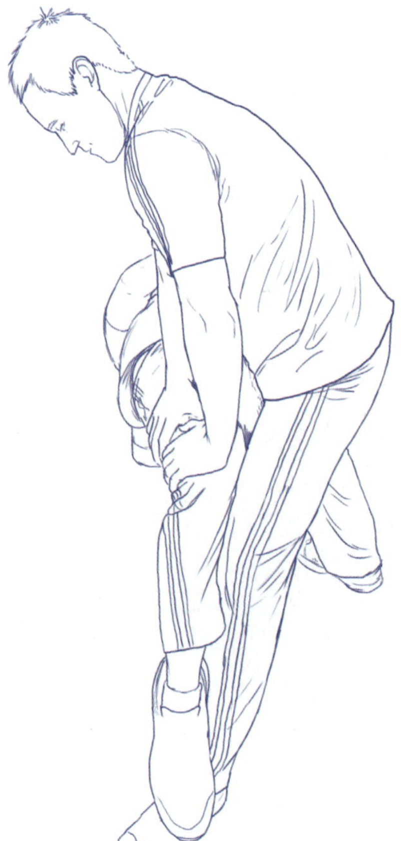

파트너의 하퇴가 안쪽으로 기울어 있는 경우는,
여러분의 하퇴를 사용하여 적절한 위치로 풀어준다.

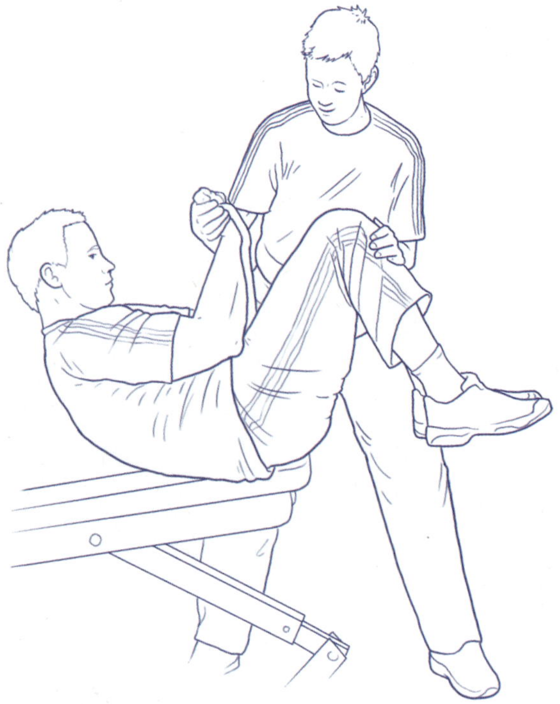

파트너에게 한쪽 손을 내밀어 잡게 함으로써
파트너가 일어나는 것을 도우면서
또한 무릎도 잡아 허리근을 보조한다.

넙다리곧은근(대퇴직근) (엎드려 누운 자세 버전)

RECTUS FEMORIS (PRONE VERSION)

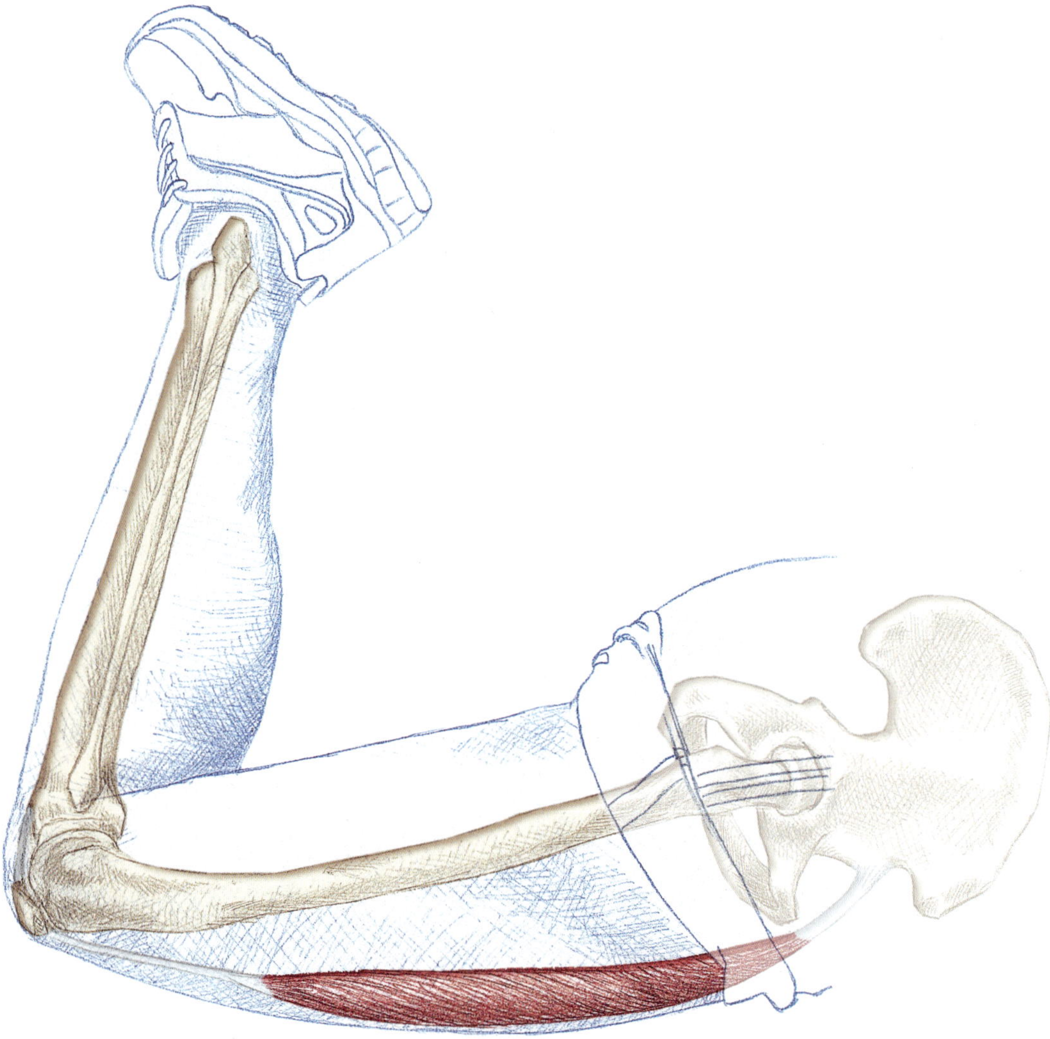

넙다리곧은근은 넓적다리 앞부분 근육의 그룹을 구성하는 4개 근육 중의 하나이다. 넙다리곧은근은 이 4개 근육들 중에서 무릎관절과 엉덩관절의 양쪽을 가로질러 뻗는 유일한 근육이다. 이것은 허리, 엉덩관절 및 무릎관절에 영향을 줄 수 있기 때문에 특별하게 되어 있다.

넓적다리 앞부분 스트레칭에는 몇 가지 나쁜 옵션이 있다. 이 스트레칭에 의해 많은 사람들이 실제보다도 이 부위의 유연성이 높다고 믿고 있다. 최악의 스트레칭은 서 있는 동안 발꿈치를 볼기부분으로 향해 당겨 올리는 것이다.

다음의 운동을 시행하기 위해서는 벤치와 밧줄이 필요하다. 바닥이 미끄러운 경우는 지지성이 높은 신발이 도움이 된다.

근육에 관한 정보 MUSCLE FACTS

넙다리곧은근은 엉덩관절의 앞부분에서부터 시작하여 엉덩관절과 무릎관절을 가로질러 뻗고 다음으로 하퇴의 앞부분 좌상부에 부착하여 무릎힘줄(슬개건)에서 넙다리네갈래근 그룹의 다른 3개 근육과 결합한다. 다른 3개의 근육도 또한 이 운동 중에 신장되지만, 이것은 건강의 관점에서 같은 의미를 갖고 있는 것은 아니다.

넙다리곧은근은 무릎관절을 펴고 엉덩관절을 굽히며, 허리의 아치를 증가시킨다.

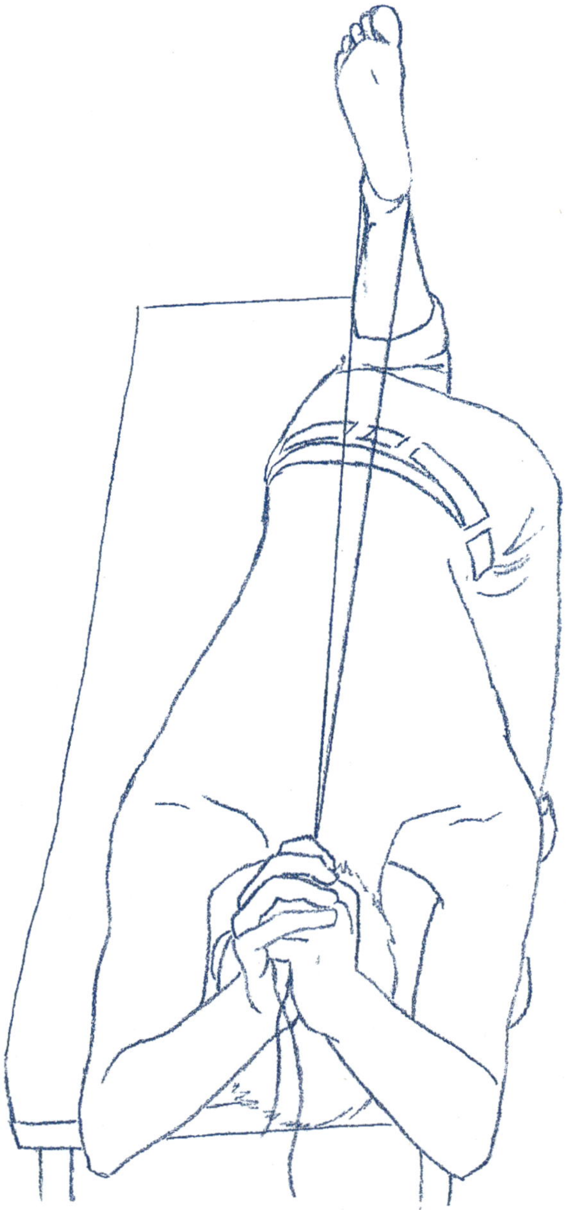

발꿈치를 엉덩이를 향해 똑바로 당기고 있는지 확인한다.

긴장의 원인

넙다리곧은근은 매일 앉아 있거나 달리기, 축구, 하키, 자전거타기와 같이 근육을 많이 사용하는 활동을 통해 단축된다.

긴장의 증상

- 허리의 통증
- 무릎뼈 전체 또는 주위의 통증

유연성 검사

이마를 바닥에 대고 엎드려 눕는다. 양 무릎이 한데 붙여지고 복근이 팽팽한지 확인한다. 양 무릎을 천천히 굽히고 한데 모아 유지한다. 엉덩이를 바닥에서부터 들어 올리지 않고 무릎을 약 110°의 각도까지 굽힐 수 있어야 한다. 또한 110°에 도달하기 전에 허리의 아치가 증가하는지 어떤지 모니터링을 하도록 파트너에게 요청할 수도 있다.

주의사항

스트레칭 중에 허리 또는 무릎에 통증이 있으면 이 운동을 피한다.

기법 TECHNIQUE

단단하고 평탄한 표면을 찾는다. 표면의 높이는 키와 유연성에 따라 다르다. 가장 중요한 관심사는 운동 중에 어느 시점에서도 등을 아치모양으로 구부리지 않는 것이다. 오른발을 밧줄의 고리(loop) 안에 넣고 밧줄을 오른쪽 어깨에 걸친다. 왼발을 자기 앞의 바닥에 놓고 몸을 벤치 위에 엎어 놓는다. 왼발 전체가 바닥에 닿고 하퇴가 완벽하게 수직인지를 확인한다.

벤치 위에 엎혀 있는 오른쪽 다리를 약간 왼쪽으로 가져간다. 무릎이 벤치에 머물러 있는 한, 발을 벤치의 바로 너머로 움직이게 할 수 있다. 이 부분을 올바르게 시행하였다면 몸이 활 모양을 형성하여 더 효과적인 스트레칭을 만들어내야 할 것이다. 양팔로 머리 위에 있는 밧줄을 잡는다.

밧줄이 발을 잡아당기도록 양팔을 조심스럽게 똑바로 하여 5~10초 동안 근육을 스트레칭한다. 넓적다리 앞쪽에 스트레칭을 느낄 때까지 잡아당긴다. 근육을 5~10초 동안 이완시킨다.

5~10초 동안 오른쪽 무릎을 똑바로 하려고 시도하는 동안 밧줄을 확고하게 잡고 오른쪽 무릎을 벤치로 밀어 붙여 저항한다. 5~10초 동안 이완시킨다.

또 다른 종료 점에 도달할 때까지 양팔을 머리 위로 계속해서 똑바르게 폄으로써 스트레칭을 더욱 시킨다.

2~3회 반복한다.

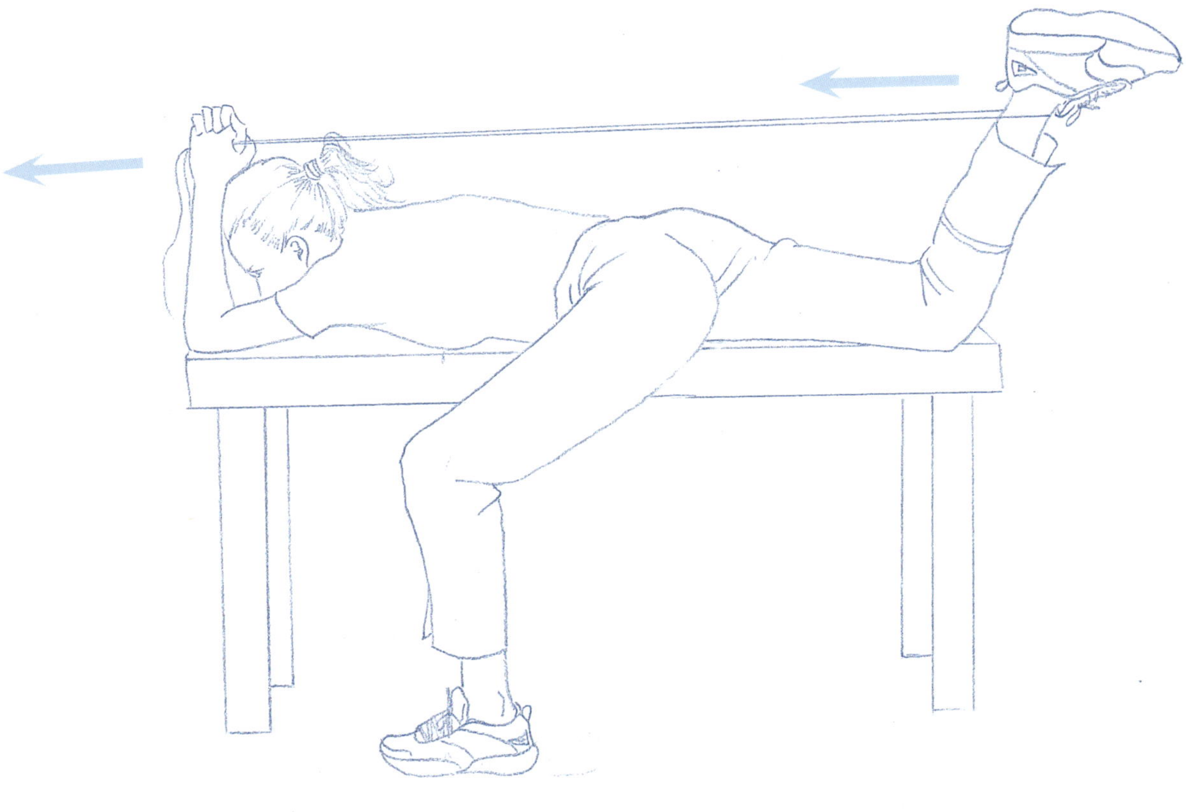

왼쪽다리는 등의 아치가 변화하지 않도록 충분히 앞쪽으로 위치시킬 필요가 있다.
표면의 높이는 유연성과 키에 따라 달라진다. 왼발을 바닥 위에 고정하고 복근을 조여 밧줄을 조심스럽게 당긴다.

흔히 있는 잘못

- 너무 높은 벤치를 사용한다.
- 왼발을 충분히 앞쪽으로 위치시키지 않는다.
- 너무 짧은 밧줄을 사용한다.

논평

벤치가 너무 높으면, 허리에 아치를 만들어내어 스트레칭의 목적을 달성할 수 없다. 밧줄이 너무 짧으면, 머리 위에서 밧줄을 잡을 수 없어 결국 팔을 뒤로 당겨버리게 된다. 긴 밧줄을 이용할 수 없는 경우는 한데 묶은 스카프 또는 몇 개의 벨트를 사용한다.

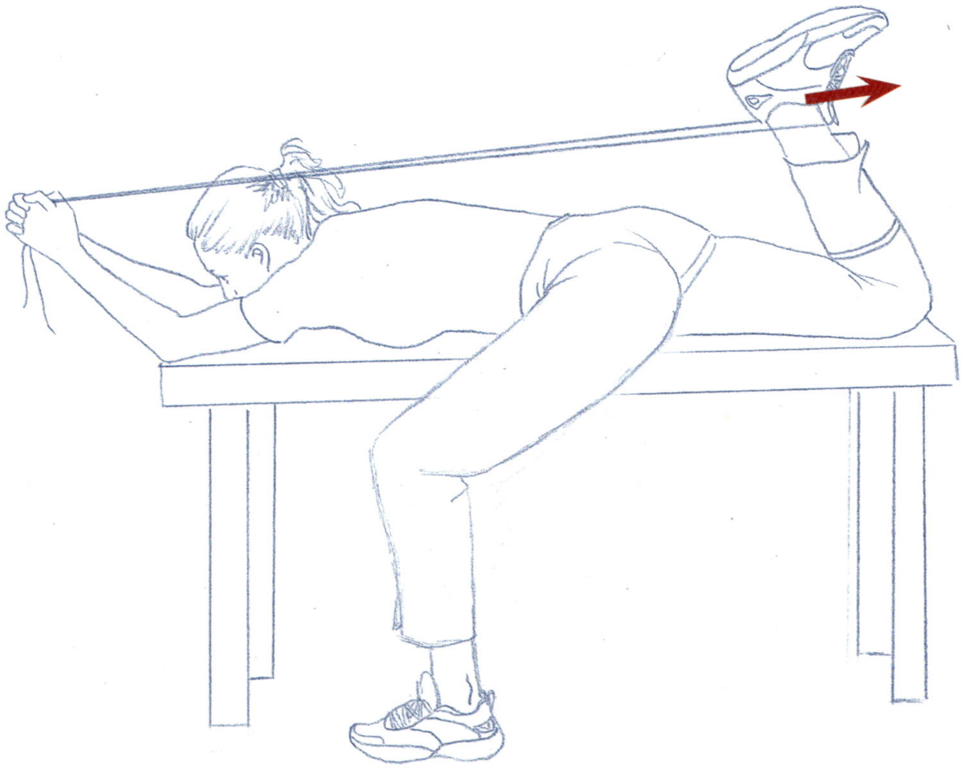

다리를 똑바르게 펴면서
오른쪽 무릎을 벤치에 조심스럽게 밀어붙여 저항한다.

넙다리곧은근(대퇴직근) (무릎 꿇기 버전)

RECTUS FEMORIS (KNEELING VERSION)

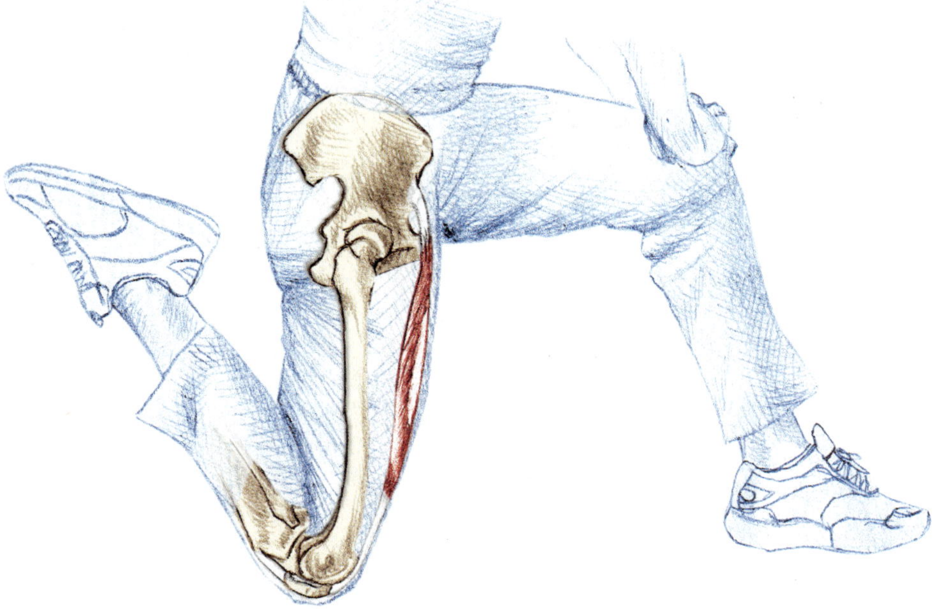

뒤넙다리근(hamstrings)이 엎드려 누운 자세 버전(prone version)에는 너무 뻣뻣한 경우 이 변형된 방법을 시도한다. 이 경우, 2개의 관절(무릎관절과 엉덩관절)이 함께 작동하고 있다는 것을 고려해야 한다. 엉덩관절은 운동 중 내내 열려 있고 똑바로 펴질 필요가 있다. 허리가 아치형으로 되는 것을 방지하기 위해 복근을 단단하게 유지한다.

주의사항

무릎뼈 주위에 문제가 있는 경우, 이 운동을 피한다.

기법 TECHNIQUE

벽을 등지고 무릎을 꿇는다. 발끝이 벽에 닿아야 할 것이다. 왼쪽 다리를 앞으로 내밀어 발의 전체가 바닥에 닿고 왼쪽 정강이가 수직이 되도록 한다. 상체를 앞으로 기울여 왼쪽 넓적다리에 올려놓는다. 오른쪽 무릎이 벽을 향해 뒤쪽으로 미끄러지게 하고 오른발을 벽 위로 미끄러뜨린다. 오른쪽 무릎이 90°로 굽혀질 때 멈춘다. 이것으로 시작자세에 도달한 것이다.

상체와 넓적다리가 벽에 더 접근하도록 팔을 조심스럽게 똑바로 하여 5~10초 동안 근육을 스트레칭한다. 넓적다리 앞에 약간의 찌르는 것 같은 통증을 느끼면 멈춘다. 근육을 5~10초 동안 이완시킨다.

발을 벽에 밀어붙이면서 오른쪽 무릎을 조심스럽게 바닥으로 밀어붙여 5~10초 동안 저항한다. 근육을 5~10초 동안 이완시킨다.

새로운 종료 점에 도달할 때까지 팔을 계속해서 똑바로 함으로써 스트레칭을 더욱 시킨다. 또한 오른쪽 무릎을 미끄러뜨려 벽에 더 접근시킬 수도 있다.

2~3회 반복한다.

흔히 있는 잘못

- 복근을 조이지 못하여 허리가 아치모양이 되게 한다.
- 엉덩관절을 굽히고 이 때문에 스트레칭을 감소시킨다.
- 무릎을 벽에 너무 가까이 접근시키면 너무 많은 힘이 생겨 등을 똑바르게 할 수 없게 한다.
- 시작자세에서 무릎을 충분히 굽히지 못한다.
- 뒷발이 벽을 타고 옆으로 미끄러져 내려가게 한다.

논평

이 운동 중 또는 운동 후에 등이 아픈 경우는, 잠시 이전 운동을 시도해 볼 수 있다.
무릎이 아픈 경우는 바닥에 베개를 놓는다.

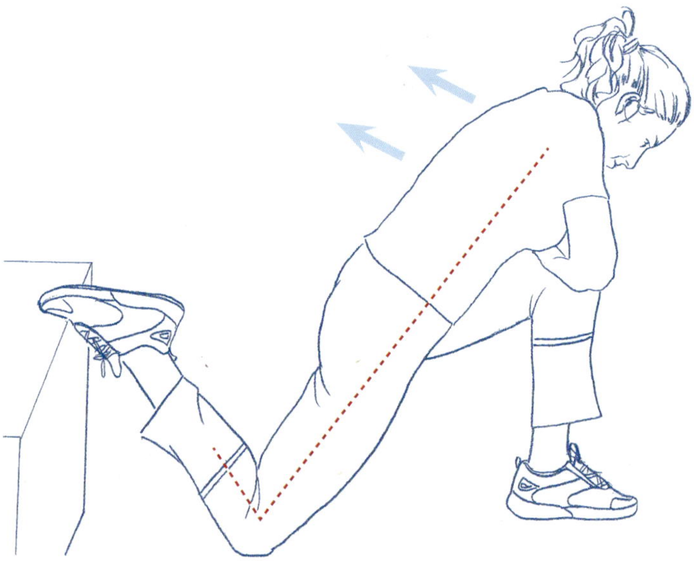

넓적다리와 몸통은 일직선이 되어야 할 것이다. 복근을 조이고 팔을 편다. 등이 아치형으로 되거나 엉덩관절을 굽히는 것을 피한다.

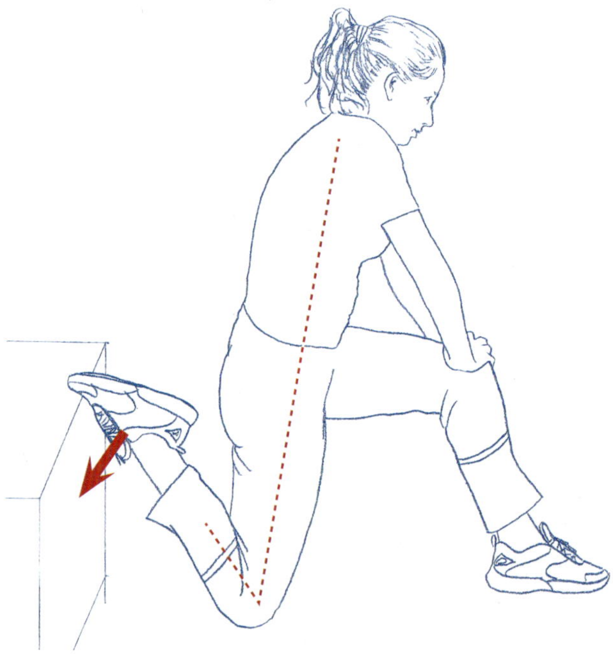

발을 조심스럽게 벽에 밀어붙여 저항한다.

넙다리곧은근(대퇴직근) (파트너 스트레칭)

RECTUS FEMORIS (PARTNER STRETCH)

넙다리곧은근을 올바르게 스트레칭하기 위해서는 벤치를 올바른 높이로 설치해야 한다.

키가 크고 유연성이 낮은 사람을 스트레칭하는 경우는, 보다 높은 벤치를 찾아내거나(체육관용 벤치를 사용하는 경우) 등받이를 올린다. 키가 작은 사람을 스트레칭하는 경우는 벤치의 높이를 낮출 필요가 있다. 가장 중요한 것은 시작자세에서든 또는 스트레칭 중이든 허리뼈가 아치모양으로 구부러지지 않아야 한다. 그림에서 보여주는 것처럼, 하퇴가 지면에 대해서 수직이 되도록 발을 위치시킨 상태에서 한쪽 발을 지면에 놓음으로써 과도한 스트레칭을 방지할 수 있다.

기법 TECHNIQUE

파트너에게 벤치 또는 유사한 평탄한 면에 엎드려 눕도록 요청한다. 오른쪽 다리를 스트레칭할 때는 하퇴가 지면에 대해 수직인 상태에서 왼발이 반드시 바닥에 확고하게 배치되도록 한다. 벤치의 왼쪽에 서서 파트너의 오른쪽 다리를 약간 여러분 쪽으로 움직여 위에서 바라볼 때 몸과 다리가 활(곡선)을 형성하도록 한다. 왼쪽 아래팔을 오른쪽 볼기근의 하부에 놓아 파트너의 엉덩관절을 고정한다. 서서히 압력을 올려, 엉덩관절이 신장되고 가급적이면 벤치에 직접 밀어붙여지도록 한다.

파트너의 허리뼈가 여전히 약간 만곡되어 있는지를 확인한다. 그렇지 않다면, 벤치의 높이를 낮추거나 왼발을 바닥에서 더 앞쪽으로 움직인다. 다음으로 파트너의 오른쪽 다리를 벤치에서 살짝 굽혀 오른쪽 어깨에 놓는다. 벤치에서 오른손으로 상체를 지지하면서 몸통을 점진적으로 굽혀 무릎관절의 굽힘을 증가시킨다.

넓적다리의 앞부분이 약간 신장되면 알리도록 파트너에게 요청하고 그 위치에서 5~10초 동안 쉬게 한다. 다음으로, 파트너에게 무릎을 벤치에 점진적으로 밀어붙여 무릎관절을 5~10초 동안 점진적으로 스트레칭하도록 요청한다. 그 다음에, 파트너에게 5~10초 동안 쉬도록 요청한다. 넓적다리는 최초의 자세보다도 적게 스트레칭이 된 것처럼 느껴져야 할 것이다. 근육이 다시 신장될 때까지 무릎관절을 계속해서 더 굽힌다.

이 순서를 2~3회 반복한다.

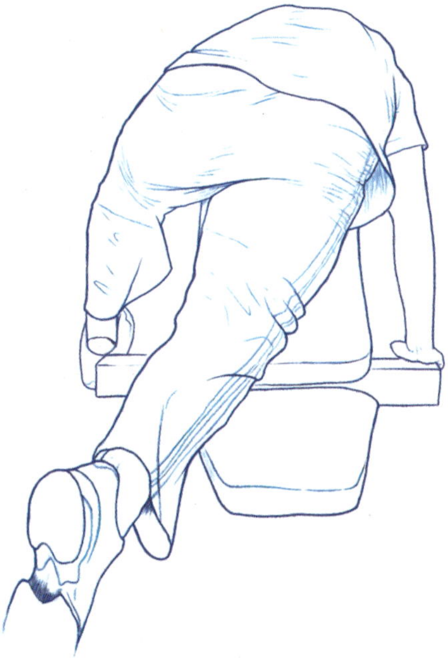

발과 펴진 다리의 하부가 바닥에 있는 발과
반드시 일직선에 있도록 한다. 이와 같이 하여
몸은 호(arc)를 형성하고 이것은 스트레칭의 효율을 높인다.

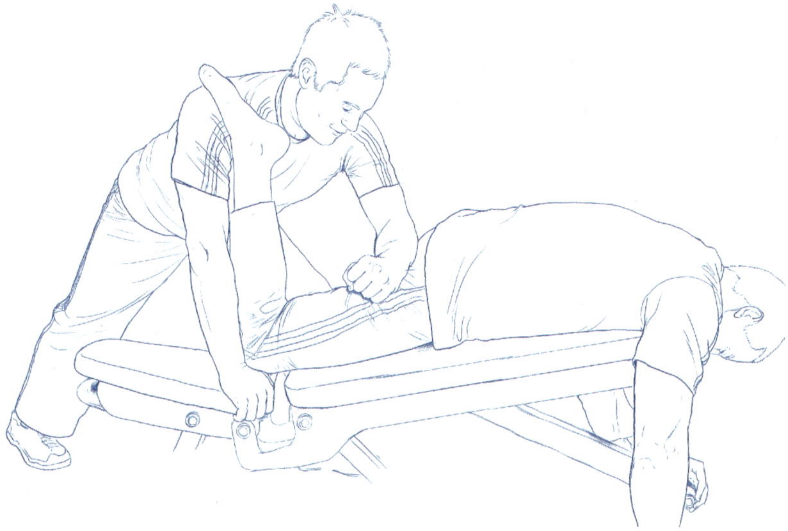

왼쪽 아래팔로 관절 위에 똑바르게 댄 상태에서
파트너의 엉덩관절을 밀어 고정한다.
오른손으로 벤치를 꽉 잡아 자신의 등의 긴장을 완화시킨다.
파트너의 오른발과 하퇴는 오른쪽 어깨에 얹혀 있어야 하고
왼쪽 하퇴는 바닥에 대해서 완전히 수직이어야 한다.

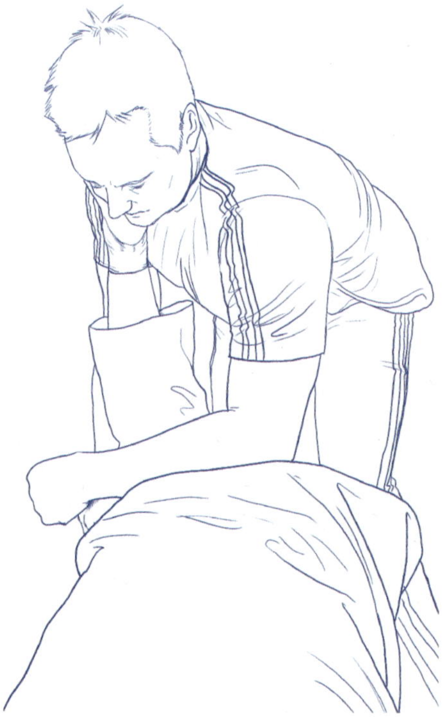

또 한쪽의 팔로 압력을 유지하면서 발꿈치가 넓적다리 위에서
똑바르게 되게 한다.

넙다리곧은근(대퇴직근) (공 버전)

RECTUS FEMORIS (BALL VERSION)

엎드려서 넓적다리 앞부분의 위 절반에 공을 놓는다. 압통부위를 찾아서 그곳에 머무른다.

배를 조여 양 팔꿈치를 집고 자기 자신을 살짝 들어 올린다.

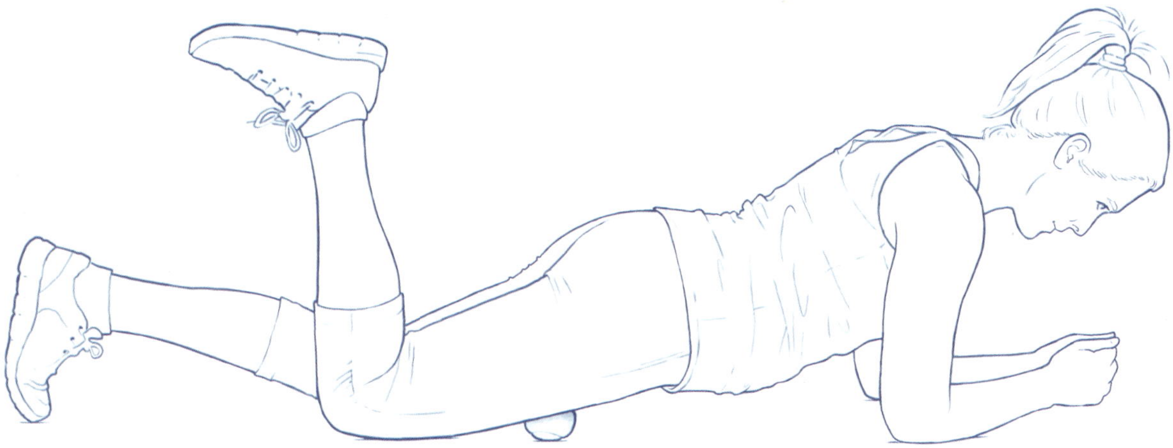

목표로 하는 다리의 무릎을 약 90°로 굽힌다.

넙다리근막긴장근(대퇴근막장근)

TENSOR FASCIAE LATAE

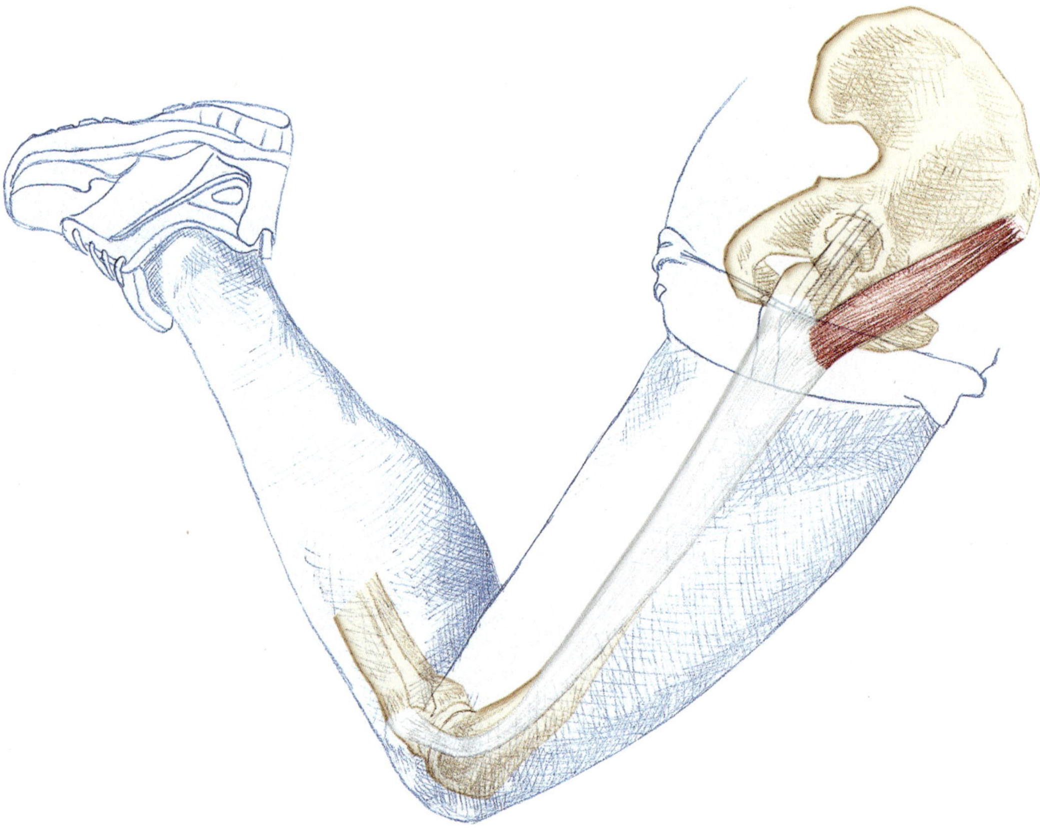

이 운동은 넙다리곧은근의 무릎 꿇기 운동과 유사하다. 그러나 이 운동에서는 상체와 다리가 활의 형태를 이루고 있다. 허리가 아치모양이 되거나 엉덩관절을 굽히는 것을 방지하기 위해 복근이 조인 상태를 유지한다는 것을 잊지 말아야 한다.

근육에 관한 정보 MUSCLE FACTS

넙다리근막긴장근은 엉덩관절 바깥쪽 앞에서부터 시작하여 아래쪽으로 뻗고 강한 힘줄로 넓적다리 바깥쪽에 부착한다. 이 힘줄 즉 엉덩정강근막띠(장경인대 ; iliotibial tract)는 정강뼈 상부에 부착하기 전에 무릎 바깥쪽을 지나 계속해서 아래로 내려간다. 넙다리근막긴장근은 엉덩관절을 굽혀 다리를 옆으로 신장시킨다. 그 힘줄은 무릎 아래에 부착하기 때문에 무릎을 똑바르게 하는 데 도움이 된다.

긴장의 원인

장시간 앉아 있거나, 달리거나, 하이킹을 하거나 자전거 타기를 하는 것은 모두 이 근육을 단축시킬 수 있다.

긴장의 증상

- 엉덩관절(탄발성 엉덩관절; snapping hip)과 넓적다리 바깥쪽의 통증
- 무릎 바깥쪽(러너의 무릎)과 무릎뼈 주위의 통증
- 허리의 통증(쑤시고 아픔)

주의사항

스트레칭 중에 허리 또는 무릎에 통증이 있으면 이 운동을 피한다.

기법 TECHNIQUE

시작자세는 넙다리곧은근을 스트레칭하기 위해 사용되는 시작자세와 비슷한다. 그러나 이 운동에서는 상체와 다리를 활처럼 만들려고 시도한다. 발끝이 벽에 접촉한 상태에서 벽을 등지고 무릎을 꿇는다. 전체 발이 바닥에 닿고 정강이가 수직이 되도록 왼쪽 다리를 앞으로 가져온다. 몸을 앞으로 기울여 왼쪽 넓적다리에 올려놓는다. 오른쪽 무릎을 벽을 향해서 뒤로 미끄러뜨리고 오른발을 벽을 따라 위로 올린다. 무릎이 90°로 굽혀질 때 멈춘다.

다음으로, 발을 벽을 따라 왼쪽으로 12 인치(30 cm) 미끄러뜨린다. 복근을 조이고 양손을 왼쪽 무릎 위에 놓는다. 상체를 왼쪽으로 약간 굽혀서 다리로 활 모양을 만든다. 이것으로 시작자세에 도달한 것이다.

천천히 양팔을 똑바로 펴서 5~10초 동안 스트레칭을 한다. 허리를 아치모양으로 하거나 엉덩관절을 굽히지 않는다. 넓적다리 바깥쪽에 찌르는 것 같은 통증(sting)을 느낄 때까지 계속한다. 근육을 5~10초 동안 이완시킨다.

발을 벽에 밀어붙이면서 오른쪽 무릎을 조심스럽게 바닥으로 밀어붙여 저항한다. 근육을 5~10초 동안 이완시킨다.

새로운 종료 점에 도달할 때까지 등을 아치모양으로 하거나 엉덩관절을 굽히지 않고 계속해서 양팔을 똑바르게 함으로써 스트레칭을 더욱 시킨다.

2~3회 반복한다.

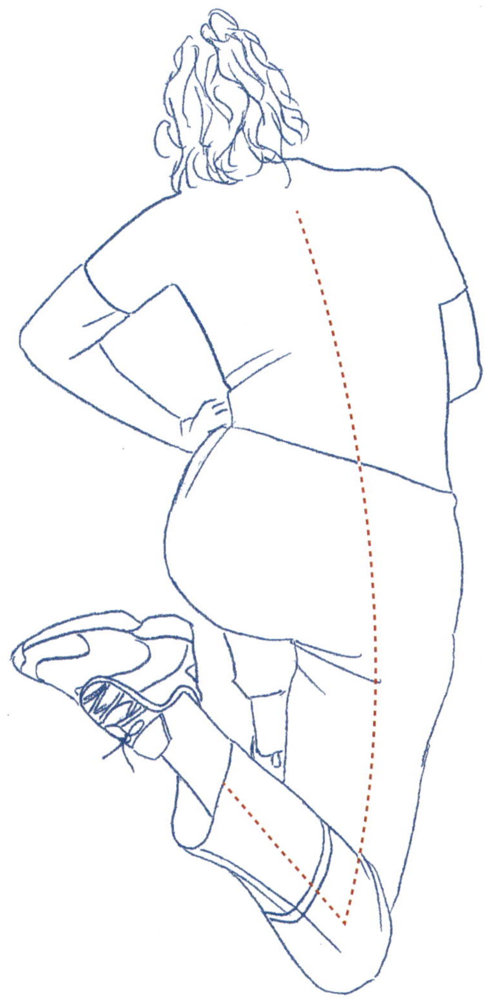

상체와 넓적다리는 하퇴가 안쪽으로 구부러져 활 모양이 되어야 할 것이다.

흔히 있는 잘못

- 다리와 상체를 일직선으로 미는 것이 아니라 허리의 아치를 크게 한다.
- 근육을 신장시키는 대신에 엉덩관절을 굽혀 근육이 단축되도록 강제한다.
- 다리와 상체가 활 모양을 하고 있어 올바른 시작자세를 취할 수 없다.
- 무릎을 충분히 굽히지 않는다.

논평

근육의 스트레칭을 느끼지 못하는 경우는 무릎이 벽에서 너무 멀리 떨어져 위치하여 있을지도 모른다. 시작자세에서 각도를 줄인다.

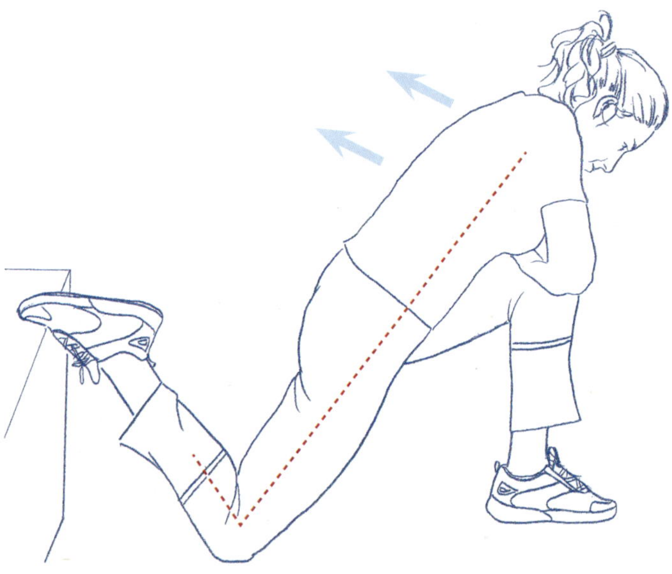

넓적다리와 몸통은 일직선이 되어 있어야 할 것이다.
복근을 조여서 양팔을 똑바르게 한다.
등을 아치모양으로 굽히거나 엉덩관절을 굽히는 것을 피한다.

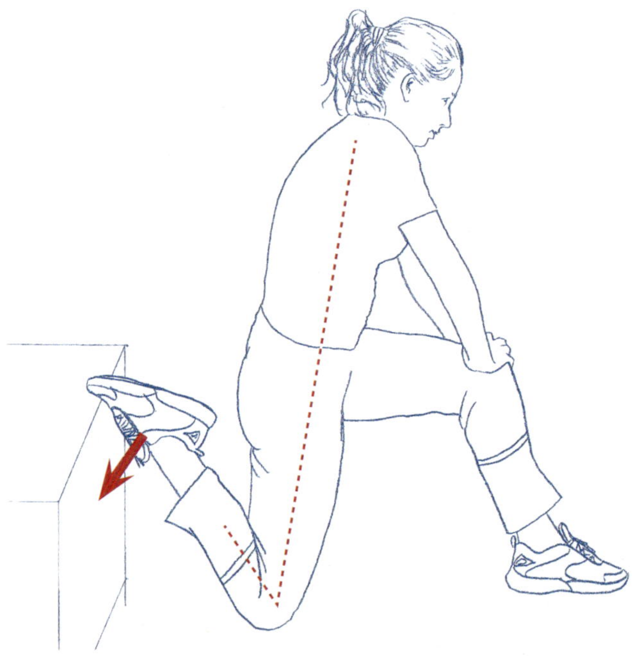

발을 벽에 조심스럽게 밀어붙여 저항한다.

넙다리근막긴장근(대퇴근막장근) (공 버전)

TENSOR FASCIAE LATAE (BALL VERSION)

팔꿈치를 바닥에 대고 엎드려 눕는다. 공을 바닥과 목표로 하는 근육 사이, 볼기뼈의 앞면 바로 아래에 놓는다. 몸의 절반이 옆으로 되도록 하여 몸을 약간 돌려 아픈 부위를 찾는다.
아픈 부위를 발견하면, 통증이 상당히 감소될 때까지 그곳에 머무르고 그 후 압력을 높인다.

이 순서를 2~3회 반복한다.
마지막 회에는 이전에 아팠던 부위에 어떤 통증도 느끼지 않아야 한다.

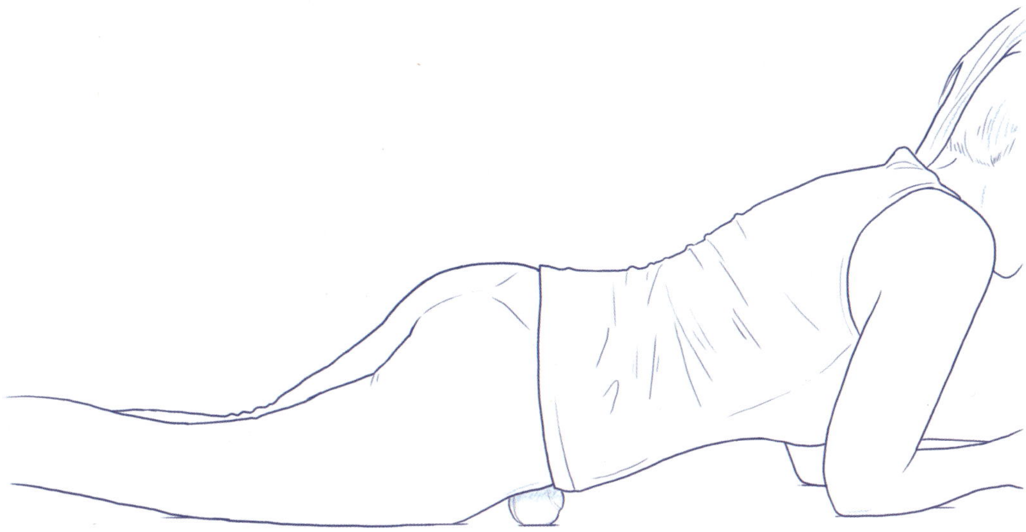

122 페이지의 그림을 주의 깊게 조사하여 올바른 근육을 목표로 하고 있는지 확인한다.
이 세션 중에 공이 제자리에 있게 하기 위해,
공을 피부와 옷 사이에 둘 수 있다.

뒤넙다리근 HAMSTRINGS

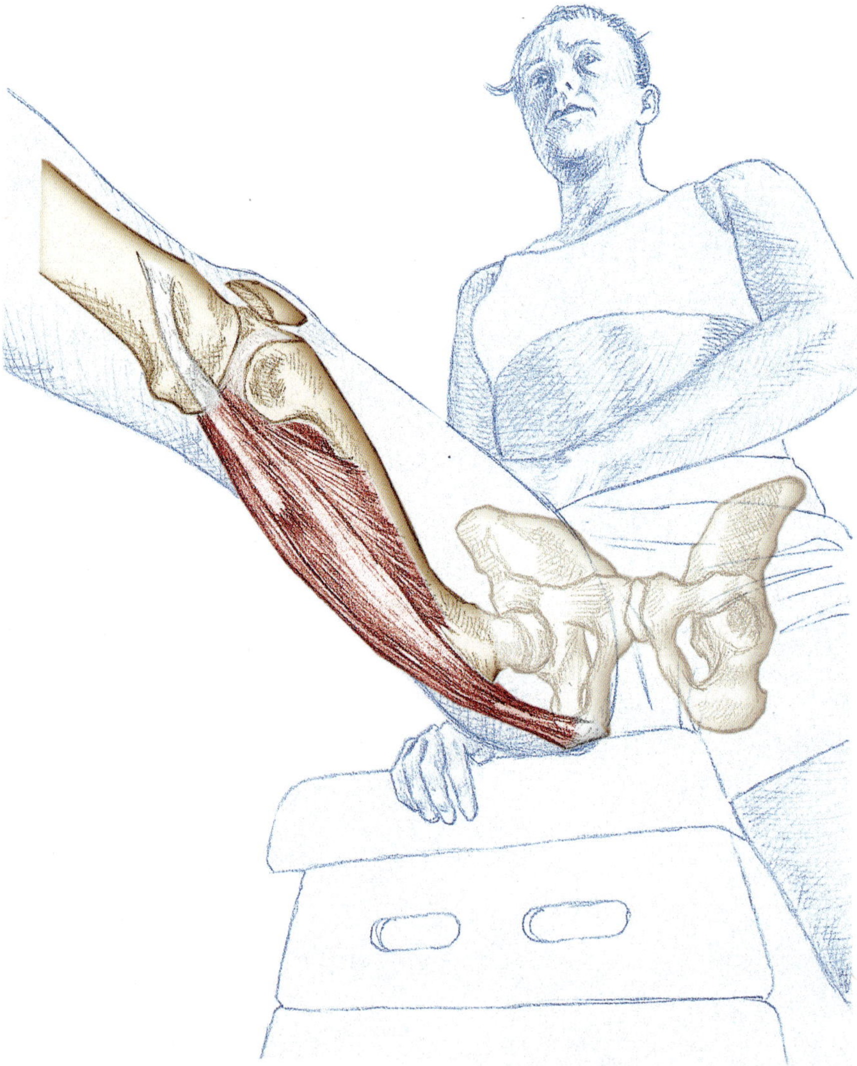

넓적다리 뒷부분의 스트레칭을 잘 하려면 두 가지 조건이 있어야 한다.
첫 번째, 허리를 크게 아치모양으로 해야 한다. 허리를 구부리면 근육의 스트레칭을 감소시킨다.
두 번째로, 발이 벤치 위에 있는 것이 아니라 가장자리의 바깥에 있어야 한다. 발이 벤치 위에 있는 경우는 종아리의 유연성에 의해 제한될지도 모른다.

종아리를 운동에서 더욱 제외시키기 위해서는 발끝을 가리킨다. 벤치에서 벗어나 있는 다리는 허리의 아치를 증가시키는 데 도움이 되고, 이것에 의해 뒤넙다리근의 스트레칭을 증가시킨다는 것을 잊지 말아야 한다.

왼쪽 다리가 가능한 한 멀리 뒤로 당겨지는지 확인한다.

근육에 관한 정보 MUSCLE FACTS

넓적다리 뒤의 근육은 주로 4개의 개별 근육으로 구성되어 있다. 이것들 중 3개는 엉덩이의 궁둥뼈(좌골)에서 시작되고 1개는 넙다리뼈의 뒤쪽에서 시작된다. 이것은 모두 하퇴의 윗부분에 부착한다. 뒤넙다리근은 무릎관절을 굽히고 엉덩관절을 펴며, 엉덩관절을 뒤쪽으로 기울어지게 하여 허리의 아치를 감소시킨다.

긴장의 원인

많이 앉아 있거나 일반적으로 활동을 하지 않으면 뒤넙다리근은 단축될 수 있다. 달리기, 스키타기, 축구 및 하키와 같은 스포츠도 또한 뒤넙다리근을 단축시킨다.

긴장의 증상

- 허리의 오래 지속되는 둔한 통증 또는 통증
- 앞쪽으로 굽히는 것에 어려움이 있다.
- 단축된(효율이 낮은) 걷기 또는 달리기의 보폭

긴장은 넓적다리 뒤쪽의 경련 위험성을 높일 수 있다.

유연성 검사

두 다리를 완전히 똑바로 유지하여 반듯이 눕는다. 한쪽 다리를 바닥에 수직이 될 때까지 천장을 향해 들어 올린다. 엉덩관절이 90° 각도에 도달할 수 있어야 한다.

주의사항

스트레칭 중에 등이나 무릎뼈 주위에 통증이 있는 경우, 또는 아킬레스힘줄의 스트레칭만을 느끼는 경우는 이 운동을 피한다.

기법 TECHNIQUE

벤치 또는 이와 유사한 것에 앉는다. 팔걸이가 없는 2개의 의자가 기능을 잘한다.

오른쪽 다리 전체가 벤치 표면에 얹히도록 앉는다. 오른발이 가장자리의 바깥쪽에 놓여 있는지를 확인한다. 한쪽 손을 무릎 밑에 놓아 오른쪽 다리가 반드시 약간 굽어져 있게 한다. 왼발을 가능한 한 뒤에 놓는다(넓적다리의 앞쪽에 스트레칭을 느낄 때까지 움직인다).
왼발이 바닥에 고정되었는지 확인한다.

복근을 조여 똑바로 앉아서 허리의 아치를 크게 하도록 시도한다. 마음 놓고 손으로 벤치를 잡아도 괜찮다.

이것으로 시작자세에 도달한 것이다.

넓적다리 뒤쪽에 약간의 찌르는 것 같은 통증이 느껴질 때까지 상체를 앞쪽과 아래로 천천히 움직여 스트레칭을 한다. 근육을 5~10초 동안 이완시킨다.

오른쪽 다리를 5~10초 동안 조심스럽게 벤치에 밀어붙여 저항한다. 근육을 5~10초 동안 이완시킨다.

새로운 종료 점에 도달할 때까지 상체를 앞쪽과 아래로 계속해서 뻗음으로써 스트레칭을 더욱 시킨다.

2~3회 반복한다.

흔히 있는 잘못

- 앞쪽과 아래로 스트레칭할 때 엉덩이 대신 등을 굽힌다.
- 앞으로 기울이면서 무릎의 굽힘을 크게 한다.
- 수동적인 다리를 충분히 뒤로 위치시킬 수 없다.

논평

여전히 뒤넙다리근보다 종아리에 더 많은 스트레칭이 느껴진다면, 시작자세에서 스트레칭하는 다리의 무릎을 더 굽히도록 시도한다.

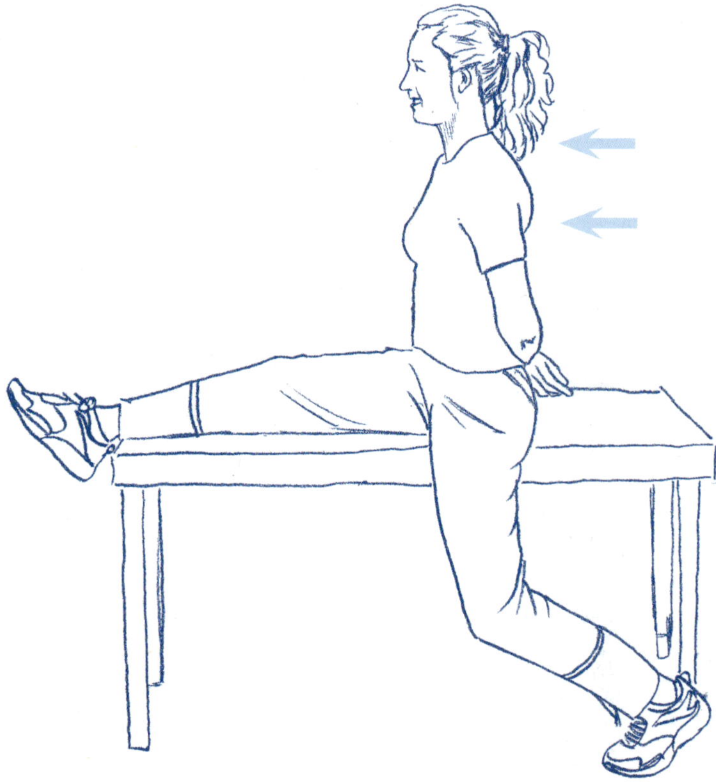

왼쪽 다리를 가능한 한 뒤에 놓는다.
상체를 들어 올려서 복근을 조인다.
아치를 유지하면서 상체를 앞으로 기울인다.
마음 놓고 손가락 끝을 벤치에 놓고
지지해도 괜찮다.

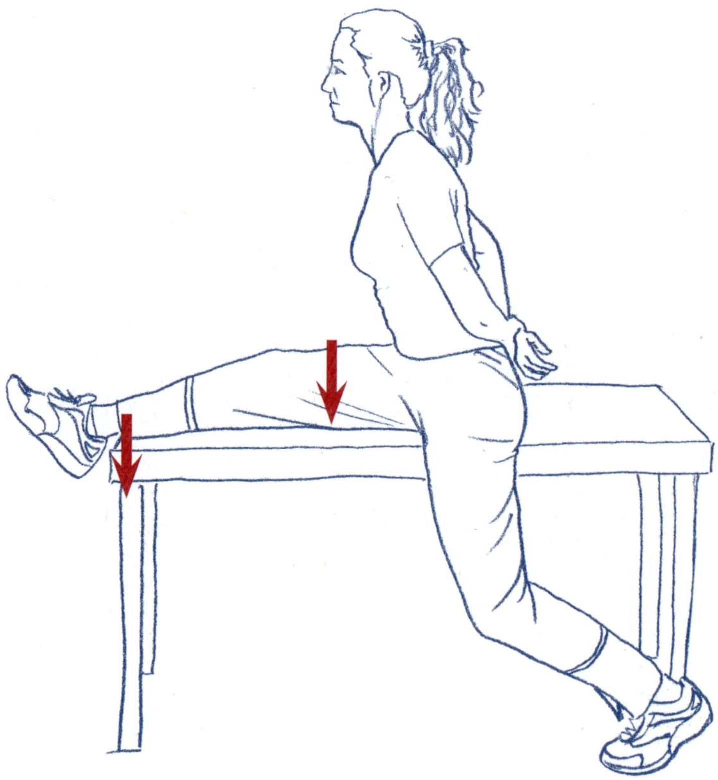

상체를 움직이지 않고 발과 넓적다리를
벤치에 밀어붙여 저항한다.

뒤넙다리근 (파트너 스트레칭 버전 1)

HAMSTRINGS (PARTNER STRETCH VERSION 1)

이 스트레칭은 바닥 또는 벤치의 어느 곳에서나 시행할 수 있다. 벤치를 사용하는 경우, 벤치가 파트너에 대해 스트레칭을 수행하기 어렵게 할 정도로 높지 않아야 한다.

이 버전에서는 다리를 똑바로 한 상태로 하면, 보통 무릎관절과 종아리에서 스트레칭이 더 잘 느껴진다. 이와는 대조적으로 굽은 다리 버전(다음에서 보여준다)은 넓적다리 뒤쪽의 중앙을 스트레칭한다. 변형된 방법을 차례로 시행하면 매우 좋은 결과가 얻어진다.

기법 TECHNIQUE

파트너는 벤치 또는 다른 평탄한 표면 위에 반듯이 눕는다. 스트레칭하려고 하는 다리의 반대쪽에 선다. 파트너의 오른쪽 다리를 들어 올려 종아리 아랫부분을 여러분의 왼쪽 어깨에 댄다. 발목 또는 발꿈치를 어깨에 기대는 것을 피한다. 이것은 발이 뒤쪽으로 굽히기 쉬워지게 하여 넙다리 뒤근이 아니라 장딴지근(비복근)의 스트레칭을 야기한다.

파트너의 왼쪽 다리를 여러분의 왼쪽 넓적다리 앞부분으로 고정하고 파트너의 무릎뼈 바로 위의 오른쪽 넓적다리 위에 양손을 놓는다. 이번에는 무릎관절을 완전히 신장시키지 않고 넓적다리를 여러분 앞으로 당겨 오른쪽 다리의 무릎관절을 신장시킨다.

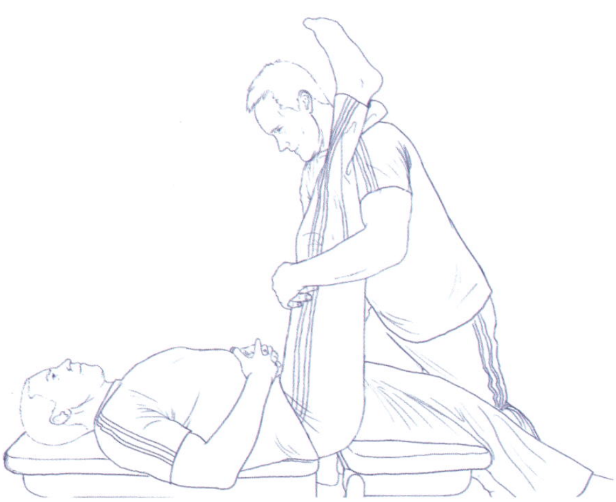

무릎관절의 각도는 스트레칭 중에 증가해서는 안 된다. 스트레칭 내내 동일한 각도로 유지되어야 한다.

파트너의 같은 쪽 어깨 방향에 있는 다리를 움직여 스트레칭을 시작한다. 넓적다리의 뒤쪽에 가벼운 스트레칭이 느껴지면 멈추도록 말해달라고 파트너에게 요청한다. 그 위치에서 5~10초 동안 쉰다. 다음으로 파트너에게 다리를 어깨를 향해 5~10초 동안 점진적으로 밀어내려 그것에 대항하도록 요청한다. 5~10초 동안 이완시킨 다음에 다리를 같은 쪽 어깨를 향해 더 멀리 움직여 스트레칭을 증가시킨다.

이 순서를 2~3회 반복한다.

논평

- 스트레칭 중에 무릎관절이 굽혀지지 않도록 한다.
- 스트레칭이 넓적다리 뒤쪽보다는 무릎과 하퇴에서 더 느껴지는 것은 드문 일이 아니다.

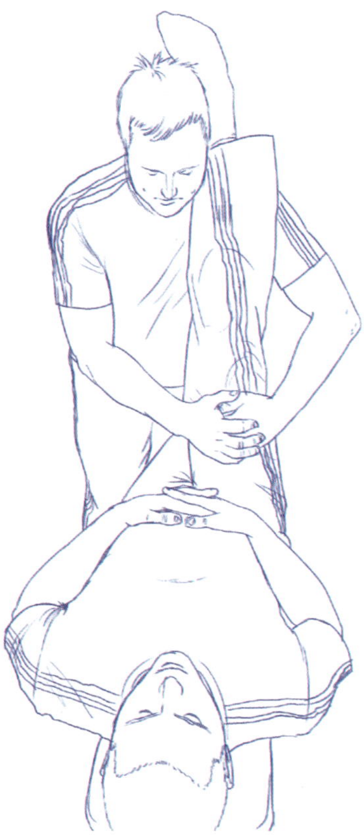

파트너의 다리를 같은 쪽 어깨를 향하게 한다. 변형된 방법으로서 뒤넙다리근의 바깥쪽 부분을 잘 스트레칭시키기 위해 또 한쪽의 어깨로 더 향하게 하도록 할 수 있다.

뒤넙다리근 (파트너 스트레칭 버전 2)

HAMSTRINGS (PARTNER STRETCH VERSION 2)

이 스트레칭은 바닥 또는 벤치의 어느 것에서나 수행할 수 있다. 높은 벤치를 사용하는 경우, 파트너에게 스트레칭을 수행하기 어렵게 할 만큼 높게 하지 않는다.

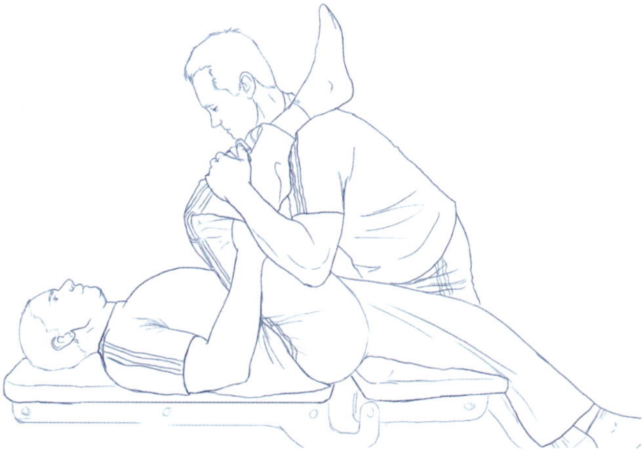

전체 운동 중에 파트너가 무릎의 움푹 꺼진 부분을 계속해서 잡고 있는지 확인한다.

기법 TECHNIQUE

파트너는 벤치 또는 기타 평탄한 면에 등을 대고 눕는다. 스트레칭을 하려고 하는 다리의 반대쪽에 선다. 파트너에게 오른쪽 무릎의 움푹 꺼진 부분을 잡게 하고 스트레칭 내내 그곳을 잡도록 요청한다.

파트너의 왼쪽 다리를 여러분의 왼쪽 넓적다리 앞부분으로 고정하고 파트너의 오른쪽 다리를 들어 올려 오른쪽 종아리 아랫부분을 어깨에 댄다. 발목 또는 발꿈치를 어깨에 대지 않도록 한다. 이렇게 하면 발을 뒤쪽으로 굽히기 쉬워지게 하여 뒤넙다리근이 아니라 장딴지근(비복근)의 스트레칭을 야기한다.

다음으로, 오른쪽 종아리 하부를 어깨로 눌러 뒤넙다리근이 신장되도록 하여 파트너의 무릎관절을 스트레칭한다. 넓적다리 뒤쪽에 온화한 스트레칭이 느껴지면 파트너에게 중지할 것을 알려주도록 요청한다. 5~10초 동안 쉰다. 다음으로, 파트너에게 발꿈치를 어깨를 향해 5~10초 동안 밀어내리도록 요청한다. 5~10초 동안 이완시킨 다음에 무릎관절을 더욱 똑바르게 하여 스트레칭을 증가시킨다.

이 순서를 2~3회 반복한다.

이 변형된 방법은 보통 버전 1의 사례보다도 넓적다리의 뒤쪽에서 더 많이 느껴진다.

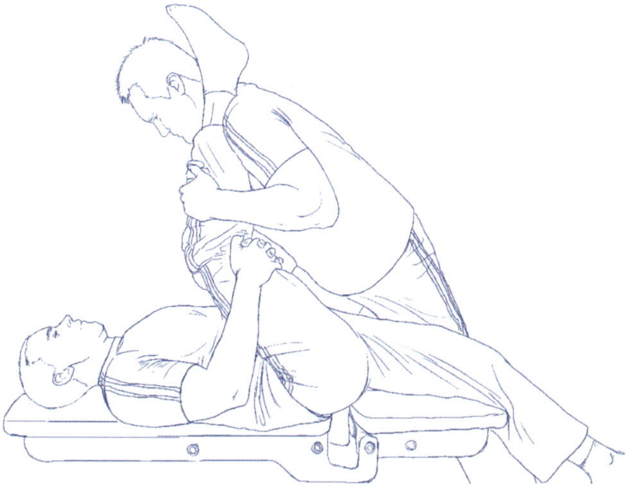

스트레칭을 조심스럽게 증가시킨다. 그렇지 않으면, 파트너가 매우 불편해질 수 있다.

뒤넙다리근 (공 버전) HAMSTRINGS (BALL VERSION)

바닥에서 하는 변형된 방법 Floor Variation

바닥에 앉아, 왼쪽 다리를 굽히고, 왼발을 바닥에 평탄하게 놓으며 오른쪽 다리를 편 상태에서 공을 오른쪽 넓적다리 아래의 바닥에 놓는다. 공을 넓적다리의 상반부에 대는 것부터 시작한다. 압통점(tender spot)을 찾아 그곳에 머무른다. 다리를 스트레칭하거나 상체를 살짝 앞쪽으로 기울여서 압력을 증가시킨다. 공을 움직이지 않도록 유지하는 것이 어려운 경우는 손으로 잡거나 피부와 옷 사이에 넣는다. 통증이 다리 전체에 예리하게 방산한다면 멈춘다. — 궁둥신경(좌골신경)을 건드린 것이다.

의자에서 하는 변형된 방법 Chair Variation

이 운동은 하나 또는 두 단계로 시행할 수 있다(그림 참조). 양 발을 지면에 놓고 의자에 앉아 공을 넓적다리 상반부 아래에 놓는다. 압통점을 찾아서 그곳에 머무른다. 압력을 높이려면 다리를 온화하게 똑바르게 한다. 통증이 다리 전체에 예리하게 방산한다면 멈춘다. — 궁둥신경(좌골신경)을 건드린 것이다.

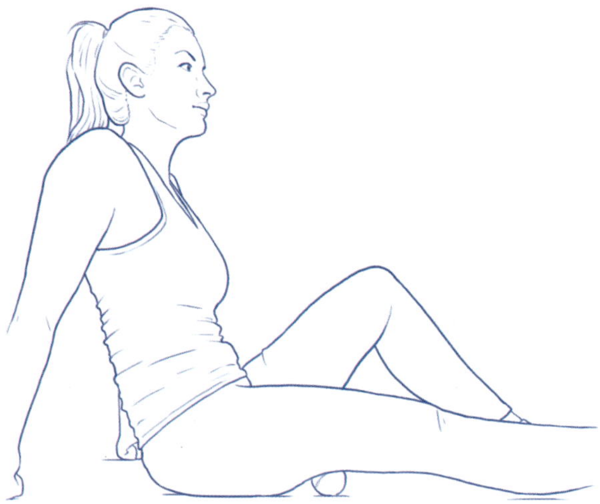

넓적다리 아래의 바닥에 공을 놓는다.

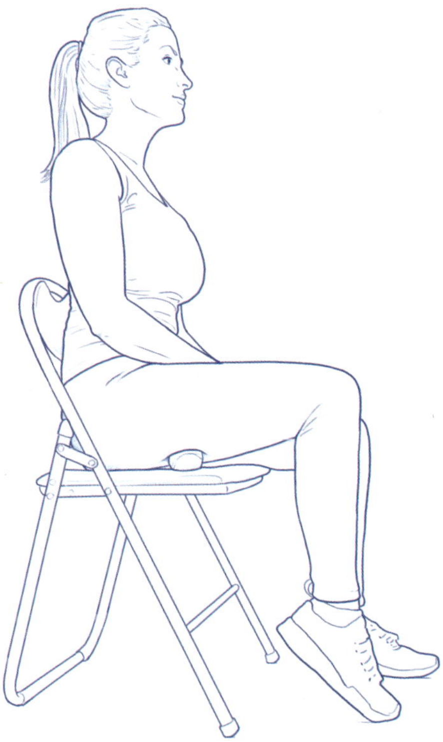

1단계 : 굽혀진 다리

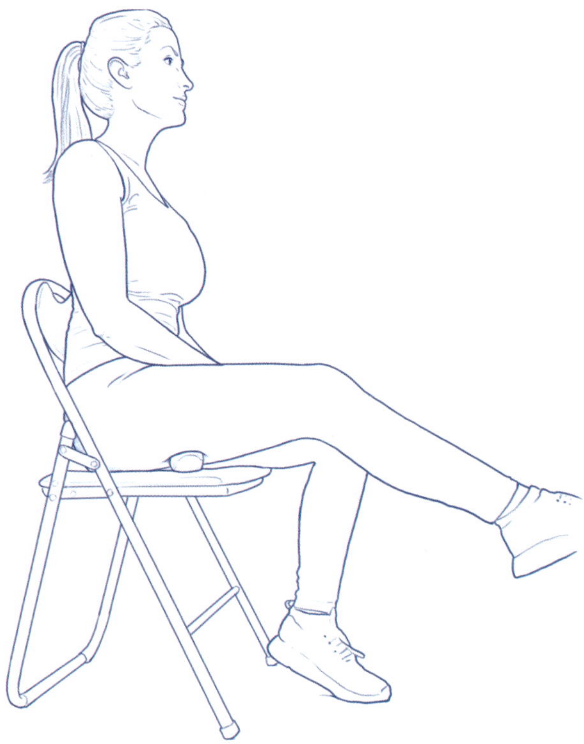

2단계 : 똑바른 다리

두덩근의 긴모음근, 및 짧은모음근
(치골근의 장내전근 및 단내전근)
PECTINEUS ADDUCTOR LONGUS, AND ADDUCTOR BREVIS (SHORT ADDUTORS)

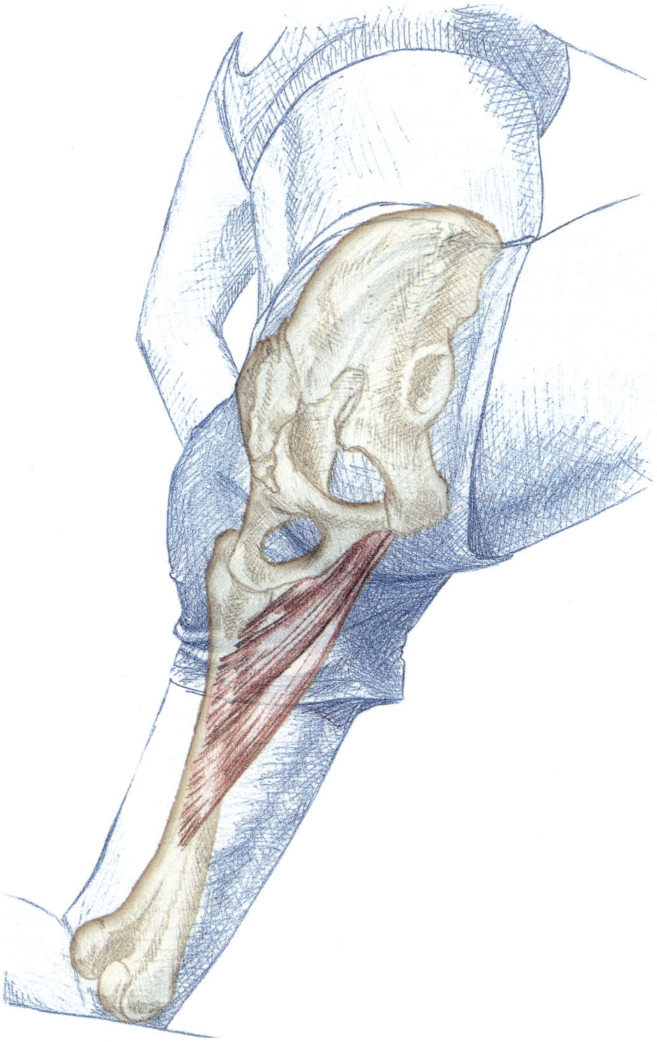

근육에 관한 정보 MUSCLE FACTS

짧은모음근은 3개의 근육으로 구성되어 있다. 이 근육들은 두덩뼈(치골) 앞에서 시작되어 넓적다리 안쪽을 뻗어 내려가고 넙다리뼈(대퇴골)의 뒤에 부착한다. 짧은모음근은 두 다리를 서로 접근시켜 두 다리를 바깥쪽으로 회전시킨다. 이것은 또한 엉덩관절이 앞쪽으로 기울어지게 하여 허리의 아치를 크게 하는 것을 돕는다.

긴장의 원인

너무 많이 앉아 있거나 일반적으로 활동을 하고 있지 않는 경우, 근육의 긴장이 일어난다. 이 모음근은 하키, 축구 및 승마와 같은 스포츠에 의해 단축될 수도 있다.

긴장의 증상

● 허리의 오래 지속되는 둔한 통증 또는 통증

모음근이 단단한 경우, 샅굴부위(서혜부) 근육을 당길 위험성이 커진다.

주의사항

스트레칭 중에 무릎 또는 허리에 통증이 있는 경우는 이 운동을 피한다.

넓적다리 안쪽에 있는 근육은 매우 민감한 일이 많기 때문에, 이러한 간단한 워밍업 운동을 권장한다. 이것은 이 근육들을 올바르게 스트레칭할 수 있도록 올바른 근육을 찾아내는 것을 도울 것이다. 왼쪽 다리는 어디까지 스트레칭을 하는가를 포함하여 이 운동 전체를 조절한다. 오른쪽 다리가 이완하고 있는 동안에 왼쪽 다리가 기능을 하는지를 확인한다.

짧은모음근을 스트레칭하기 전에 워밍업을 한다.

넓적다리 안쪽의 근육은 어느 정도 민감할 수 있기 때문에, 이 근육들을 스트레칭하기 전에 이 워밍업 운동을 한다.

시작자세로 선다. 오른쪽 다리를 사용하여 좌우로 흔든다. 넓적다리 안쪽과 볼기근육을 번갈아 사용한다.

워밍업이 느껴질 때(몸이 따뜻해지면) 스트레칭을 시작한다.

기법 TECHNIQUE

바닥에 무릎을 꿇는다. 왼쪽다리를 옆으로 내밀어 발을 바닥에 놓는다. 오른쪽 넓적다리와 왼쪽 넓적다리가 직각을 형성하는지 확인한다. 왼발은 왼쪽 무릎과 같은 방향을 가리켜야 한다.

왼쪽 무릎이 직각을 이루도록 굽혀지고 오른쪽 엉덩관절이 열려 있는지 확인한다. 복근을 조여 오른쪽 엉덩관절을 굽히지 않고 허리의 아치를 약간 감소시킨다. 상체는 완전히 직립이 되어야 한다.

이것이 시작자세이다.

왼쪽 무릎을 조심스럽게 굽히고 오른쪽 넓적다리 안쪽에 약간의 찌르는 것 같은 통증이 느껴질 때까지 오른쪽 무릎을 오른쪽으로 눌러 5~10초 동안 스트레칭한다.
이 근육을 5~10초 동안 이완시킨다.

오른쪽 무릎을 조심스럽게 왼쪽으로 5~10초 동안 눌러 저항한다. 이 근육을 5~10초 동안 이완시킨다.

왼쪽 무릎을 계속해서 굽히고 새로운 종료 점에 도달할 때까지 오른쪽 무릎을 오른쪽으로 눌러 스트레칭을 더욱 시킨다.

2~3회 반복한다.

흔히 있는 잘못

- 엉덩관절을 굽힌다.
- 허리를 지나치게 아치모양으로 굽힌다.
- 왼발을 지나치게 몸에 접근시킨다.

논평

더 유연해짐에 따라 왼발을 시작자세에서 멀리 떨어져 놓는다. 무릎이 아프면 무릎 밑에 베개를 놓는다. 허리에 통증을 느끼는 경우는 복근을 조인다.

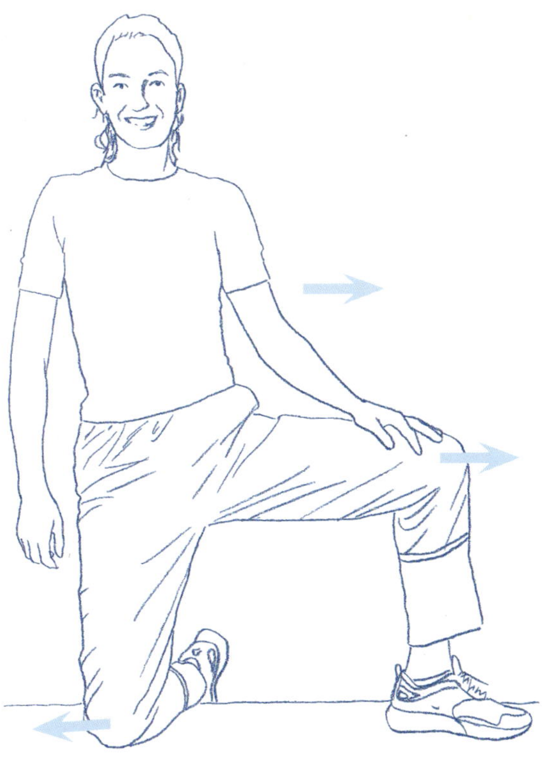

상체를 들어 올려 복근을 조인다.
왼쪽 다리를 조심스럽게 굽혀 왼쪽 무릎을 옆으로 내민다.

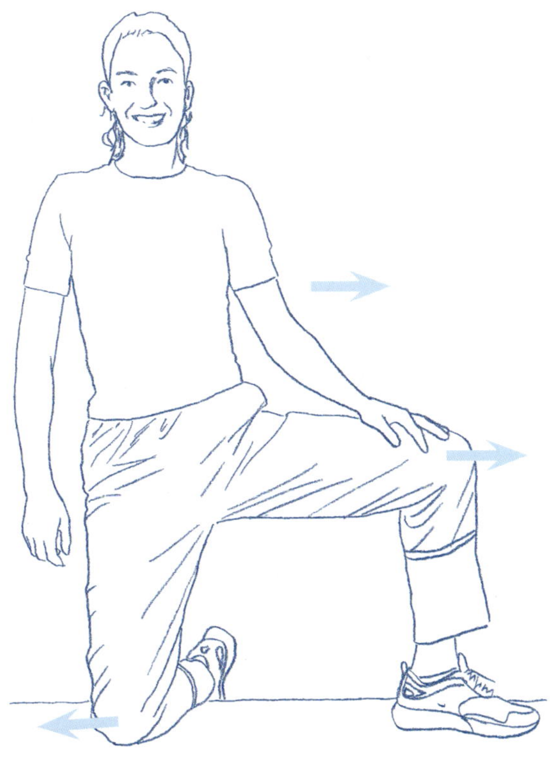

실제로는 몸을 움직이지 않고
오른쪽 무릎을 왼쪽으로 눌러 저항한다.

모음근군(내전근군) (파트너 스트레칭 버전 1)

ADDUCTORS (PARTNER STRETCH VERSION 1)

이 변형된 방법(variation)은 주로
짧은모음근의 뒷부분(큰모음근, 뒷부분)을 다룬다.

기법 TECHNIQUE

이 스트레칭은 그림에서 보여주는 것처럼 바닥 또는 벤치나 기타의 평탄한 면에서 수행할 수 있다. 여러분이 오른쪽 무릎을 바닥에 붙여 꿇고 스트레칭이 되지 않는 왼쪽 다리를 고정하고 있는 동안 파트너는 반듯이 누워 있다. 왼발을 파트너의 허리 높이에 놓는다. 파트너가 벤치 위에 누워 있는 경우, 파트너가 얼마나 뻣뻣하고 큰가에 따라 높이를 조정할 필요가 있을지도 모른다.

왼손으로 무릎을 잡으면서 파트너의 오른발을 넓적다리가 정확히 몸통과 만나는 왼쪽 넓적다리 위에 놓는다. 오른손으로 왼쪽 다리를 바닥에 고정한다. 파트너의 모음근(내전근)이 점진적으로 스트레칭될 때까지 왼쪽 엉덩관절을 앞으로 밀어 모음근을 편다. 그곳에 5~10초 동안 머무른다. 다음으로 파트너에게 발을 엉덩관절에 5~10초 동안 밀어붙여 그것에 대항하도록 요청한다. 5~10초 동안 쉬고 그 다음에 파트너의 발을 더 멀리 앞으로 밀어 스트레칭을 증가시킨다.

이 순서를 2~3회 반복한다.

논평

스트레칭 중에 파트너의 무릎을 많든 적든 바닥으로 향해 유도함으로써 스트레칭을 증가시키거나 감소시킬 수 있다.

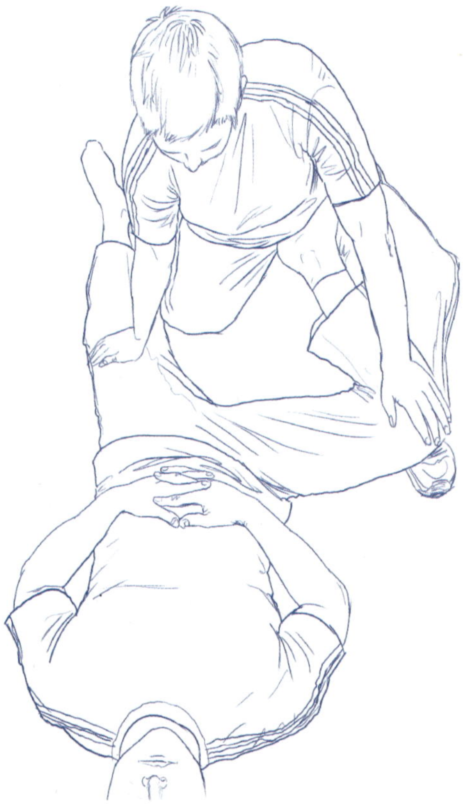

파트너의 무릎을 같은 쪽 어깨로 향하게 한다.

모음근군(내전근군) (파트너 스트레칭 버전 2)

ADDUCTORS (PARTNER STRETCH VERSION 2)

이 변형된 방법은 주로 짧은 모음근군인
긴모음근, 짧은모음근, 두덩근 및 큰모음근(앞부분)을
신장시킨다.

기법 TECHNIQUE

이 스트레칭은 그림에서 보여주는 것처럼 바닥 또는 벤치나 기타의 평탄한 면에서 수행할 수 있다. 시작자세는 버전 1의 시작자세와 유사하다. 왼발을 파트너의 오른쪽 무릎에 맞춰서 배치하고 다음으로 파트너의 오른발을 여러분의 오른발에 대어 그곳에 고정되도록 한다. 왼손을 파트너의 오른쪽 무릎에 놓고 오른손은 파트너의 왼쪽 엉덩관절 바로 위에 놓는다. 움직임 중에 몸이 구르는 것을 방지하기 위해 오른손이 볼기뼈의 앞 끝에 얹히게 해야 한다.

파트너가 근육에 가벼운 스트레칭을 느낄 때까지 오른쪽 무릎을 바닥을 향해 온화하게 눌러 스트레칭을 증가시킨다. 그곳에 5~10초 동안 머무른다. 파트너에게 무릎을 천장을 향해 5~10초 동안 위로 누른 다음 5~10초 동안 쉬도록 요청한다. 무릎을 바닥을 향해 너 멀리 아래로 눌러 스트레칭을 증가시킨다.

이 순서를 2~3회 반복한다.

논평

압력이 아프게 하거나 불쾌하게 느껴진다면, 파트너의 엉덩이와 손 사이에 타월을 놓는다.

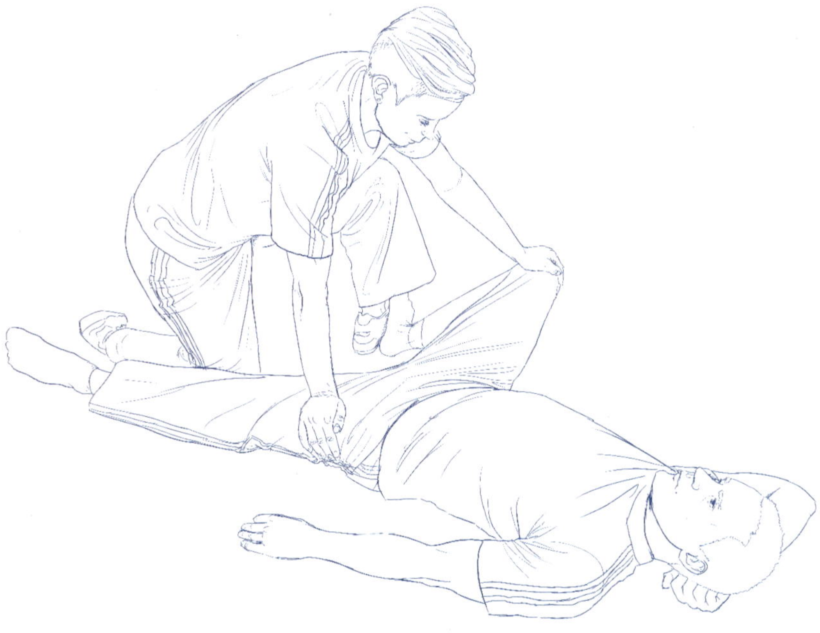

무릎을 바닥을 향해 누를 때는 매우 점진적으로 해야 한다.

두덩정강근(박근)
(긴모음근)
GRACILIS (LONG ADDUCTOR)

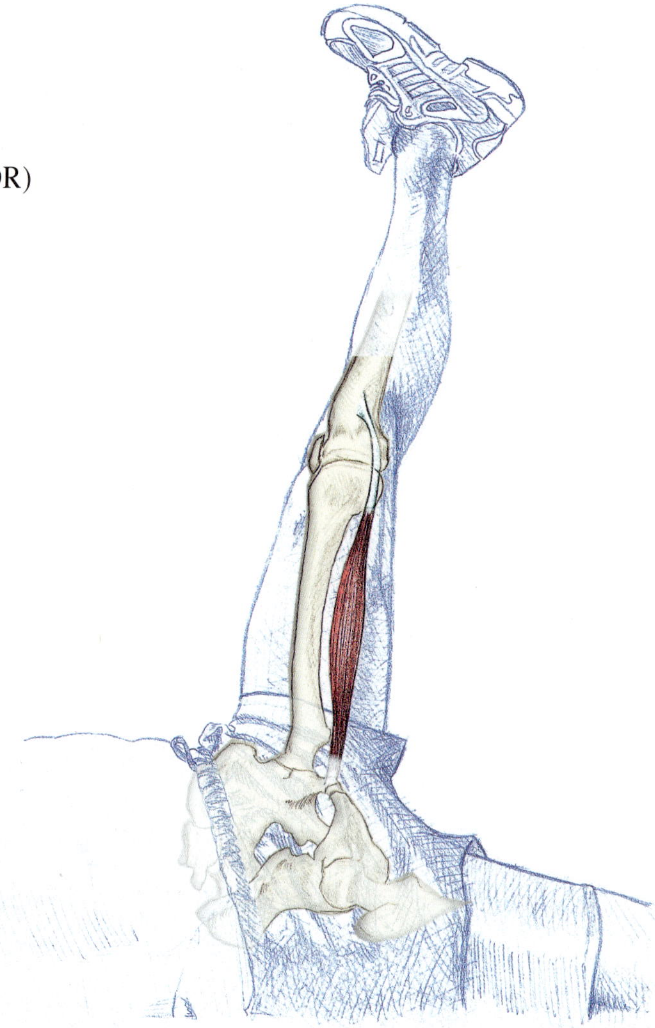

두덩정강근은 무릎과 엉덩관절의 양쪽에 영향을 미친다.
이 근육에 좋은 스트레칭을 실현하고 싶은 경우는
짧은 모음근의 스트레칭에서와 같이
다리를 구부리는 것이 아니라, 다리를 옆으로
가져갈 때 다리를 똑바르게 할 필요가 있다.
똑바른 다리를 사용하면 무릎관절 부상의 위험성이
커지기 때문에 이 운동을 시행할 때는 조심해야 하고,
일어서서 시행하는 유사한 운동은 피한다.
안전을 위해, 스트레칭을 마친 후에는
무릎을 굽힌 다음에 다리를 되돌린다.
이 운동을 하기 전에
이전의 워밍업을 하는 것은 좋은 생각이다.

근육에 관한 정보 MUSCLE FACTS

두덩정강근은 두덩뼈(치골) 앞부분에서 시작되는 길고 가느다란 근육이다. 이것은 안쪽 무릎에 의해 넓적다리 안쪽을 따라 뻗고 하퇴의 안쪽 및 윗부분에 부착한다. '때로는 이 근육의 힘줄은 무릎의 앞십자인대(ACL)를 외과적으로 치환하는 데 사용된다.

두덩정강근은 엉덩관절과 무릎관절을 굽힌다. 이 근육은 엉덩관절을 앞쪽으로 기울게 하여 허리의 아치를 크게 한다.

긴장의 원인

두덩정강근은 많이 앉아 있거나 일반적으로 활동하지 않는 경우에 죄어진다(긴장한다). 이 근육은 또한 하키, 축구 및 승마와 같은 스포츠에 의해 단축될 수도 있다.

긴장의 증상

- 무릎 안쪽에 통증이 있다.

주의사항

스트레칭 중에 무릎 안쪽에 통증이 있는 경우, 이 운동을 피한다.

기법 TECHNIQUE

궁둥이를 벽에 대고 양 다리를 똑바로 위로 뻗은 상태에서 문틀의 오른쪽 바닥에 눕는다. 왼쪽 다리를 굽혀 넓적다리와 무릎이 문틀 안쪽에 닿도록 한다. 이것에 의해 운동이 안정되고 등이 보호된다. 오른쪽 다리는 천장을 향하기 때문에 완전히 똑바로 펴져야 한다. 복근을 조이고 양팔을 똑바로 옆에 놓는다.

벽을 따라 다리를 매우 조심스럽게 옆으로 움직여 5~10초 동안 스트레칭을 한다. 넓적다리 안쪽에 찌르는 것 같은 통증이 느껴질 때까지 발꿈치를 벽을 따라 미끄러뜨린다. 이 근육을 5~10초 동안 이완시킨다.

벽을 따라 다리를 조심스럽게 약 1인치(2.5 cm) 들어 올려 저항한다. 이 근육을 5~10초 동안 이완시킨다.

새로운 종료 점에 도달할 때까지 다리를 옆으로 미끄러뜨려 스트레칭을 더욱 시킨다.

2~3회 반복한다.

흔히 있는 잘못

- 오른쪽 다리를 과도하게 굽힌다.
- 복근을 충분히 조이지 못한다.
- 벽에서 과도하게 떨어져 위치하여 있다.

논평

민감한 모음근이 있는 경우, 133페이지에 있는 짧은 모음근에 대한 운동을 시행하여 시작할 수 있다. 이 운동을 단순히 조금씩 시행할 수도 있다. 다리를 옆으로 내민 다음에 시작자세로 되돌린다. 이 동작을 반복하여 다리를 조금 멀리 옆으로 내민 다음에 제자리에 되돌린다. 근육을 워밍업하기 위해 매번 약 4인치(10 cm) 더 멀리 이동한다.

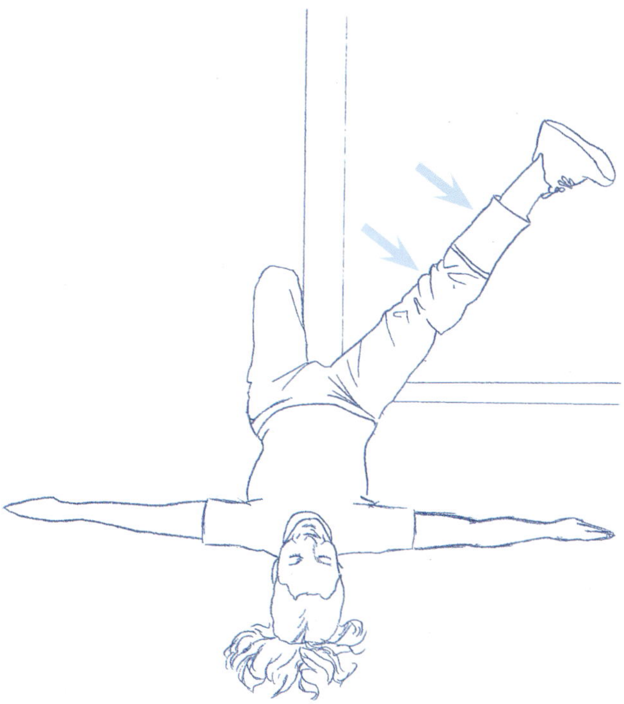

가능한 한 벽에 가까이 눕고 왼쪽 다리를 문틀에 댄다. 오른쪽 다리를 조심스럽게 옆으로 내민다.

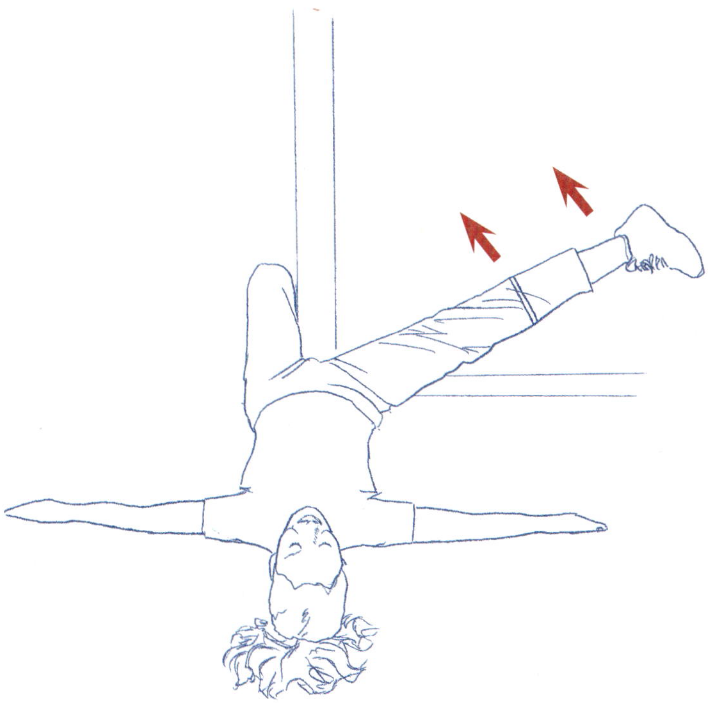

오른쪽 다리를 벽을 따라 1~2인치 (2.5~5 cm) 조심스럽게 당겨 올려 저항한다.

장딴지근(비복근)

GASTROCNEMIUS

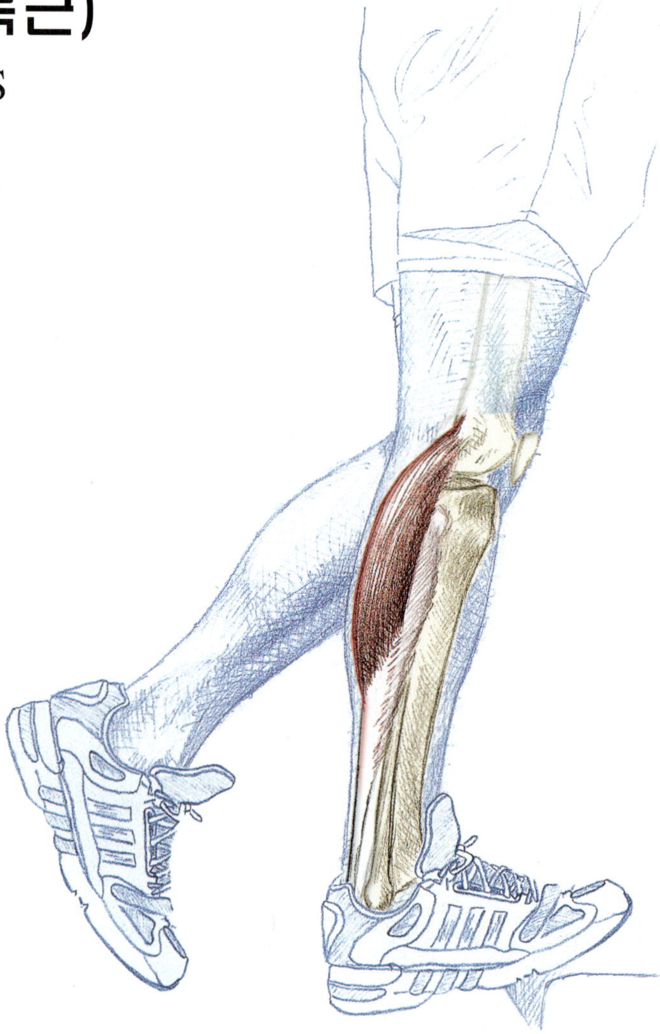

장딴지근은 몸에서 가장 강한 근육의 하나이다.
크기가 작음에도 불구하고 자신의 전체 몸무게를 용이하게 들어 올릴 수 있다. 달리기와 점프는 두 가지 예이다.
근육과 그 힘줄은 또한 매우 강력한 지구력을 갖고 있다. 이것은 장거리 걷기와 같은 낮은 강도의 오래 지속되는 부하를 위해 만들어져 있다. 근육은 실제로 뻗기 위해 많은 시간과 힘을 필요로 한다.
이러한 이유 때문에, 원하는 결과를 얻으려면 매번 1분간 내내 스트레칭을 해야 한다.
서거나 발을 내딛는 운동은 이 근육에 거의 효과가 없다.
이 근육의 스트레칭에서 약간의 변화를 얻으려면 옆으로 몇 도 경사진 면 위에 선다.
이 운동을 할 때는 항상 신발을 사용한다.

근육에 관한 정보 MUSCLE FACTS

이 큰 종아리 근육에는 2개의 갈래(head)가 있으며 2개 모두 넙다리뼈의 뒤쪽, 아랫부분에서 시작된다. 이것은 함께 뻗어 아킬레스힘줄을 형성하여 발꿈치에 부착된다. 장딴지근은 발을 가리키고 무릎을 굽힌다.

긴장의 원인

장딴지근은 장기간 활동을 하지 않거나 또는 장거리 달리기에 의해 뻣뻣해질지도 모른다.

긴장의 증상

- 근육 힘살의 경련
- 아킬레스힘줄의 통증(아킬레스힘줄염으로 이어진다)
- 하퇴 앞부분 근육의 통증

● 발의 아치(발바닥 장심) 통증

주의사항

발등에 통증이 있는 경우는 이 운동을 피한다.

기법 TECHNIQUE

발판 또는 몇 권의 두꺼운 책과 같은 안정된 가장자리를 찾는다. 발의 패드(pad = 발바닥의 두툼한 부분 ; 발의 약 1/3)가 표면에 접촉하고 아치와 발꿈치가 공중에 떠 있도록 오른발을 위치시킨다.

종아리를 이완시키고 발꿈치를 아래로 내려 스트레칭을 한다. 근육을 5~10초 동안 이완시킨다.

종아리 근육을 사용하여 몸을 1~2인치(2.5~5 cm) 들어 올려 저항한다. 근육을 5~10초 동안 이완시킨다.

근육에 다시 약간의 찌르는 것 같은 통증이 느껴질 때까지 발꿈치를 아래로 내려 스트레칭을 더욱 시킨다. 이것이 새로운 종료 점이다.

2~3회 반복한다.

흔히 있는 잘못

● 가장자리에서 너무 멀리 떨어져 서 있다.
● 다리를 똑바로 펴지 못한다.

논평

이 운동을 하는 것이 아픈 경우는 양쪽 종아리를 동시에 스트레칭하도록 한다.

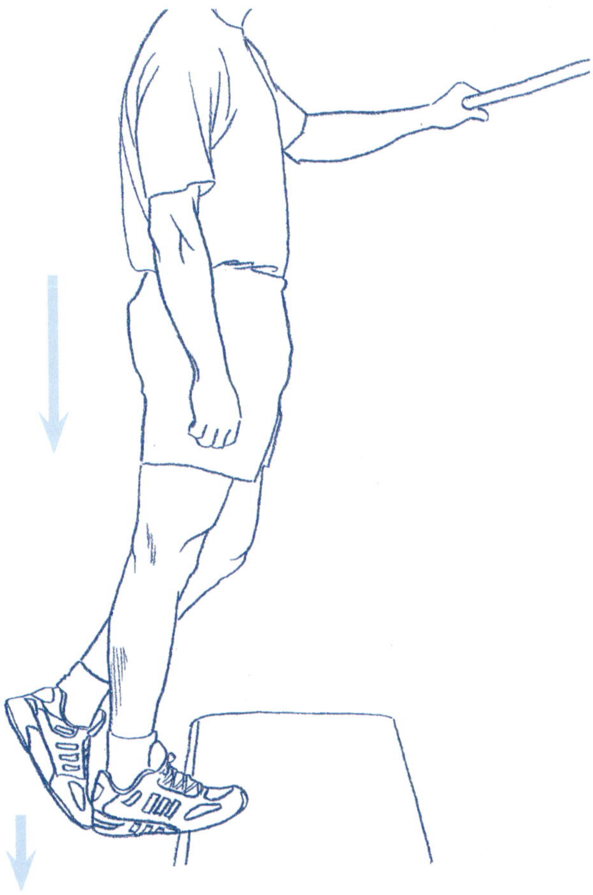

발바닥 볼록한 앞부분으로 표면 위에 선다. 다리가 완전히 똑바른지 확인한다. 조심해서 발꿈치가 내려가게 한다.

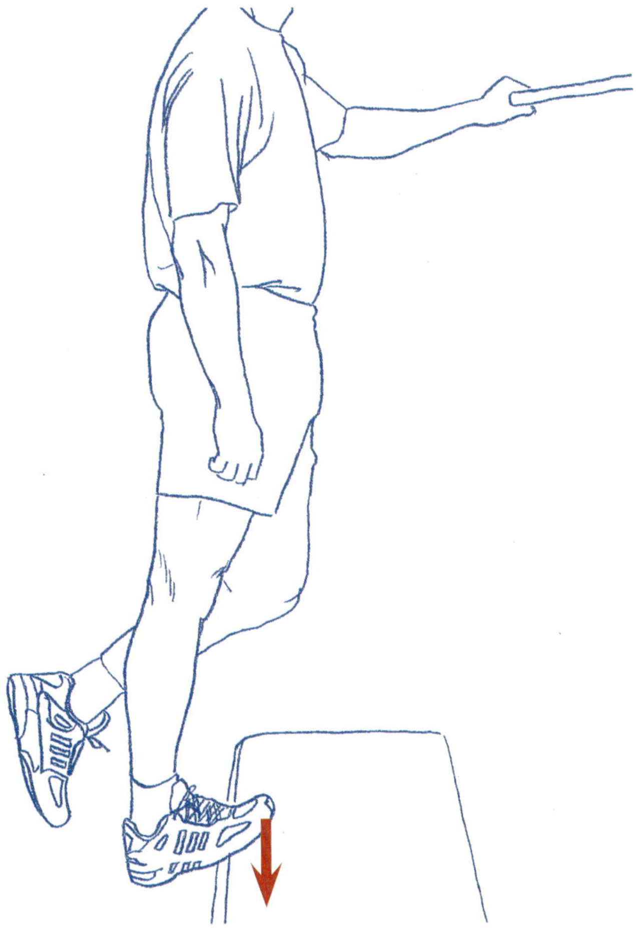

발바닥 볼록한 앞부분을 표면에 밀어붙여 저항한다.

장딴지근(비복근) (공 버전) GASTROCNEMIUS (BALL VERSION)

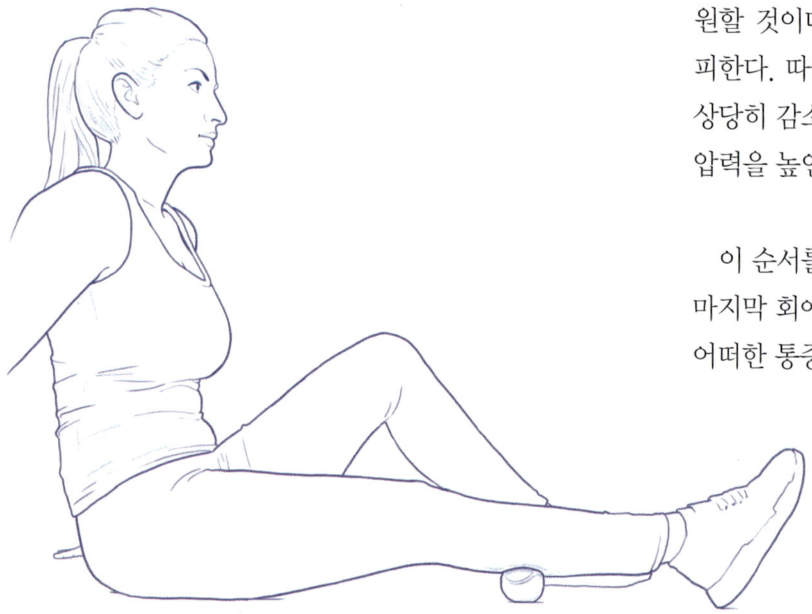

왼쪽 무릎을 굽히고, 왼발을 바닥에 놓으며, 오른쪽 다리를 똑바르게 하여 앉는다. 공을 오른쪽 종아리의 위 절반을 향해 약간 옆으로 놓는다. 장딴지근에는 2개의 근육 띠가 있으며 안쪽 또는 바깥쪽의 어느 것인가에 접근하기를 원할 것이다. 공을 근육 띠 사이의 한가운데에 놓는 것을 피한다. 따끔따끔 쑤시는 부위를 찾아내어 통증이 상당히 감소할 때까지 그곳에 머무른 다음에 압력을 높인다.

이 순서를 2~3회 반복한다.
마지막 회에는 이전에 따끔따끔 쑤시던 부위에 어떠한 통증도 느끼지 않아야 할 것이다.

근육에 가해지는 압력을 높이기 위해, 몸을 앞쪽으로 기울이거나 다리를 꼬아 종아리에 다리 무게를 실을 수 있다.

가자미근 SOLEUS

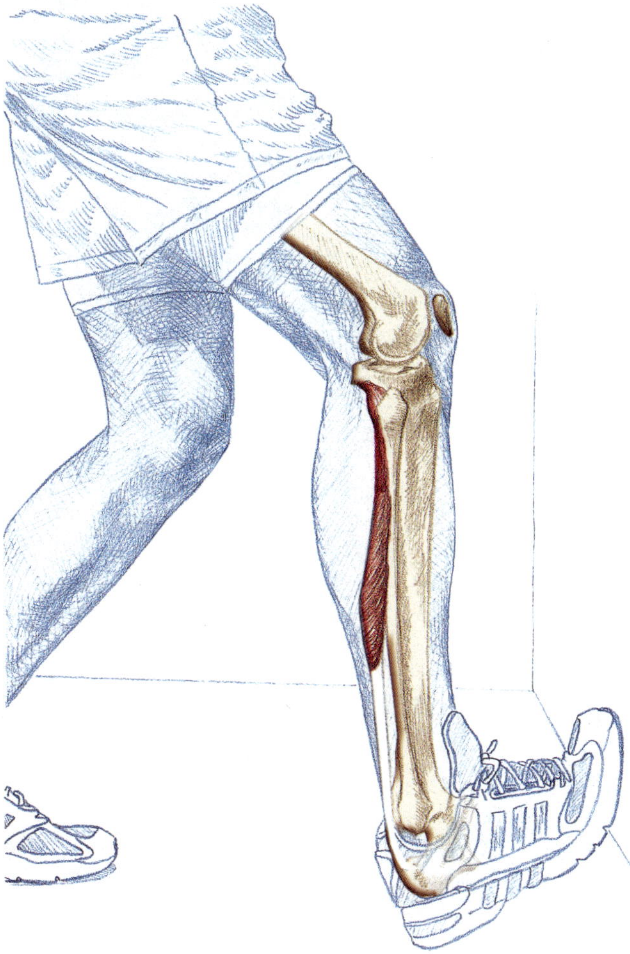

이 심부 종아리 근육과 장딴지근의 차이는 가자미근이 무릎관절을 지나지 않고 뻗는다는 것이다. 따라서, 가자미근은 무릎관절에 영향을 미치지 않는다. 이 운동은 반드시 장딴지근을 스트레칭함이 없이 가자미근을 스트레칭한다.
이러한 이유 때문에, 가자미근을 스트레칭할 때는 다리가 계속해서 약간 굽혀져 있어야 한다.

근육에 관한 정보 MUSCLE FACTS

가자미근은 장딴지근 아래에 위치하여 있다. 두 근육 모두 아킬레스힘줄을 통해 부착한다. 가자미근은 하퇴의 뼈 뒤에서 시작되어 발꿈치에 부착한다. 이것은 또한 발을 가리킨다.

긴장의 원인

가자미근은 장기간 활동을 하지 않거나 또는 습관적으로 앉아 있는 동안에 조여진다(긴장한다). 달리기와 자전거 타기 같은 그 사용을 강조하는 스포츠도 또한 긴장을 초래할지도 모른다.

긴장의 증상

- 종아리의 오래 지속되는 둔한 통증 또는 통증
- 발의 아치(발바닥 장심)의 오래 지속되는 둔한 통증 또는 통증

가자미근이 긴장하면 아킬레스힘줄에도 문제를 야기할 수 있다.

주의사항

발꿈치 또는 무릎의 뒤에서 통증이 일어나면 이 운동을 피한다.

기법 TECHNIQUE

균형을 유지하고 몸의 앞경사를 증가시키는 것을 돕는 출입구 가까이에 있는 벽을 찾아낸다. 발꿈치를 지면에 붙인 상태를 유지하면서 오른발 발바닥의 볼록한 앞부분을 벽에 댄다. 다리 뒤쪽을 사용하여 여러분이 안정되어 있는지 확인한다. 오른쪽 무릎을 조심스럽게 굽혀 문틀을 잡는다. 복근을 조이고 상체를 똑바르게 한다. 이것으로 시작자세가 된 것이다.

종아리에 약간의 찌르는 것 같은 통증이 느껴질 때까지 무릎의 각도를 유지하면서 다리와 상체를 조심스럽게 앞으

로 기울여 5~10초 동안 근육을 스트레칭한다.
근육을 5~10초 동안 이완시킨다.

벽을 가리키려고 시도하면서 발을 벽에 조심스럽게 밀어붙여 5~10초 동안 저항한다. 근육을 5~10초 동안 이완시킨다.

새로운 종료 점에 도달할 때까지 무릎을 똑바르게 함이 없이 다리와 상체를 앞으로 계속해서 기울여 스트레칭을 더욱 시킨다.

2~3회 반복한다.

흔히 있는 잘못

- 스트레칭이 되고 있는 다리를 과도하게 똑바로 한다.
- 발바닥 볼록한 앞부분을 벽에 너무 높거나 낮게 위치시킨다.

논평

스트레칭 중에 발꿈치에 통증이 있는 경우는, 조금 더 조심하거나 잠시 동안 장딴지근을 스트레칭한다.

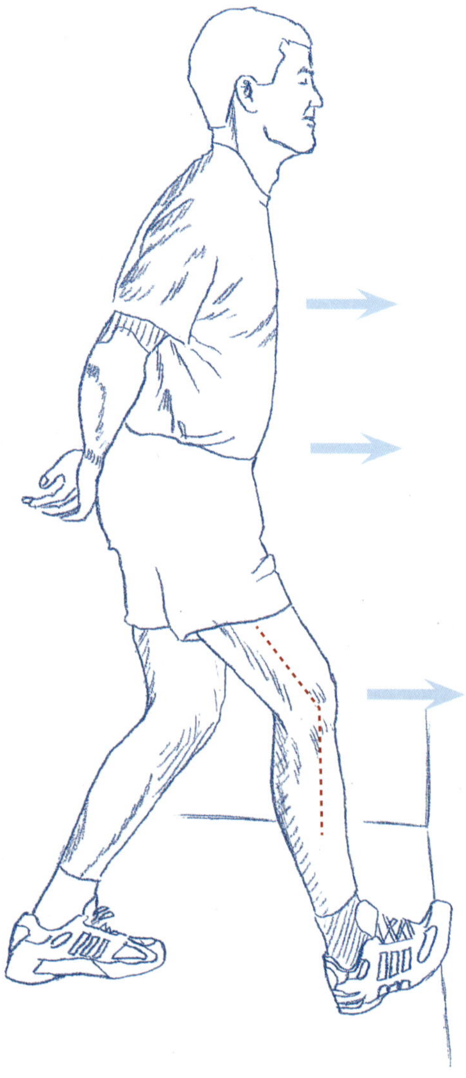

전체 운동 중에 장딴지근이 관여하는 것을 방지하기 위해 무릎이 굽혀져 있는지 확인한다. 운동 중에 부담 갖지 말고 양팔을 사용하여 몸을 앞으로 당긴다.

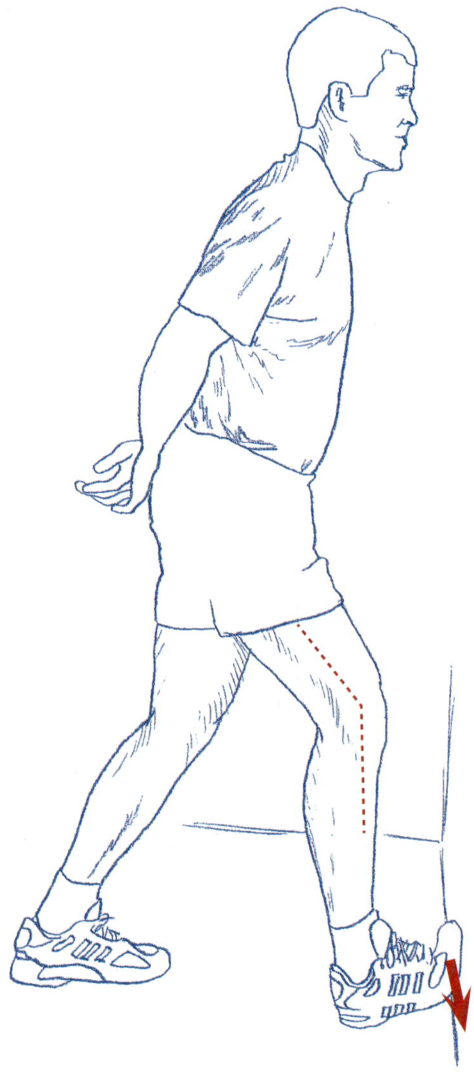

실제로 몸을 움직이지 않고 발바닥의 볼록한 앞부분을 표면에 밀어붙여 저항한다.

가자미근 (공 버전) SOLEUS (BALL VERSION)

왼쪽 무릎을 굽히고 왼발은 바닥에 놓으며 오른쪽 다리를 똑바르게 하여 바닥에 앉는다. 장딴지근의 근육 융기 아래, 종아리의 아래쪽 절반을 향해서 공을 놓는다. 따끔따끔 쑤시는 통증이 있는 부위를 찾아 통증이 상당히 경감될 때까지 그곳에 머무르고, 다음으로 압력을 높인다.

이 순서를 2~3회 반복한다. 마지막 회에는 이전에 따끔따끔 쑤시는 통증이 있었던 부위에 어떠한 통증도 느끼지 않아야 할 것이다.

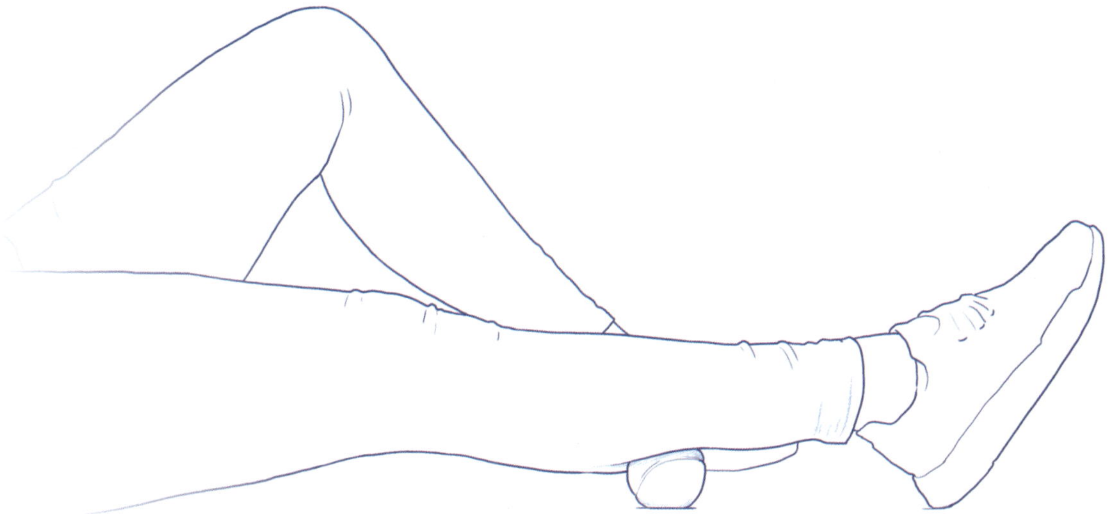

근육에 압력을 높이기 위해, 몸을 앞으로 기울이거나 다리를 꼬아(교차시켜) 종아리에 다리의 무게를 실을 수 있다.

발바닥 근막 (공 버전) PLANTAR FASCIA (BALL VERSION)

발바닥근막은 발의 세로방향 아치를 떠받치는 역할을 하는 넓은 띠이다. 이것은 많은 작은 근육에 의해 이 일의 도움을 받는다.

원하는 압력의 크기에 따라 앉거나 서거나 할 수 있다. 공을 바닥과 아치(발바닥 장심) 사이에 놓는다. 공을 앞뒤로 굴려 압통부위를 찾는다. 따끔따끔 쑤시는 통증이 상당히 경감될 때까지 그곳에 머무르고 그 다음에 압력을 높인다.

이 순서를 2~3회 반복한다. 마지막 회에는 이전에 따끔따끔 쑤시는 통증이 있었던 부위에 어떠한 통증도 느끼지 않아야 할 것이다.

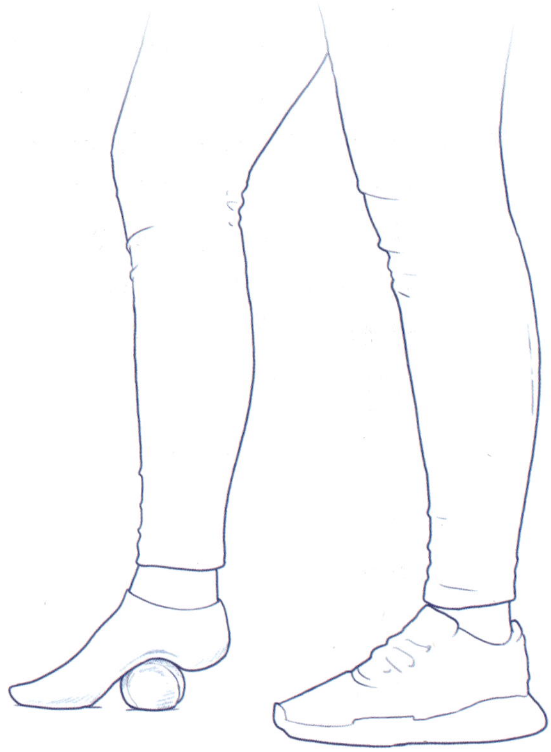

여러분이 근막의 부착부 근처인 발꿈치에 가까이 있는 것이 아니라 발의 아치(발바닥 장심) 안에 있는지를 확인한다. 이것은 증상에 역효과가 될지도 모른다.

앞정강근(전경골근) TIBIALIS ANTERIOR

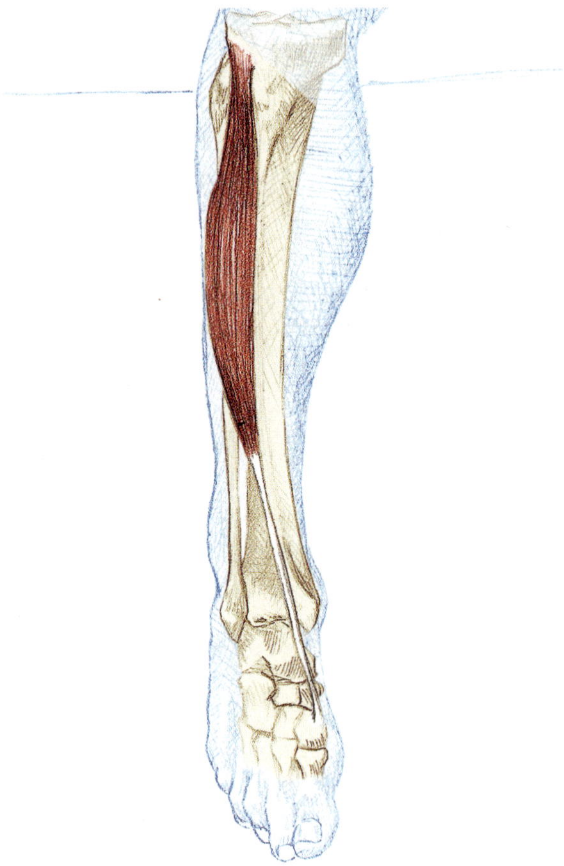

앞정강근은 정강이의 앞부분에 위치하고
발목관절의 가동성이 제한되어 있기 때문에
스트레칭하는 것이 어렵다.
다른 근육을 스트레칭할 때와 같은 방식으로는
근육의 스트레칭을 느끼지 못할 것이다.
발꿈치 위에 앉는 것과 같은 다른 운동은
더 나은 스트레칭을 제공할 수 있다.
불리한 면은 무릎관절을 손상시키는 위험성이다.
앞정강근의 과다사용을 정강이통증(shin splints)으로
착각하는 것은 흔히 있는 일이다.
정강이 통증은 일반적으로 뼈의 바깥쪽이 아니라
정강이뼈의 아래 안쪽에서 발견된다.

근육에 관한 정보 MUSCLE FACTS

앞정강근은 하퇴의 앞부분과 정강이뼈의 바깥쪽에 위치하여 있다. 이 근육은 정강이뼈의 앞면 전체에서부터 시작되어 발목과 발등을 가로질러 뻗고 엄지발가락에 부착한다. 앞정강근은 발목을 굽히고 발을 바깥쪽으로 기울인다(뒤침 ; 회외).

긴장의 원인

앞정강근의 긴장은 빠른 보행에 익숙해져 있지 않은 경우 빠른 보행 중에 일어날지도 모른다. 이 근육은 달리기를 하거나 페달의 클립으로 자전거타기를 하는 동안에도 조여질지도(긴장될지도) 모른다.

긴장의 증상

- 정강이뼈 바깥쪽의 오래 지속되는 둔한 통증 또는 통증
- 발목을 가로지르는 오래 지속되는 둔한 통증 또는 통증
- 발의 뒤침(회외)을 시키는 능력이 제한되어 있기 때문에 걷기 또는 달리기 중에 발을 기울이는 것이 어렵다.

주의사항

스트레칭 중에 발목 또는 무릎에 통증이 있는 경우는 이 운동을 피한다.

기법 TECHNIQUE

무릎보다 약간 높은 부드러운 표면을 찾아낸다. 키가 큰 벤치 또는 의자 위의 2개의 베개가 잘 기능을 한다.
벤치 앞에 서서 오른쪽 발목을 그 위에 올려놓는다.
잘 잡기 위해서는 오른손을 손가락이 앞을 향하게 하여 발꿈치 위에 놓는다.

발목 앞부분에 약간의 찌르는 것 같은 통증을 느낄 때까지 발꿈치를 손으로 앞쪽과 아래쪽으로 눌러 5~10초 동안 스트레칭을 한다. 근육을 5~10초 동안 이완시킨다.

발끝을 5~10초 동안 표면으로 내리눌러 저항한다. 근육을 5~10초 동안 이완시킨다.

새로운 종료 점에 도달할 때까지 발꿈치를 앞뒤로 밀어 스트레칭을 더욱 시킨다.

2~3회 반복한다.

흔히 있는 잘못

- 벤치 또는 의자를 너무 낮게 놓아 손을 내리누르는 것을 어렵게 한다.

논평

근육을 잘 스트레칭할 수 없는 경우는 마사지치료 전문가(naprapath) 또는 마사지치료사(massage therapist)에게 이완하는 것을 도와주도록 요청한다.

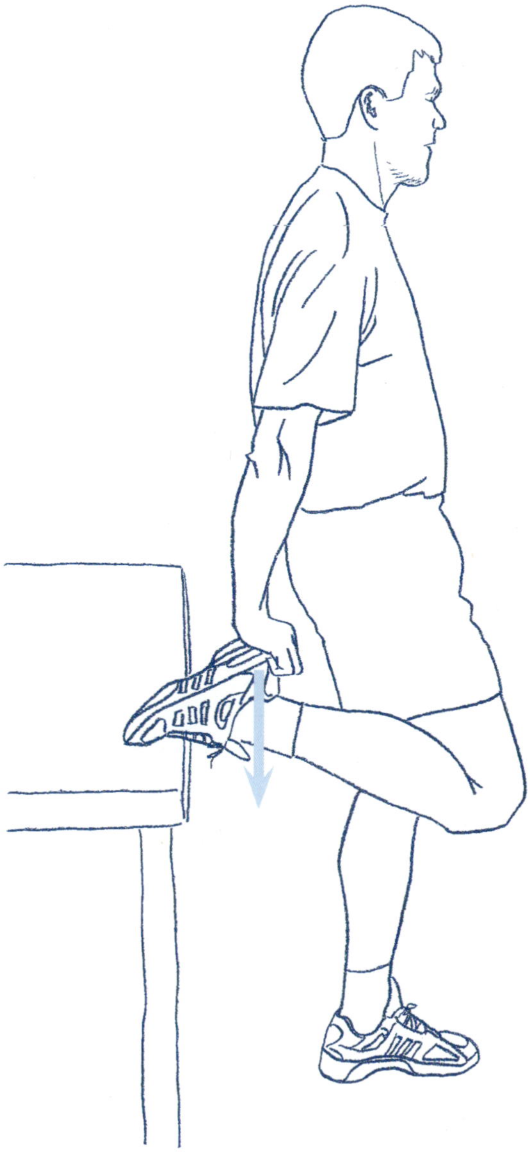

무릎을 지나치게 굽히는 것을 피한다.
오른쪽 다리를 굽히면서 발꿈치를 내리눌러서 발목을 편다.

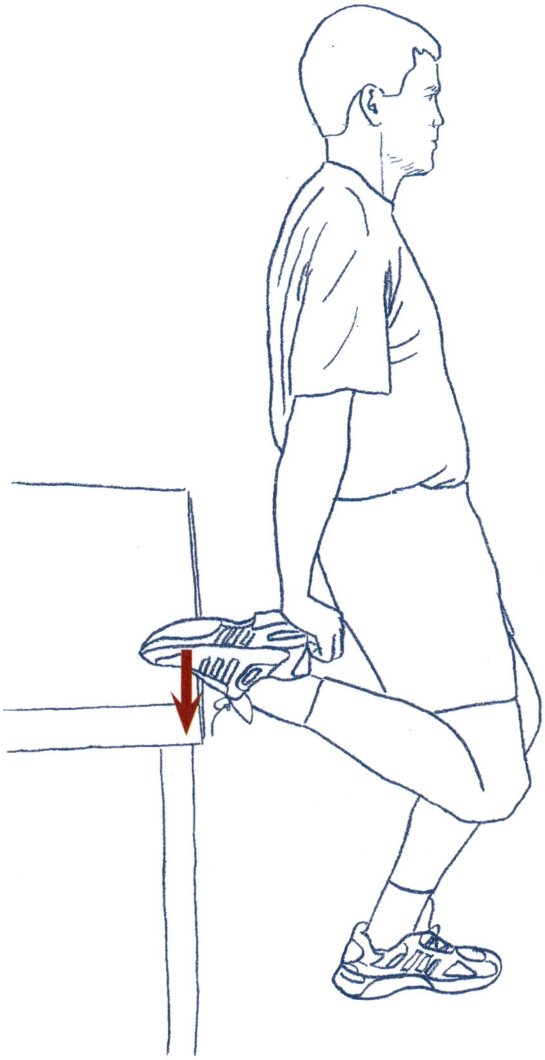

발등을 표면에 밀어붙여 저항한다.

앞정강근(전경골근) (공 버전) TIBIALIS ANTERIOR (BALL VERSION)

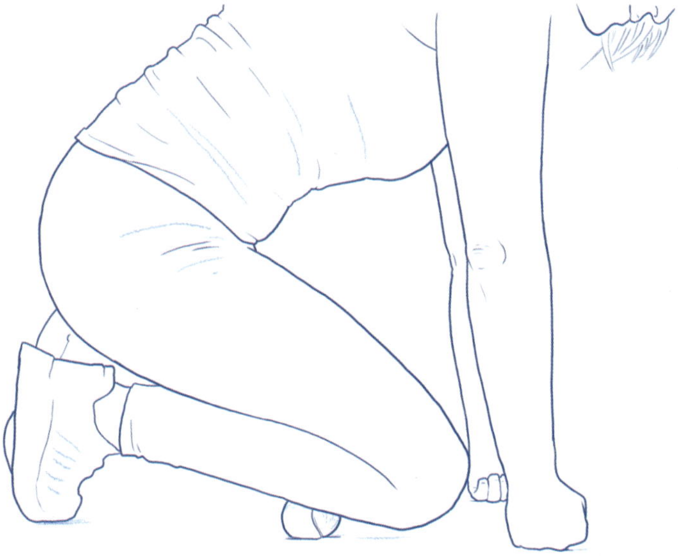

네발 기기로 무릎을 꿇고 공을 바닥과 정강이의 앞부분 사이에 놓는다. 상체를 뒤쪽으로 기울여 압력을 높인다. 압통부위가 발견되면, 따끔따끔 쑤시는 통증(soreness)이 상당히 경감될 때까지 그곳에 머무르고 그 다음에 압력을 높인다.

이 순서를 2~3회 반복한다. 마지막 회에 이전에 따끔따끔 쑤셨던 부위에 어떤 통증도 느끼지 않아야 할 것이다.

근육 힘살(muscle belly)은 정강이뼈의 상반부에 위치하여 있다. 공이 정강이뼈의 상반부와 날카로운 모서리의 바로 가쪽에 놓여 있는지 확인한다.

위팔두갈래근(상완이두근) BICEPS BRACHII

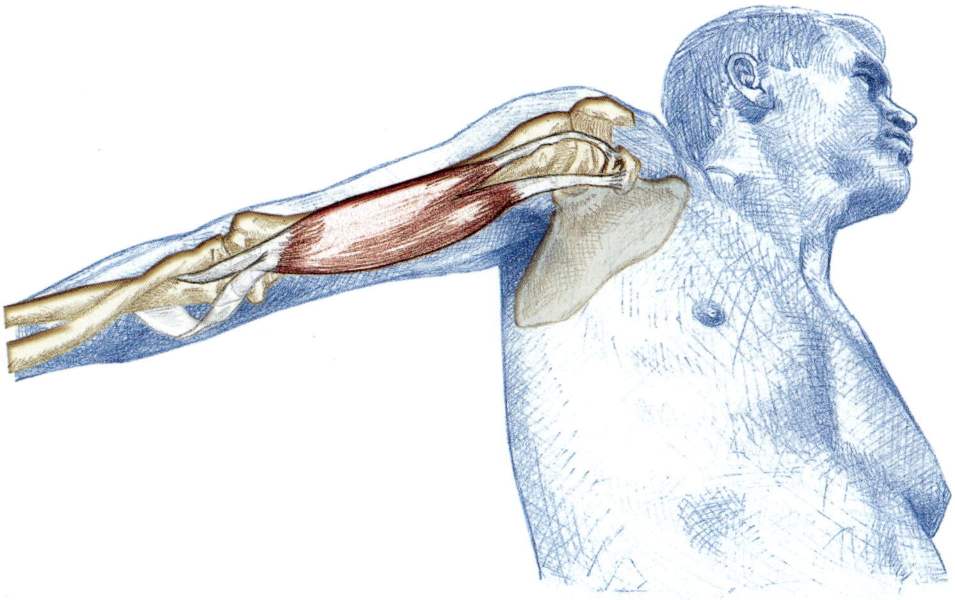

위팔두갈래근은 팔굽관절과 어깨관절의 양쪽을 지나서 뻗기 때문에, 이 운동 중에는 각별히 주의하는 것이 중요하다. 이 스트레칭은 다른 스트레칭과 아주 똑같이 느껴지지 않을지도 모르지만, 그럼에도 스트레칭으로부터 이익을 얻을 수 있다. 근육의 찢어짐 또는 파열은 스트레칭을 함으로써 방지할 수 있다.

근육에 관한 정보 MUSCLE FACTS

위팔두갈래근은 위팔의 앞부분에 위치하여 있다. 이 근육에는 어깨뼈에 있는 2개의 서로 다른 장소에서 시작되고 하나로 합쳐져 위팔의 중간에 하나의 근육 힘살(muscle belly)을 형성하는 2개의 갈래(head)가 있다. 이것은 노뼈(요골)에 부착된다. 위팔두갈래근은 팔꿈치를 굽히고 아래팔을 바깥쪽으로 회전시킨다(손바닥을 위로 향해서 움직이게 한다). 또한 어깨관절에서 팔을 약간 바깥과 앞으로 가져가는 것을 돕기도 한다.

긴장의 원인

위팔두갈래근은 눈을 치우거나 무거운 물건을 운반하는 것과 같이 팔꿈치를 굽혀진 자세로 유지하는 활동 중에 단단해지거나(긴장하거나) 단축될 수 있다.

긴장의 증상

- 어깨의 앞부분과 바깥쪽의 오래 지속되는 둔한 통증 또는 통증
- 팔꿈치 앞부분의 통증

주의사항

스트레칭 중에 팔목, 팔꿈치 또는 어깨의 관절에 통증이 있는 경우 이 운동을 피한다.

기법 TECHNIQUE

유연성에 따라 어깨 높이 또는 그 바로 밑에 있는 선반(벽에 붙인) 또는 막대를 찾는다. 선반 또는 막대에서 팔의 길이만큼 떨어진 곳에 마주보고 선다. 오른팔은 엄지손가락이 엉덩이를 가리키도록 안쪽으로 회전되어야 할 것이다. 같은 자세에서 팔을 뒤로 가져가 막대를 잡거나 손등을 선반 위에 얹는다. 이때 손가락 관절(knuckle)은 아래쪽을 가리키고 엄지손가락은 몸을 향해 가리켜야 할 것이다. 몸을 일으켜서 복근을 조이고 오른쪽 다리로 작은 한 걸음을 앞으로 내딛는다. 이것으로 올바른 시작자세에 도달한 것

이다.

상체를 앞으로 기울이지 않고 양쪽 다리를 조심스럽게 굽혀 5~10초 동안 스트레칭한다. 위팔 앞부분에 약간의 찌르는 것 같은 통증이 느껴질 때까지 계속한다. 근육을 5~10초 동안 이완시킨다.

팔을 바닥을 향해 5~10초 동안 내리눌러 저항한다. 근육을 5~10초 동안 이완시킨다.

새로운 종료 점에 도달할 때까지 무릎을 계속해서 굽혀 스트레칭을 더욱 시킨다. 2~3회 반복한다.

흔히 있는 잘못

- 팔을 잘못된 방향으로 회전시키는 것
- 막대를 지나치게 높거나 낮게 놓는 것
- 상체를 굽히거나 앞으로 기울이는 것

논평

위팔 앞부분에 있는 근육 힘살에서 스트레칭을 느끼기 어려운 것은 흔히 있는 일이다. 어깨관절 또는 팔꿈치에서만 스트레칭을 느낄지도 모른다. 이것이 불쾌감을 야기하지 않는 한, 이 운동은 여전히 유익할 수 있다. 막대를 잡고 있는 동안 팔목 통증이 있는 경우는, 스트레칭 자세에 도달하였을 때 상체를 약간 앞으로 기울여 손목을 펴도록 한다. 손이 아플 경우 선반 또는 막대에 타월을 놓는다.

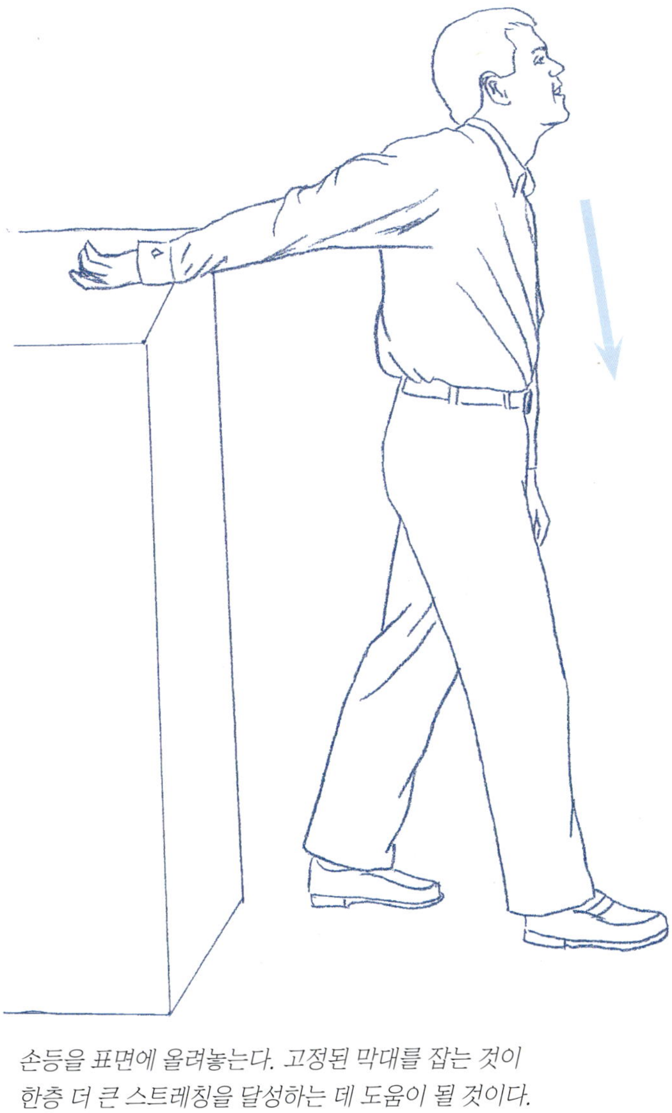

손등을 표면에 올려놓는다. 고정된 막대를 잡는 것이 한층 더 큰 스트레칭을 달성하는 데 도움이 될 것이다. 양 다리를 굽히는 동안 상체를 직립으로 유지한다.

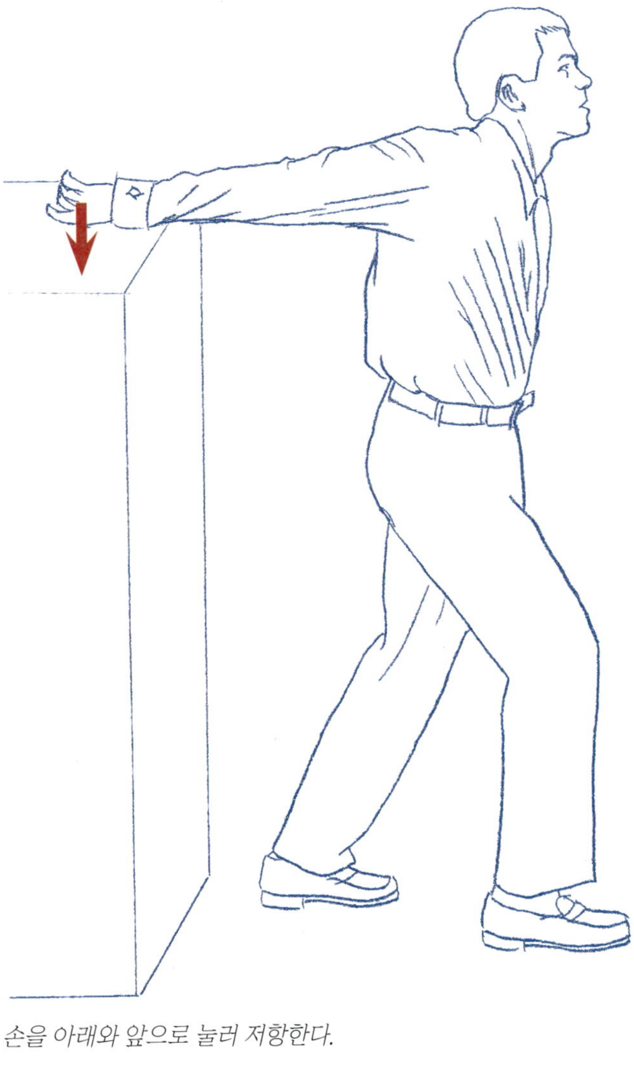

손을 아래와 앞으로 눌러 저항한다.

위팔세갈래근(상완삼두근) TRICEPS BRACHII

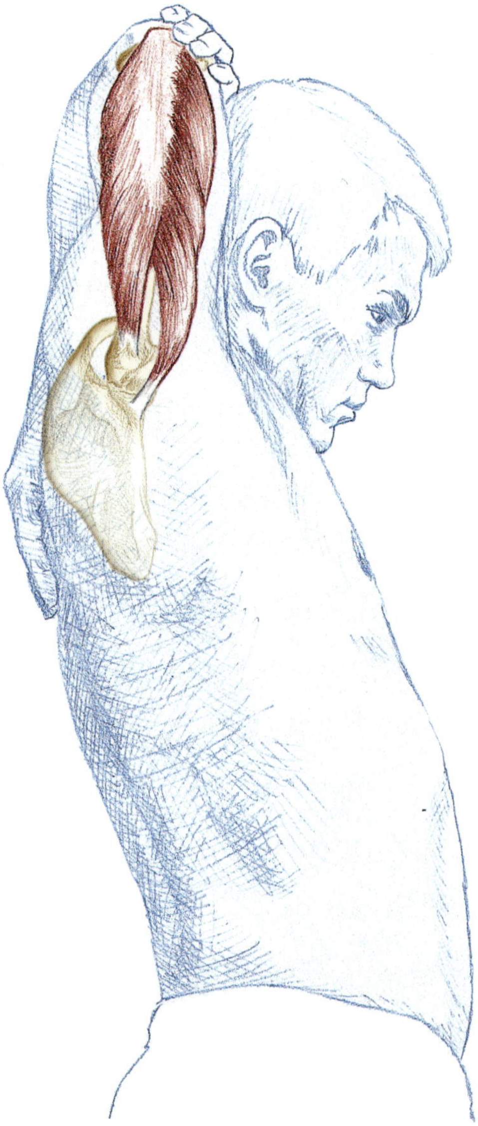

위팔 뒤의 근육은 좀처럼 부상을 입지 않지만,
그럼에도 다양한 종류의 오래 지속되는 둔한 통증(ache)
또는 통증을 야기할 수 있다. 통증유발점 또는
결절(knots)은 팔꿈치를 향해 아래쪽으로 또는
어깨부위를 향해 위로 방사통증을 야기할 수 있다.
어깨관절에 매우 유연성이 있는 경우는,
어깨뼈를 벽에 고정하였는지를 확인한다.

근육에 관한 정보 MUSCLE FACTS

위팔 뒤에 위치한 위팔세갈래근에는 3개의 갈래(head)가 있고 이것이 모여 하나의 근육 힘살을 형성하여 팔꿈치에 부착한다. 갈래 중의 하나는 어깨뼈에서 시작되고 다른 2개는 위팔뼈의 뒤에서 시작된다. 위팔세갈래근은 팔꿈치를 똑바르게 하고 팔을 뒤로 그리고 약간 몸 쪽으로 가져간다.

긴장의 원인

위팔세갈래근은 테니스 또는 배드민턴과 같은 스포츠를 하는 동안에 단단해지고 단축될 수 있다.

긴장의 증상

- 팔꿈치를 가로지르는 오래 지속되는 둔한 통증(ache) 또는 통증(pain)
- 아래팔 아래로 방산되는 통증

주의사항

스트레칭 중 어깨 또는 팔꿈치 안쪽에 통증이 있는 경우 이 운동을 피한다.

기법 TECHNIQUE

오른쪽을 벽으로 향해 선다. 벽에 도달하려면(닿으려면) 몸을 기울이지 않으면 안 되도록 벽에서부터 충분히 떨어져 서 있는지 확인한다. 오른팔을 머리 위로 가져가서 어깨뼈만이 벽에 닿도록 한다. 오른팔을 가능한 한 굽힌다. 왼팔로 팔꿈치를 잡는다.

위팔 뒤에 약간의 찌르는 것 같은 통증(sting)이 느껴질 때까지 오른쪽 팔꿈치를 머리 뒤로 조심스럽게 잡아 당겨 5~10초 동안 스트레칭한다. 근육을 5~10초 동안 이완시킨다.

또 다른 종료 점에 도달할 때까지 팔을 계속해서 머리 뒤로 가져가 스트레칭을 더욱 시킨다. 오른쪽 팔꿈치를 천장으로 향해 가져가도록 능동적으로 시도하여 스트레칭을 증가시킬 수 있다.

2~3회 반복한다.

흔히 있는 잘못

- 가슴, 등 또는 어깨를 긴장시킨다.
- 어깨뼈를 벽에 위치시키려고 고생을 한다.
- 팔꿈치를 충분히 굽히지 못한다.

논평

이 근육은 좀처럼 심하게 단축되지 않기 때문에, 대부분의 사람들은 참된 스트레칭을 느끼지 못할 것이다.

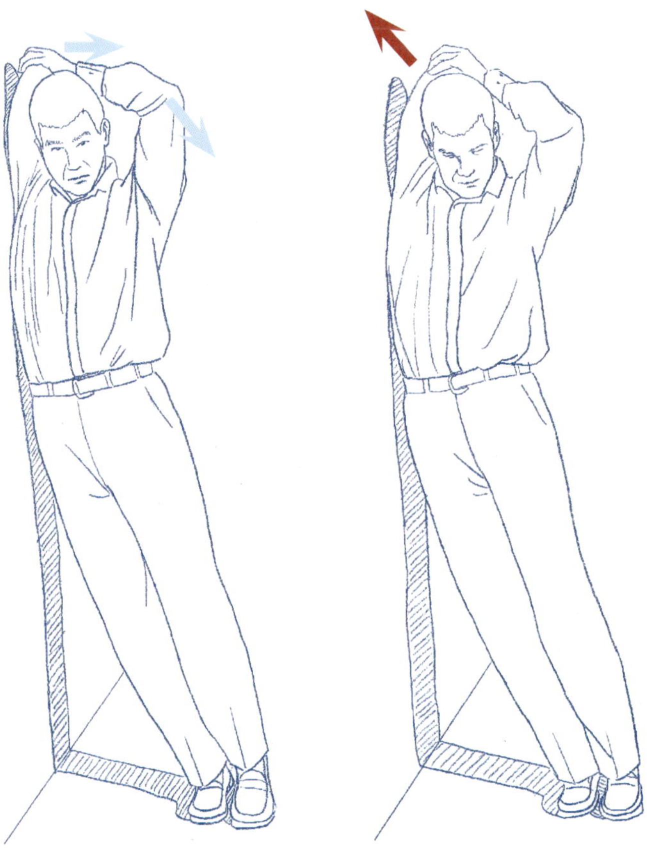

팔을 최대한으로 굽힌다. 팔꿈치를 머리 뒤로 가져가 스트레칭을 증가시킨다. 팔을 똑바르게 하도록 하면서 팔꿈치를 오른쪽으로 가져가 저항한다.

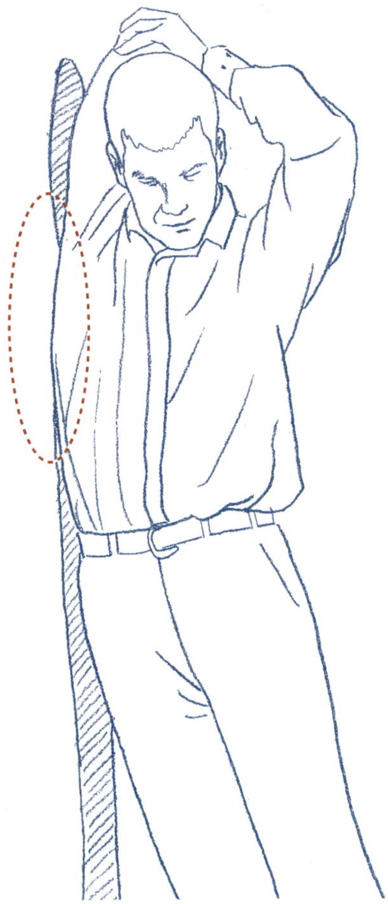

어깨뼈가 벽에 고정되어 있는지를 확인한다.

아래팔 굽힘근(전완 굴근) FOREARM FLEXORS

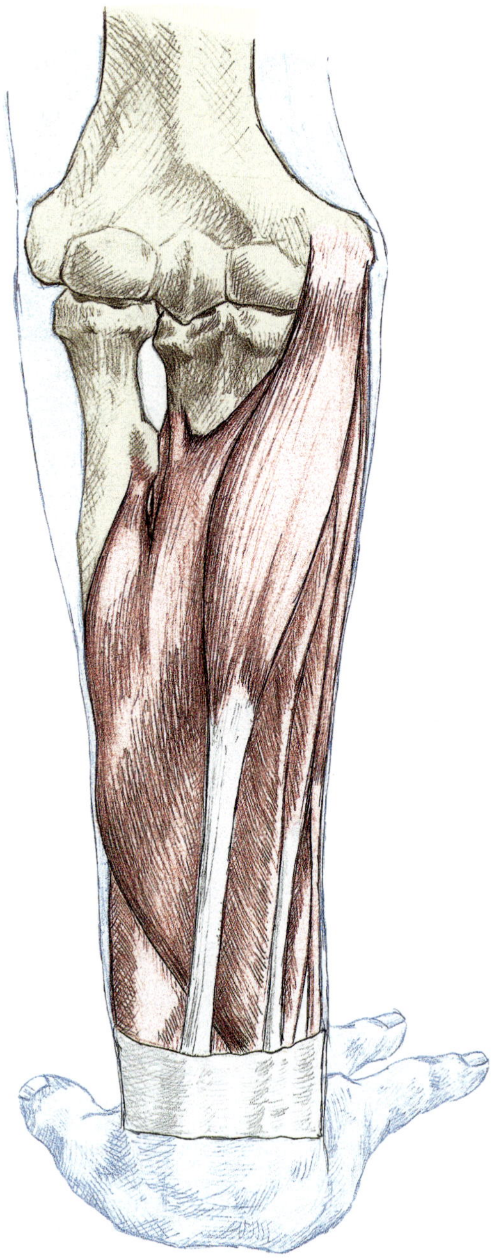

이 절에서는 손바닥과 같은 쪽에 위치한 아래팔 10개의 작은 근육에 대해 언급한다. 이 굽힘근들의 오래 지속되는 둔한 통증(ache)을 피하기 위해 이 근육들을 자주 스트레칭하고 장기간에 걸친 정적이고 반복적인 사용을 피해야 할 것이다.

근육에 관한 정보 MUSCLE FACTS

이 굽힘근은 위팔의 아래 끝에서 시작되어 팔굽관절의 안쪽을 가로질러 뻗고 손바닥 쪽의 팔목을 지난다. 최종적으로 이것은 힘줄의 형태로 손가락까지 뻗어나간다.

이 굽힘근들은 손바닥으로 향해서 손가락을 굽히는 그룹으로서 기능을 한다. 이것은 또한 그 관절에서 각각의 손가락을 개별적으로 굽히는 기능도 한다.

긴장의 원인

이 굽힘근들은 키보드의 조작과 같은 장시간의 정적인 작업으로 인해 단단해지고 단축될 수 있다. 손을 광범위하게 사용하는 것을 필요로 하는 어떠한 직업도 또한 이 근육들에 문제를 야기한다. 목수, 마사지치료사, 체조선수, 등산가 및 하키선수가 자주 이환된다.

긴장의 증상

아패팔과 손가락의 통증(pain)과 오래 지속되는 둔한 통증(ache), 팔꿈치 안쪽의 통증(골퍼의 엘보라고도 불린다).

유연성 검사

양손을 얼굴 앞으로 올리고 손바닥을 합친다. 아래팔이 수평이 될 때까지 팔꿈치를 위와 바깥으로 들어 올린다. 손을 움직이지 않는다.

주의사항

손목 통증을 야기하는 경우는 이 운동을 피한다.

기법 TECHNIQUE

테이블과 같은 평탄한 표면을 찾는다. 손가락이 자기 쪽을 향하도록 양손을 안쪽으로 회전시켜 양손을 테이블 위에 놓는다. 오른손 엄지손가락이 이제는 오른쪽을 가리켜야 할 것이다.

왼손을 오른손의 손가락 위에 놓는다. 오른팔을 완전히 똑바르게 한다.

오른쪽 아래팔에 약간의 찌르는 것 같은 통증(sting)을 느낄 때까지 오른팔을 조심스럽게 자기 앞으로 당겨 5~10초 동안 스트레칭한다.

근육을 5~10초 동안 이완시킨다.

손가락을 5~10초 동안 테이블에 밀어붙이려고 하여 저항한다. 근육을 5~10초 동안 이완시킨다. 새로운 종료 점에 도달할 때까지 오른팔을 자기 앞으로 계속해서 움직임으로써 스트레칭을 더욱 시킨다.

2~3회 반복한다.

흔히 있는 잘못

- 팔꿈치를 굽힌다.
- 손가락을 완전히 똑바르게 유지하지 못한다.
- 테이블을 지나치게 높이 위치시킨다.

논평

테이블이 지나치게 높으면 이 운동 전체를 통해서 올바른 시작자세와 기법을 방해한다. 타월 위에 손을 놓으면 손가락을 똑바르게 유지하는 것을 쉽게 한다.

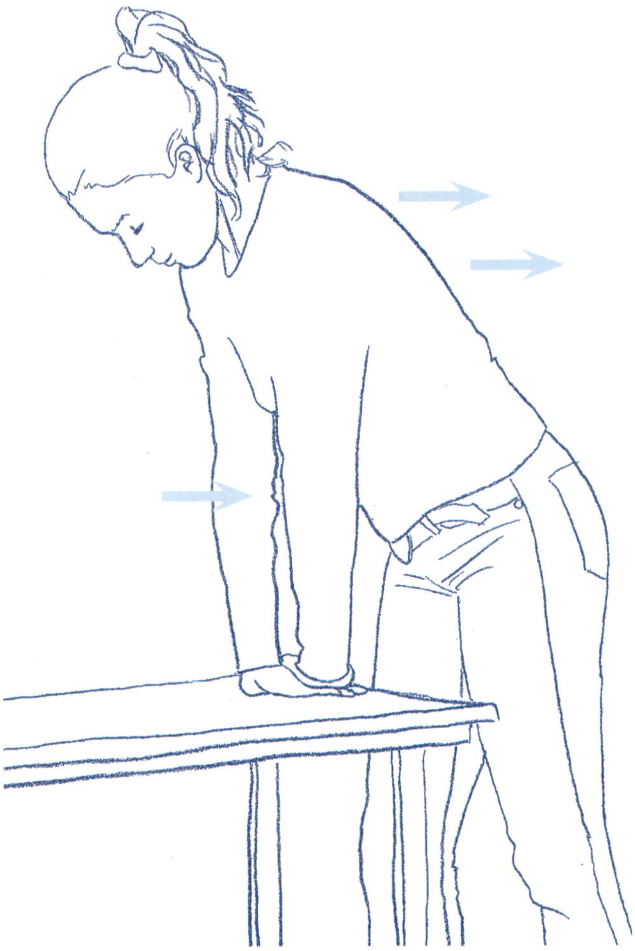

팔과 몸을 뒤로 젖힌다. 이 운동 중에 팔꿈치가 완전히 똑바르게 되어있는지 확인한다. 왼손을 오른손 손가락 위에 놓아 스트레칭을 증가시킨다.

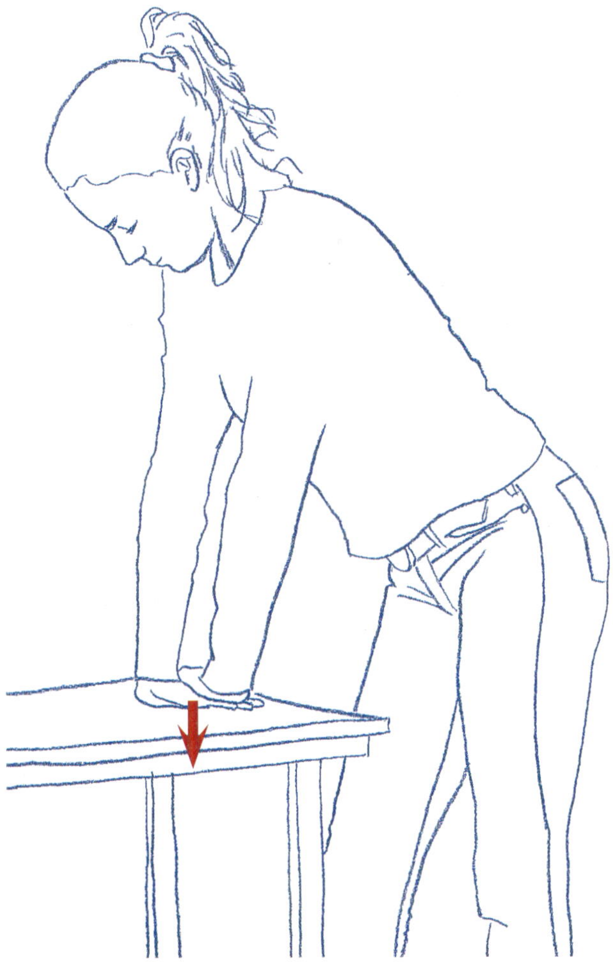

오른손을 테이블에 내리눌러 저항한다.

아래팔 펌근(전완 신근) FOREARM EXTENSORS

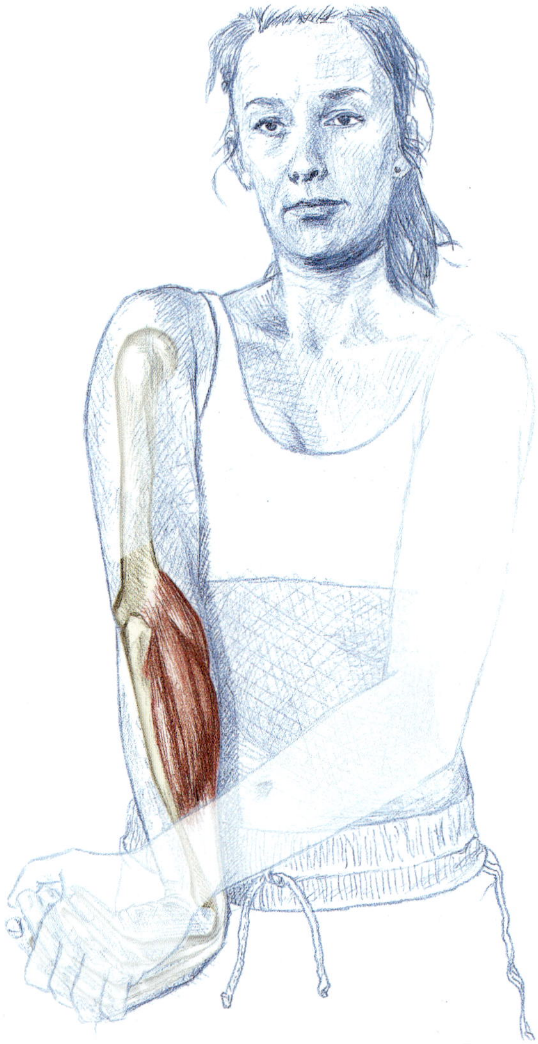

이 폄근은 아래팔의 바깥쪽과 뒤에 위치한
10개의 근육으로 구성되어 있다.
현재 아주 많은 사람이 하루에 몇 시간 동안 타이핑을 하는 직업을 갖고 있기 때문에, 폄근의 오래 지속되는 둔한 통증 및 통증이 생산성과 자주 결근하는 문제를 야기할 수 있다.
이 근육들을 하루에 20회까지 스트레칭한다.
운동의 이점을 제공하는 것에 더하여 이 스트레칭들은
작업 중에 짧은 휴식을 취하기 위한
좋은 방법이다.

근육에 관한 정보 MUSCLE FACTS

대부분의 폄근은 위팔의 아래 끝의 바깥쪽에서부터 시작된다. 이 근육들은 팔꿈치의 바깥쪽을 뻗어 내려가 손목을 가로지르고 계속해서 힘줄로서 손과 손가락으로 내려간다. 폄근은 팔꿈치를 굽히고 손목을 손등을 향해 굽힌다.
이 근육들은 또한 개별적으로 기능을 하여
각각의 손가락을 그 관절에서 편다.

긴장의 원인

이 폄근은 컴퓨터에서의 정적인 작업 또는 섬세한 기계적인 작업에 의해 단축된다. 목수, 마사지 치료사, 등반가, 체조선수 및 역도 선수와 같은 주로 손으로 작업하는 사람들이 흔히 이환된다.

긴장의 증상

- 아래팔의 오래 지속되는 둔한 통증(ache) 또는 통증(pain)
- 팔꿈치의 바깥쪽에 오래 지속되는 둔한 통증 또는 통증이 있다.(테니스 엘보)
- 손가락의 오래 지속되는 둔한 통증 또는 통증

주의사항

손목 통증을 야기하는 경우는 이 운동을 피한다.

기법 TECHNIQUE

서 있는 것을 선호하는 경우는 테이블을 이용하고 앉는 것을 선호하는 경우는 바닥을 이용한다. 손등을 앞쪽으로 향하게 하여 주먹을 꽉 조인다. 손목을 굽혀서 손등이 테이블 또는 바닥과 접촉하고 손가락이 자기를 향하도록 한다. 다른 쪽 손을 사용하여 주먹이 조여져 있는지 확인한다.
팔꿈치를 똑바르게 유지한다.

아래팔에 약간의 찌르는 것 같은 통증을 느낄 때까지 팔을 자기를 향해 당겨 5~10초 동안 스트레칭한다. 이 근육을 5~10초 동안 이완시킨다.

손가락 관절을 테이블에 5~10초 동안 조심스럽게 밀어 붙여 저항한다. 이 근육을 5~10초 동안 이완시킨다.

새로운 종료 점에 도달할 때까지 팔을 뒤로 계속해서 당겨 스트레칭을 더욱 시킨다.

2~3회 반복한다.

흔히 있는 잘못

- 팔꿈치를 굽히는 것
- 주먹을 충분히 조이지 못하는 것
- 테이블을 지나치게 높게 위치시키는 것

논평

테이블이 지나치게 높은 경우, 이 운동 전체를 통해서 올바른 시작자세와 기법을 방해한다. 이 운동이 손에 통증을 일으키는 경우는 테이블 또는 바닥에 타월 또는 베개를 놓는다.

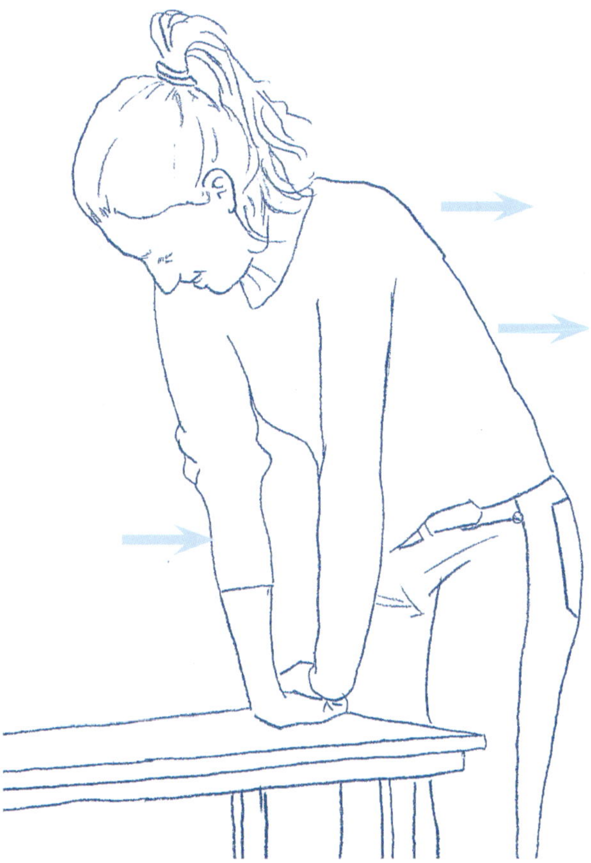

왼손을 사용하여 오른손 주먹이 쥐어지고 손가락이 굽혀진 상태로 유지한다. 이 운동 중에 팔꿈치가 완전히 똑바르게 되어 있는지 확인한다. 팔과 몸을 뒤로 당긴다.

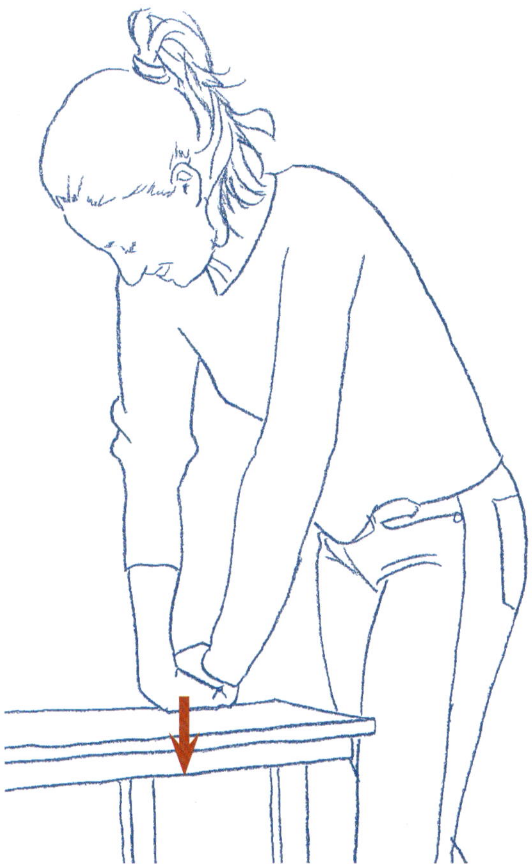

손등을 테이블로 밀어붙여 저항한다.

긴노쪽손목폄근 및 짧은노쪽손목폄근
(장요측수근신근 및 단요측수근신근)
EXTENSOR CARPI RADIALIS LONGUS AND BREVIS

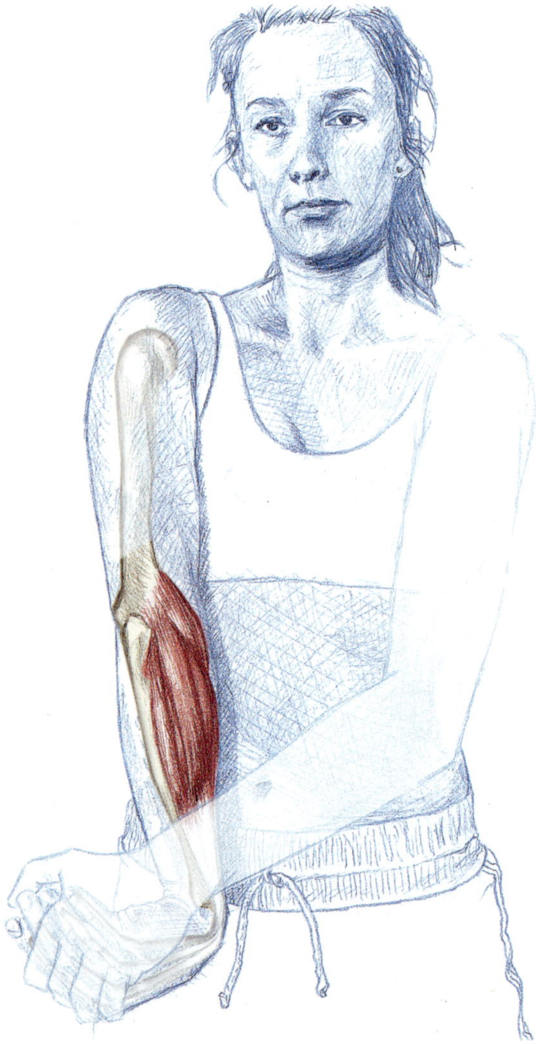

긴노쪽손목폄근 및 짧은노쪽손목폄근은 컴퓨터 마우스로 정적인 작업을 하는 것으로 인해서 아래팔에 통증을 가장 자주 야기하는 근육들이다. 이 근육들은 많은 일을 처리할 수 있으나 매년 같은 일을 쉬지 않고 계속하면 근육이 지쳐버릴 것이다. 우리는 흔히 경청하는 것을 원치 않지만, 오래 지속되는 둔한 통증(ache), 통증(pain)은 근육이 항의하는 방식이다.
아래팔의 통증을 완화하려면 일관된 스트레칭과 철저한 연부조직의 도수교정 또는 마사지가 필요하다.

발생하는 데 여러 해가 걸린 질병이 소실하는 것도 또한 시간이 필요할 것이다. 이러한 종류의 문제를 개선하기 위해서는 장기적인 계획이 필요하다.

근육에 관한 정보 MUSCLE FACTS

긴노쪽손목폄근 및 짧은노쪽손목폄근은 위팔의 아래 끝에서부터 시작되어 팔꿈치를 지나, 아래팔의 바깥쪽을 따라서 팔목을 가로질러 아래로 뻗는다. 최종적으로, 이것은 집게손가락과 반지손가락에 부착한다. 이 근육들은 팔꿈치를 굽히고 손목, 집게손가락, 반지손가락을 똑바르게 한다.

긴장의 원인

장기간의 정적인 작업은 긴노쪽손목폄근 및 짧은노쪽손목폄근을 단축시킨다. 건설노동자, 등반가, 하키선수와 같은 양손으로 작업하는 사람들과 컴퓨터로 작업하는 사람들은 흔히 이환된다.

긴장의 증상

- 아래팔 바깥쪽의 통증
- 집게손가락과 반지손가락의 통증 및 저림(무감각)
- 팔꿈치 바깥쪽의 통증(테니스 엘보)

주의사항

손목 또는 어깨에 통증을 일으키는 경우는 이 운동을 피한다.

기법 TECHNIQUE

오른팔을 굽혀서 배꼽 앞에서 유지한다. 손목을 손바닥 방향으로 굽히면서 주먹을 쥐어 아래팔을 안쪽으로 회전시킨다. 왼손으로 오른손 주먹을 잡고 손목을 더욱 굽힌다. 팔꿈치는 굽혀진 채로 있어야 할 것이다. 어깨와 오른팔을 이완시킨다.

아래팔을 안쪽으로 회전시키면서 오른팔을 조심스럽게 펴고 왼손을 사용하여 손목을 더욱 굽혀 5~10초 동안 스트레칭한다. 오른쪽 아래팔에 약간의 찌르는 것 같은 통증(sting)을 느낄 때까지 계속한다. 이 근육을 5~10초 동안 이완시킨다.

오른쪽 손목을 5~10초 동안 조심스럽게 똑바르게 하려고 하여 저항한다. 이 근육을 5~10초 동안 이완시킨다.

새로운 종료 점에 도달할 때까지 오른팔을 똑바르게 하고 오른쪽 손목을 굽혀 스트레칭을 더욱 시킨다.

2~3회 반복한다.

흔히 있는 잘못

- 아래팔을 충분히 회전시키지 못한다.
- 팔목을 충분히 굽히지 못한다.
- 주먹을 충분히 조이지 못한다.
- 오른팔을 충분히 똑바르게 하지 못한다.

논평

이 운동은 처음에는 약간 까다로울 수 있지만, 단념하지 않는다. 연습이 완벽함을 만들어 낸다는 것을 잊지 말아야 한다.

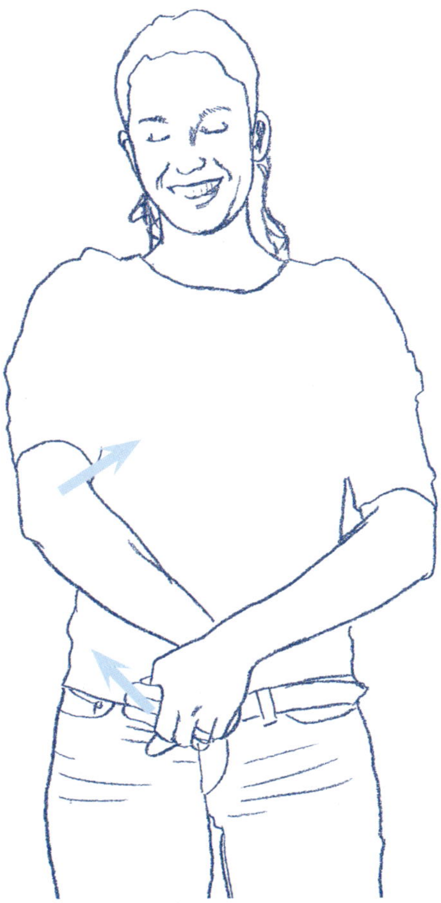

오른팔을 굽히고 왼손으로 손목과 손가락을 굽히게 한다. 팔을 똑바르게 하고 왼손으로 손목과 손가락을 같은 위치에 유지한다.

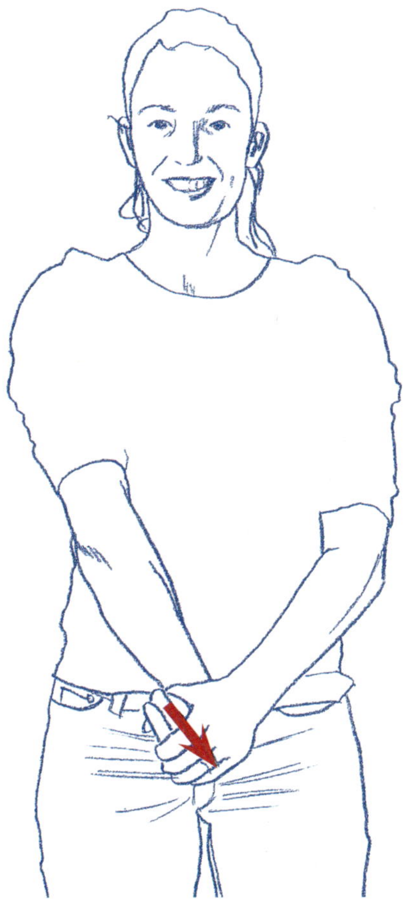

오른쪽 손등을 왼손에 밀어붙여 저항한다.

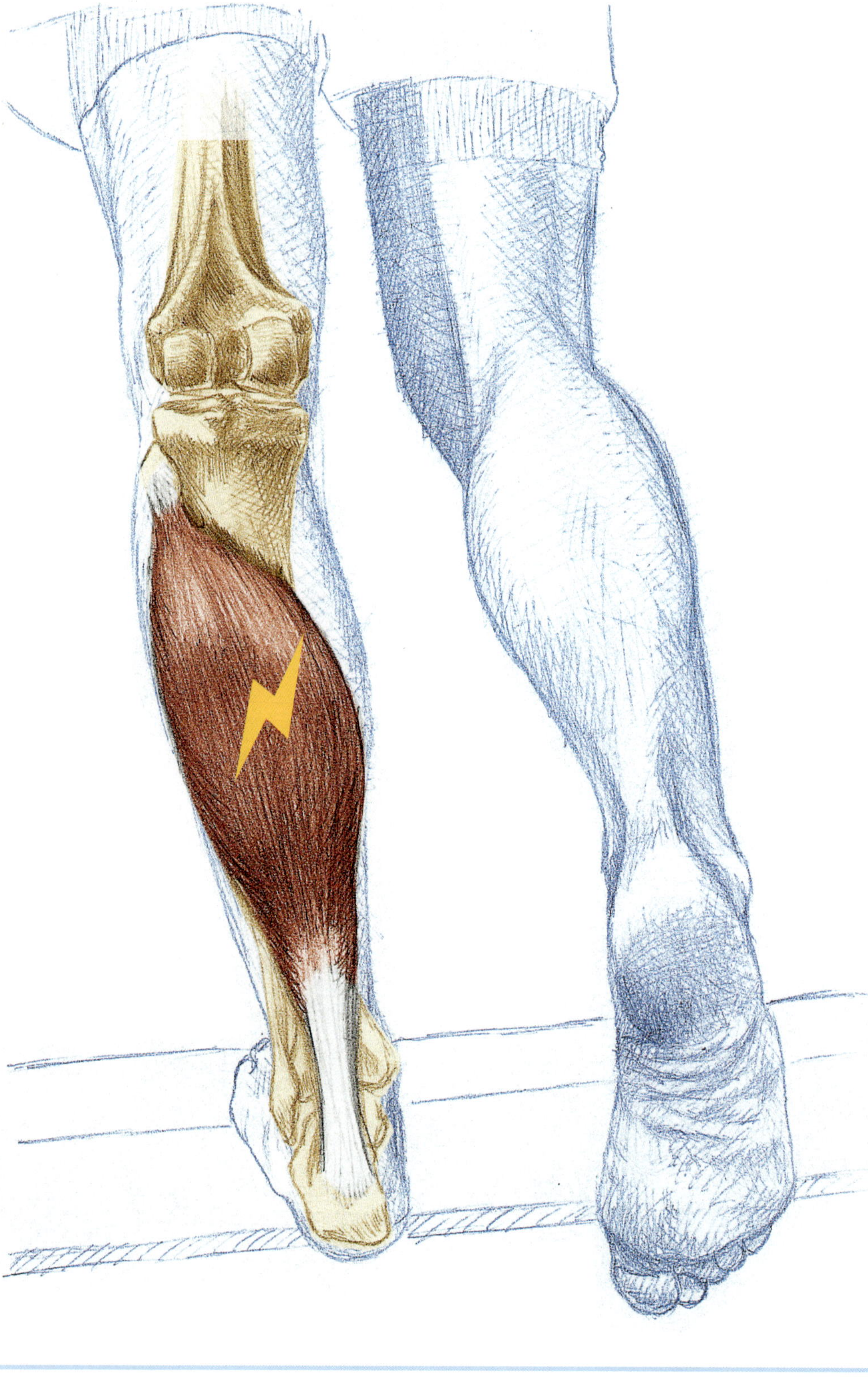

통증완화 프로그램

PROGRAMS FOR PAIN RELIEF

아침에 흔히 있는 온몸이 여기저기 아픔
COMMON MORNING ACHES AND PAINS

밤중에 누군가가 야구 배트로 머리를 때리거나 등을 꺾으려고 하거나, 팔을 등 뒤로 고정시키려고 하는 것처럼 느끼는 경우는, 아마도 수면 자세가 좋지 않은 것이다. 수면 자세를 바꾸는 것은 쉽지 않다. 여러분은 어렸을 때 이 습관을 확립하였고 여러분의 근육은 그때만큼 유연하지 않다. 다음의 절에서는 잠이 깨었을 때 일반적으로 느끼는 통증에 대한 몇 가지 치료법을 제시한다.

두통 때문에 잠에서 깨는가?
DO YOU WAKE UP WITH A HEADACHE?

두통 때문에 잠이 깨는 것은 하루를 시작하기 위한 이상적인 방법과는 거리가 멀다. 여러분이 비록 잠을 자고 있었지만, 쉬고 이완하고 있지 않았을지도 모은다. 수면 중에 이(치아)를 갈고 이를 악무는 것은 스트레스에 대한 전형적인 증상이다. 이러한 종류의 야간 활동에는 턱의 근육과 목의 근육 양쪽이 관여한다. 잠들려고 준비할 때 어깨를 귀를 향해 당겨 올리고 싶어 하는 것을 알아차린 일이 있는가? 이 행동은 잠들은 후에 반드시 멈추는 것은 아니며, 이것은 아침의 두통으로 이어질지도 모른다.

치료법

목의 주변 부위를 스트레칭하고 이완하는 것(162페이지 참조)은 두통을 피하기 위한 매우 좋은 방법이다.

두통은 나쁜 수면자세와 단축된 근육이 결부되어 야기될 수 있다. 침대의 견고함도 또한 하나의 요인이 될지도 모른다. 일반적으로 말해서 체중이 무거울수록 침대는 더 견고해야 할 것이다.

목이 뻣뻣하여 잠에서 깨는가?
DO YOU WAKE UP WITH A STIFF NECK?

움직이기 어려운 뻣뻣한 목 때문에 잠이 깬다면 베개가 지나치게 높을지도 모른다. 지나치게 높은 베개를 베고 옆으로 잠을 자면 목의 한쪽 근육이 신장되고 반대쪽 근육은 단축된다. 이 습관은 목의 근육과 관절을 자극한다.

치료법

옆으로 누울 때 머리가 척추와 정렬되어 있는지 확인한다. 필요하다면 베개 높이를 조정한다.

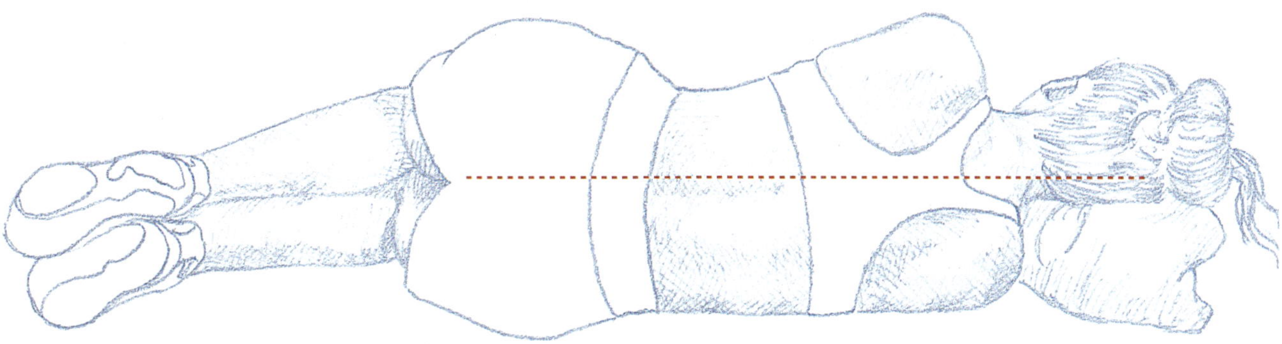

옆으로 누어 잠을 자는 경우, 침대가 지나치게 부드럽지 않은지 확인한다.
더 견고한 매트리스는 척추의 정렬 유지를 도울지도 모른다.

잠에서 깰 때 팔이 저린가?
ARE YOUR ARMS ASLEEP WHEN YOU WAKE UP?

잠에서 깰 때 무감각 또는 저림을 경험하는 것은 불쾌한 기분이 될 수 있다. 이것에 대한 가장 일반적인 이유는 팔을 머리 위로 하고 잠이 드는 것이다. 팔을 머리 위로 하고 반듯이 누워 잠을 자는 것은 큰가슴근과 작은가슴근을 신장시켜 이 근육들이 목과 몸통에서부터 팔로 뻗는 신경과 혈관을 누르게 하고 잠들어버린 것이다.

치료법

수면 자세를 완전히 바꾸거나 팔을 옆에 대고 잠을 자도록 한다. 매일 밤 취침 전에 큰가슴근과 작은가슴근을 스트레칭한다.

잠에서 깰 때 어깨가 아픈가?
DOES YOUR SHOULDER HURT WHEN YOU WAKE UP?

어깨의 아침 통증은 팔을 베개 밑에 놓고 팔꿈치를 머리 위로 하여 잠을 자는 것에 의해 야기될 수 있다. 이 자세에서 잠을 자는 것은 가시위근을 압착하여 팔이 약화된 느낌이 들게 한다.

치료법

반듯이 누어 잠을 자거나 팔을 어깨보다 아래로 하여 잠을 자도록 시도한다.

잠에서 깰 때 허리가 아픈가?
DOES YOUR LOWER BACK HURT WHEN YOU WAKE UP?

지나치게 부드러운 침대에서 엎드려 자는 것은 일반적으로 등이 둘로 갈라지는 느낌이 들게 한다.

이것은 몸의 가장 무거운 부분인 중간부위가 침대로 가라앉아 등을 심하게 아치모양으로 만들기 때문이다. 이 습관은 단단한 엉덩관절 굽힘근과 결부되어 거의 틀림없이 아침에 허리통증을 유발한다.

치료법

더 견고한 침대로 바꾸거나 매트리스 밑에 판자를 놓는다. 취침하기 전에 엉덩관절 굽힘근을 스트레칭한다. 대신에 옆으로 누어 잠을 자도록 한다.

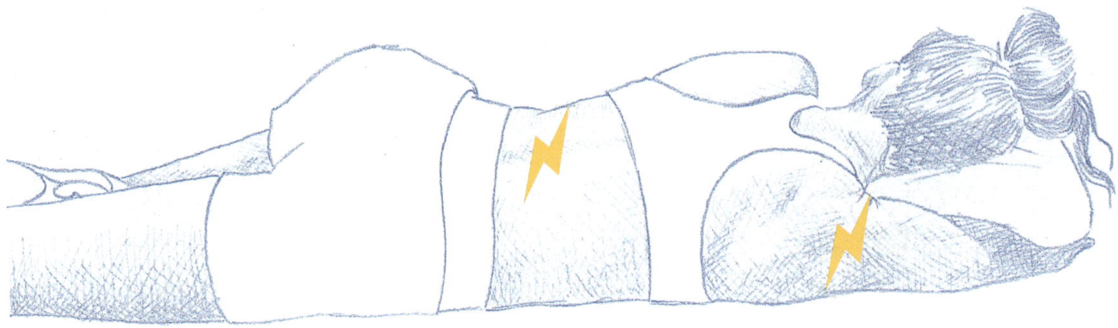

팔을 머리 위에 두는 어떠한 수면자세도 어깨와 팔에 통증 또는 저림을 야기할 수 있다.
엎드려 눕거나 지나치게 부드러운 침대에 누워 잠을 자는 경우,
허리의 아치가 커져 허리 염좌를 초래한다.

스트레칭 스케줄 STRETCHING SCHEDULE

스트레칭은 통증을 제거하거나 줄이기 위한 최선의 방법 중 하나이다. 이 장의 나머지 부분은 통증을 수반하는 상황에 대한 스트레칭 스케줄의 개요를 설명한다. 허리를 삐끗하거나 목의 접질림이 있다는 것을 언급할 때는, 언급한 이외의 통증에 대한 이유가 존재할지도 모른다. 통증에 대한 이유가 불확실한 경우는 의사 또는 마사지치료를 시행하는 전문가의 도움을 받는다.

허리를 삐끗한다. THROWING YOUR BACK OUT

이 일반적인 표현은 통증의 이유나 무엇이 실제로 통증을 느끼게 하는가에 대해서 아무것도 말해주지 않는다.

무엇이 통증을 느끼게 하는가?

- 근육 연축(spasms)
- 신장된 인대
- 손상된 추간판
- 허리뼈의 관절 제한

통증의 원인

통증은 다음의 것에 의해 야기될 수 있다:

- 근육 불균형
- 등 근육의 피로
- 단단한(긴장된) 근육
- 약한 근육
- 무거운 물건 들어올리기의 반복
- 일반적으로 활동을 하지 않음

일반적인 치료법

최상의 제안은 계속해서 움직이는 것이다. 가능하다면, 안전한다고 생각되는 범위에서 몸을 좌우로 움직인다. 움직이고 있는 한 몸을 얼마나 멀리 움직이는가는 상관없다.

아무리 아프더라도 일어나서 걸을 필요가 있다. 가능한 한 오래 걷는다. 피로해지면 누워서 쉰다. 옆으로 누워 있는지 확인한다. 그 이유는 엎드려 눕거나 반듯이 누운 것보다 옆으로 누운 자세에서 일어나는 것이 쉽기 때문이다. 치유과정을 연장시키는 앉은 자세는 피한다. 또한 팔다리에 쑤시듯 아픈 통증(전격통증; shooting pain)을 주는 움직임은 피한다. 그 이유는 이러한 몸의 통증유발 방어 시스템은 치유시간을 더욱 연장시키기 때문이다.

특수 치료법

매일 몇 회 스트레칭한다. 하루에 10회 스트레칭을 하는 것은 머지않아 기분이 좋아지는 것을 돕는다.

전문가의 도움을 구하는 시기

다음의 어느 것인가를 갖고 있는 경우 전문가를 찾아간다.

- 다리로 뻗어 내려가는 전격통증(shooting pain)
- 피부의 특정 부위에서의 민감도 저하
- 특정 근육에서의 근력저하
- 배뇨 불능

스트레칭할 근육

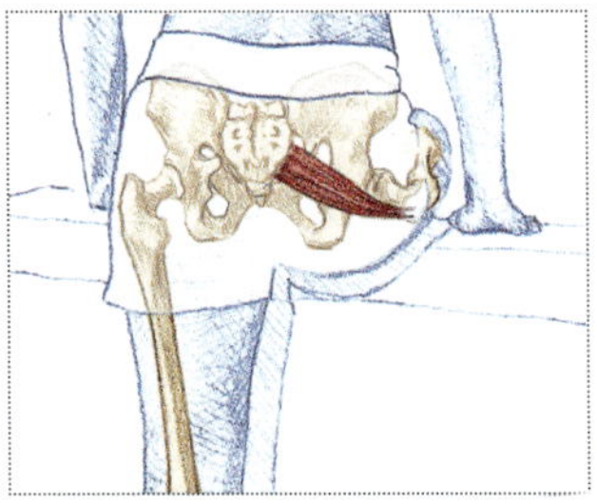

궁둥구멍근 ; 92, 96쪽

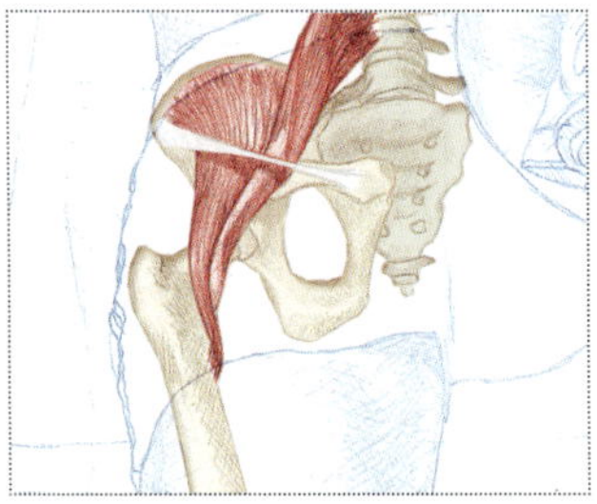

허리근과 엉덩근 : 108쪽

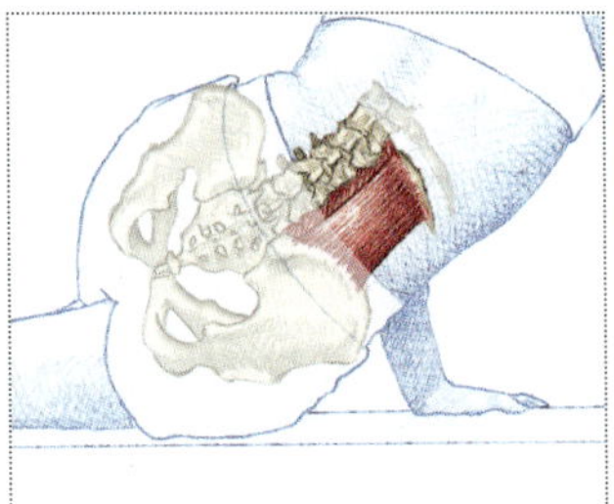

허리네모근 : 101, 104쪽

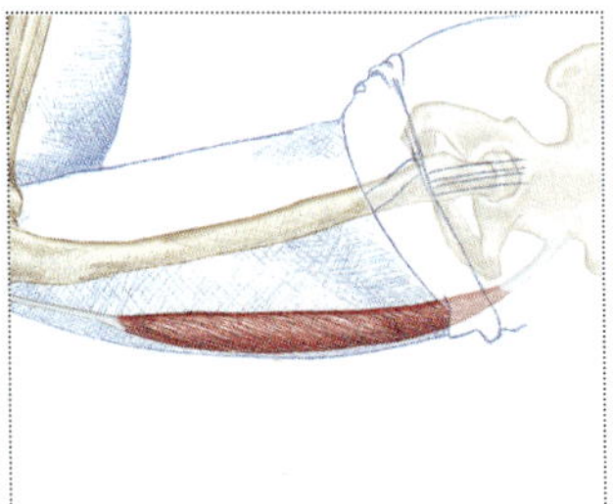

넙다리곧은근 : 113, 117쪽

목의 접질림 KINK IN YOUR NECK

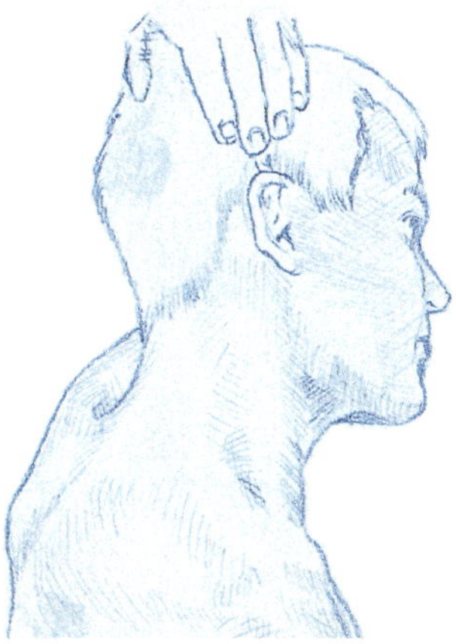

이것은 무엇이 일어났는가, 또는 무엇이 통증을 느끼게 하는가를 말해주지 못하는 또 다른 일반적인 표현이다. 만약 이것이 통증을 느끼게 한다 해도 움직임도 또한 이 경우의 열쇠가 된다.

일반적으로 두 종류의 목의 통증이 있다 :

제1형은 즉각 발생한다. 머리를 돌리거나 한쪽으로 기울일 수 없다. 다른 쪽 방향은 상당히 통증이 없다. 이러한 종류의 통증은 보통 아침에 잠이 깼을 때 바로 발생한다.

제2형은 가동성을 저하시키는 천천히 강도가 세지는 통증이다.

무엇이 통증을 느끼게 하는가?

- 근육 연축
- 사이에 끼인 신경
- 압축된 추간판
- 신장된 인대
- 목뼈의 관절 제한

통증의 원인

통증은 다음의 것에 의해 야기될 수 있다:

- 스트레스 또는 단조로운 작업에 의한 전체적인 긴장
- 나쁜 수면자세
- 급격히 과부하가 된 근육
- 통풍이 잘 되는 장소에 앉아 있는 것

일반적인 치료법

움직임이 다시 중요해진다. 할 수 있다면, 머리를 기울여서 돌리고 앞뒤로 움직인다. 통증을 느끼기 전에 움직임을 멈춘다. 목 보호구(neck braces)나 얼음은 피한다. 그러나 온열은 마음대로 사용한다. 곡물을 넣은 베개는 보통 기능을 매우 잘한다.

특수 치료법

제1형. 첫 번째 사례에서는 어떠한 통증도 일으키지 않는 방향으로만 스트레칭한다.

제2형. 두 번째 사례에서는 양쪽 방향으로 스트레칭하지만, 가동성이 제한되어 있는 쪽에 더 많은 시간을 소비한다.

두 가지 종류 모두에 대해서 자주 스트레칭하는 것이 중요하다. 1시간에 여러 회 스트레칭할 것을 권장한다.

전문가의 도움을 구하는 시기

다음의 어느 것인가를 갖고 있는 경우는 전문가를 찾아간다.

- 목에서부터 팔과 손으로 뻗는 전격통증
- 팔과 손의 근력저하
- 피부의 특정 부위에서의 민감도 저하

스트레칭할 근육

자기 자신의 스트레칭에 더하여 마사지치료를 시행하는 전문가, 물리치료사 또는 지압요법사와 같은 전문직 치료사의 도움을 고려한다.

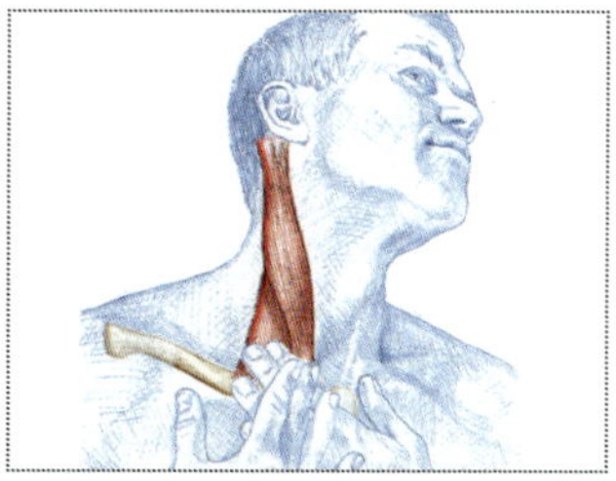

목빗근 : 36쪽

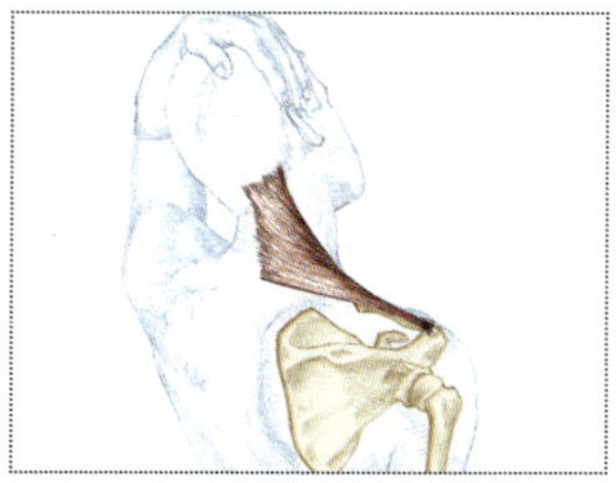

상부등세모근 : 32쪽

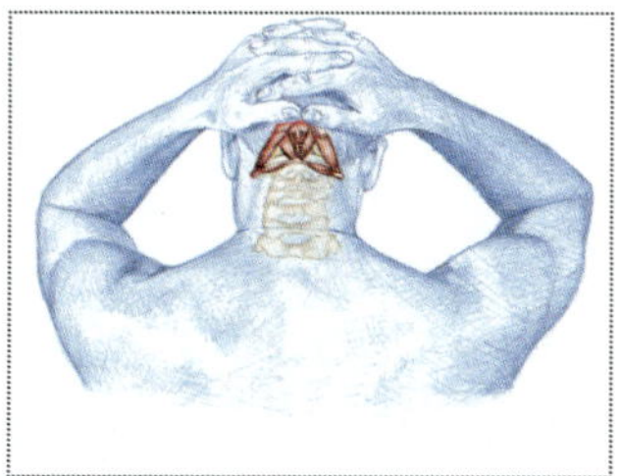

뒤통수밑근 : 40쪽

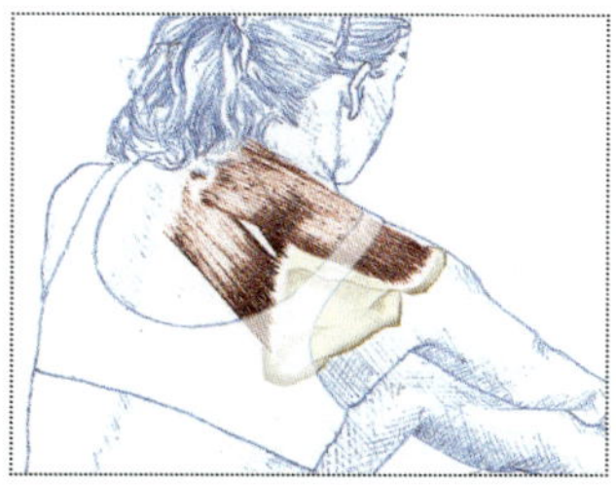

중간등세모근 및 마름근 : 58, 60쪽

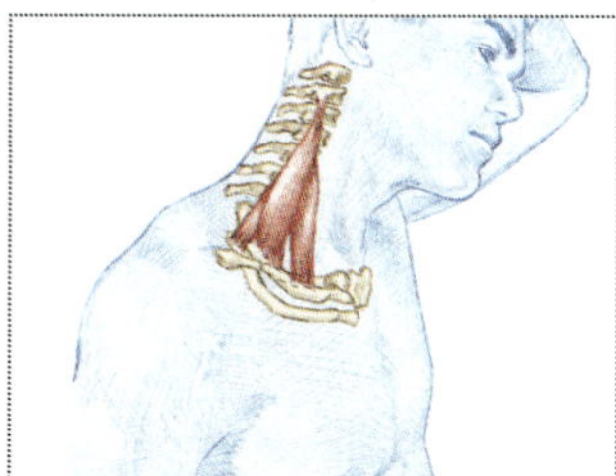

목갈비근 : 38쪽

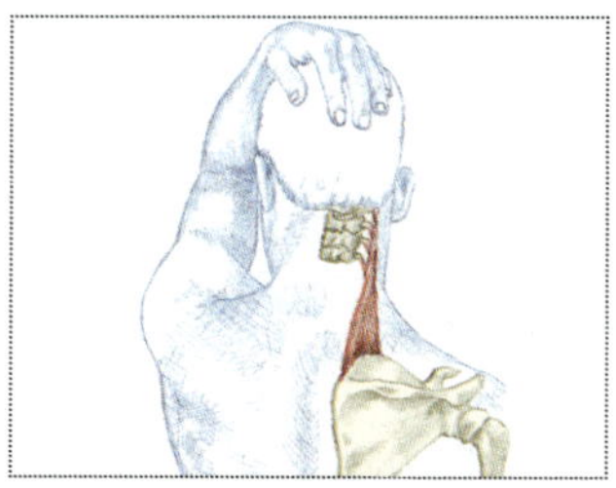

어깨올림근 42, 44쪽

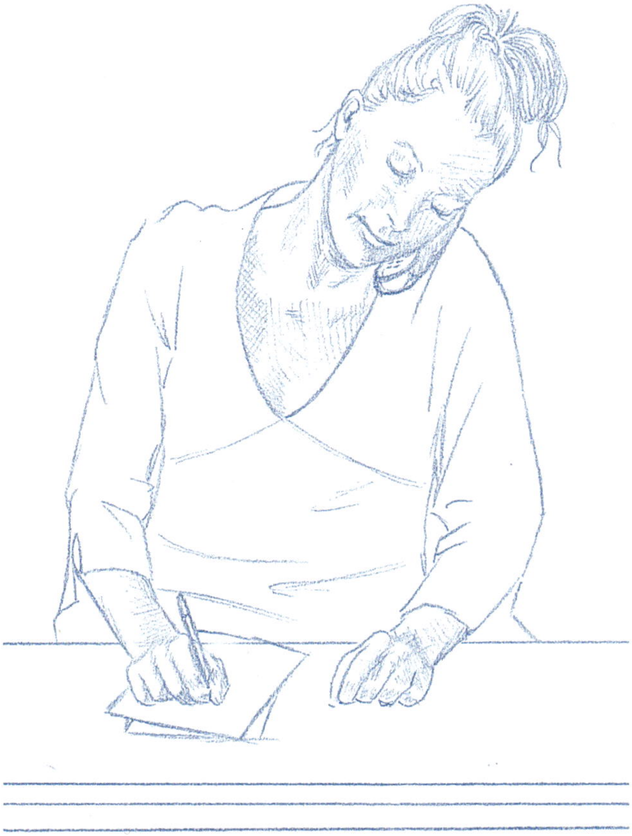

척추에 걸리는 실제 힘의 양은 반드시 등이나 목의 통증을 결정하는 요인은 아니다. 오히려, 중요한 변수는 척추의 위치와 척추가 특정 위치에 있는 시간의 길이이다.

두통 HEADACHE

긴장성두통(tension headache)은 이 종류의 통증 중에서도 가장 일반적인 형태이다. 목과 어깨의 근육이 단단해지면 통증유발점이 발생하고 이것이 결국 머리로 올라가 통증으로 이어진다. 일반적인 장소에는 목의 한쪽, 관자놀이 끝 그리고 귀의 뒤가 포함되고 손톱이 박혀 있는 것처럼 느낄지도 모른다. 이러한 종류의 통증은 거의 항상 등세모근의 상부에 있는 통증유발점에서 온다. 따라서 관자놀이를 마사지해도 통증을 완화할 수 없다. 하나의 두통이 더 많은 수의 두통으로 이어질 수 있기 때문에 스트레칭은 일시적으로도 장기적으로도 도움이 될 것이다.

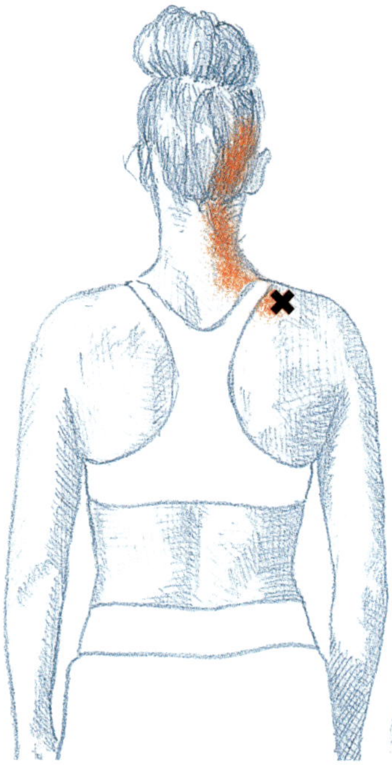

상부등세모근

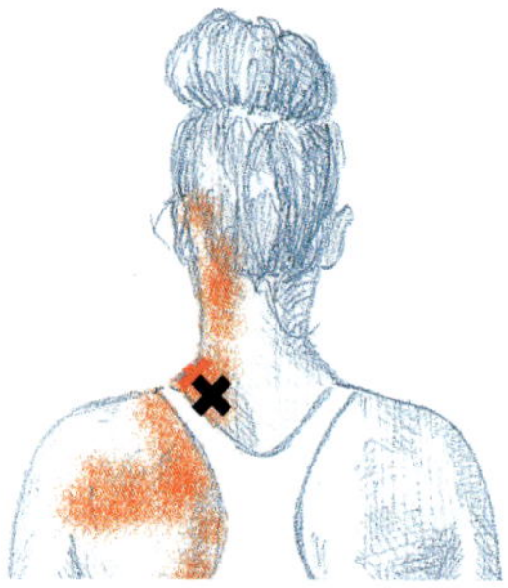

어깨올림근

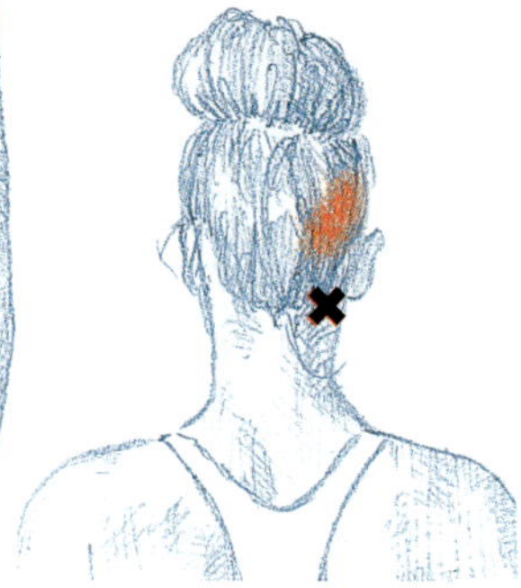

뒤통수밑근

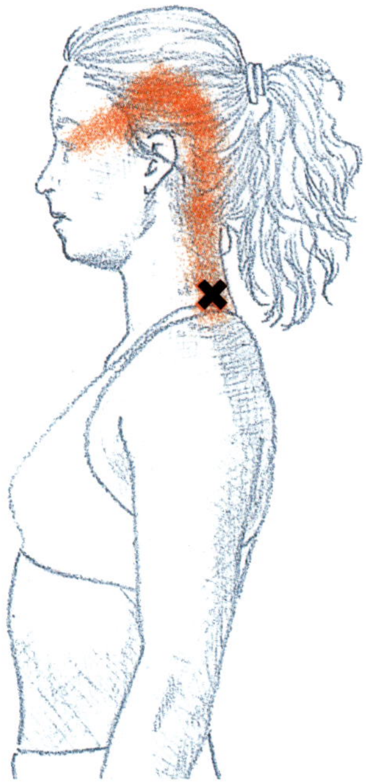

상부등세모근

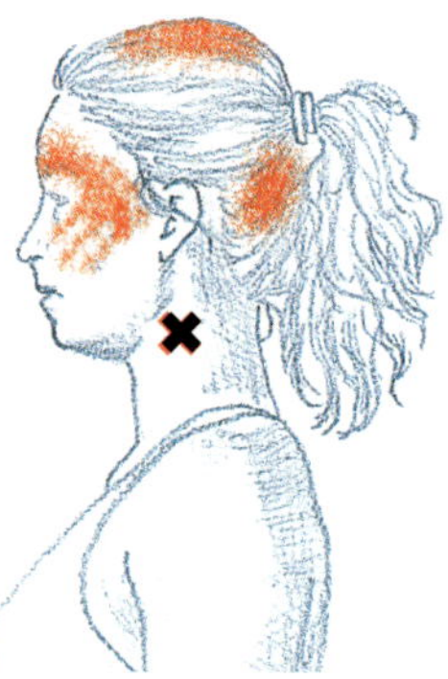

목빗근

X는 통증유발점의 위치를 나타내고 색칠한 영역은 불쾌감이 확산될 가능성이 있다는 것을 나타낸다.

무엇이 통증을 느끼게 하는가?

- 통증유발점
- 뻣뻣한 근육
- 고정된 목 관절

통증의 원인

통증은 다음의 것에 의해 야기될 수 있다:

- 스트레스로부터 오는 장기간의 긴장
- 단조로운 작업
- 걱정
- 어깨부위 또는 다른 신체부위의 통증

일반적인 치료법

이완하는(긴장을 푸는) 것은 중요하다. 두통이 시작될 것으로 느낄 때 곧바로 앉아서 목과 어깨를 떠받친 다음에 목과 어깨를 적극적으로 이완시키면 두통을 멈출 수 있을지도 모른다. 온열 패드를 사용하는 것도 또한 긴장을 완화시키는 데 도움이 된다.

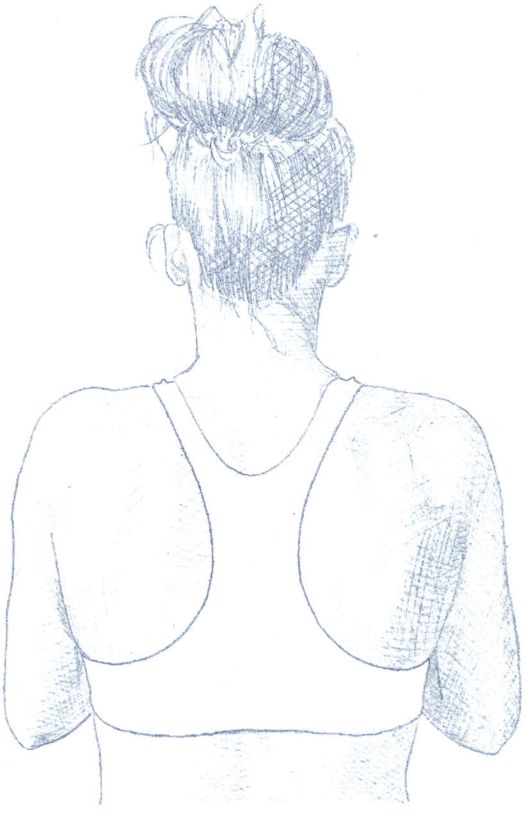

어깨를 들어 올린 상태에서 계속해서 앉아 있는 것이 두통의 가장 일반적인 이유이다. 두통을 최소화하기 위해서는 어깨를 이완시키고 낮추는 연습을 하기 바란다.

특수 치료법

다음의 절에서 언급된 근육을 스트레칭한다. 두통이 지나치게 심한 경우는 적극적으로 쉬고 이완한 다음에 약간 기분이 좋아질 때 스트레칭한다.

전문가의 도움을 구하는 시기

다음의 어느 것이든 있는 경우는 전문가를 찾아간다.

- 멈추지 않고 계속되는 두통
- 두통이 급성으로 되고(폭발형), 멈추지 않고 계속되거나, 또는 보통은 두통이 전혀 없다.

스트레칭할 근육

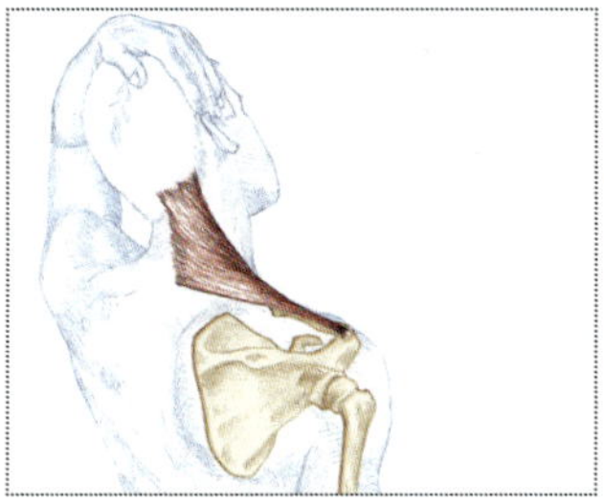

상부등세모근 : 32쪽

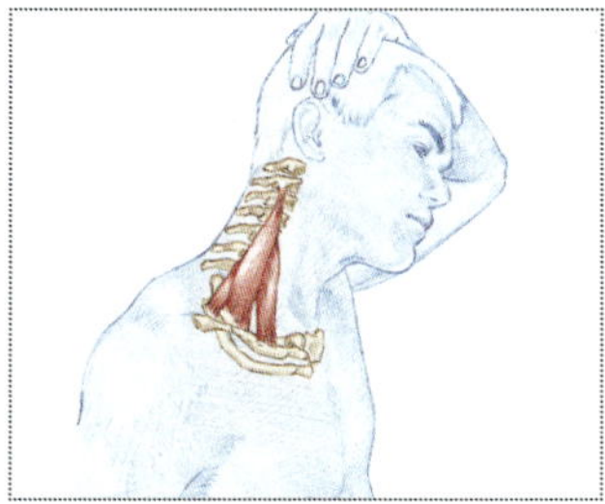

목갈비근 : 38쪽

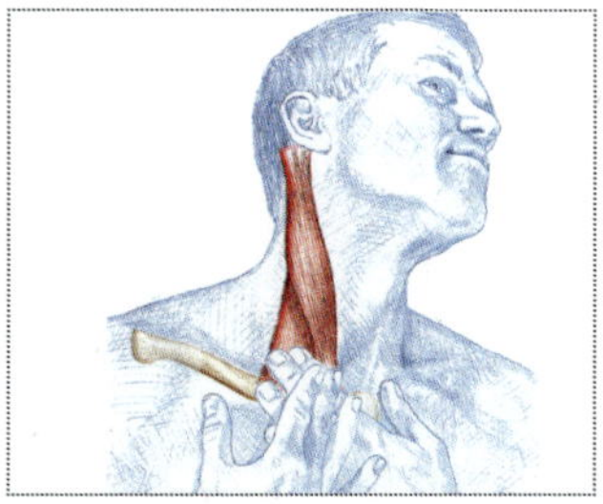

목빗근 : 36쪽

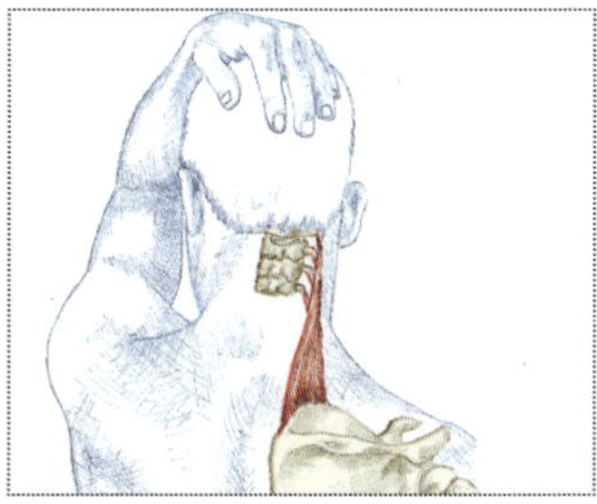

어깨올림근 : 42, 44쪽

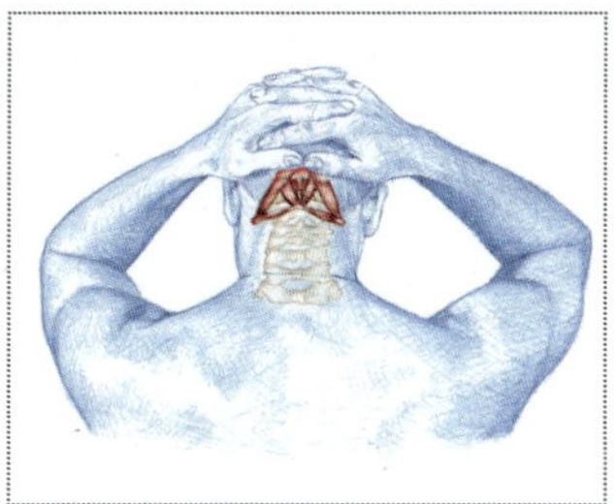

뒤통수밑근 : 40쪽

상부 등 통증 UPPER-BACK PAIN

등 상부의 하나 또는 복수의 점에 통증이 있는 것은 드문 일이 아니다. 때로는 어깨뼈 아래에 위치한 것처럼 느껴지는 어깨뼈 윗부분 안쪽의 점은 특히 지속될 수 있다.
통증을 제거하려면, 상부 등, 가슴 및 목의 앞부분 근육을 스트레칭해야 할 것이다. 가슴근육을 스트레칭하지 않으면 자세를 개선하는 것이 매우 어려워지며 자세 개선은 통증 방지에 도움이 된다.

무엇이 통증을 느끼게 하는가?

- 근육의 통증유발점
- 가슴 부근 척추의 고정된 관절
- 갈비뼈와 척추 사이의 고정된 관절
- 과도하게 신장된 인대

통증의 원인

통증은 다음의 것에 의해 야기될 수 있다:

- 나쁜 자세
- 가슴, 궁둥이 및 뒤넙다리근의 뻣뻣한 근육
- 약한 등의 근육

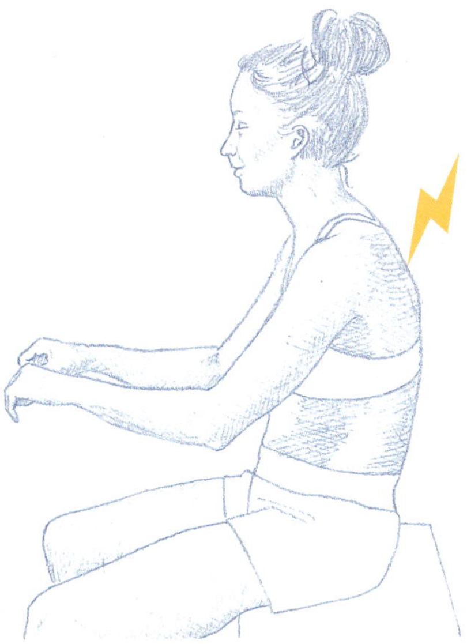

앉은 상태에서 등을 구부정하게 하면 몸을 위로 유지하고 척추의 인대를 보호하기 위해 양 어깨뼈 사이의 근육이 정적으로 작용하도록 강제한다.

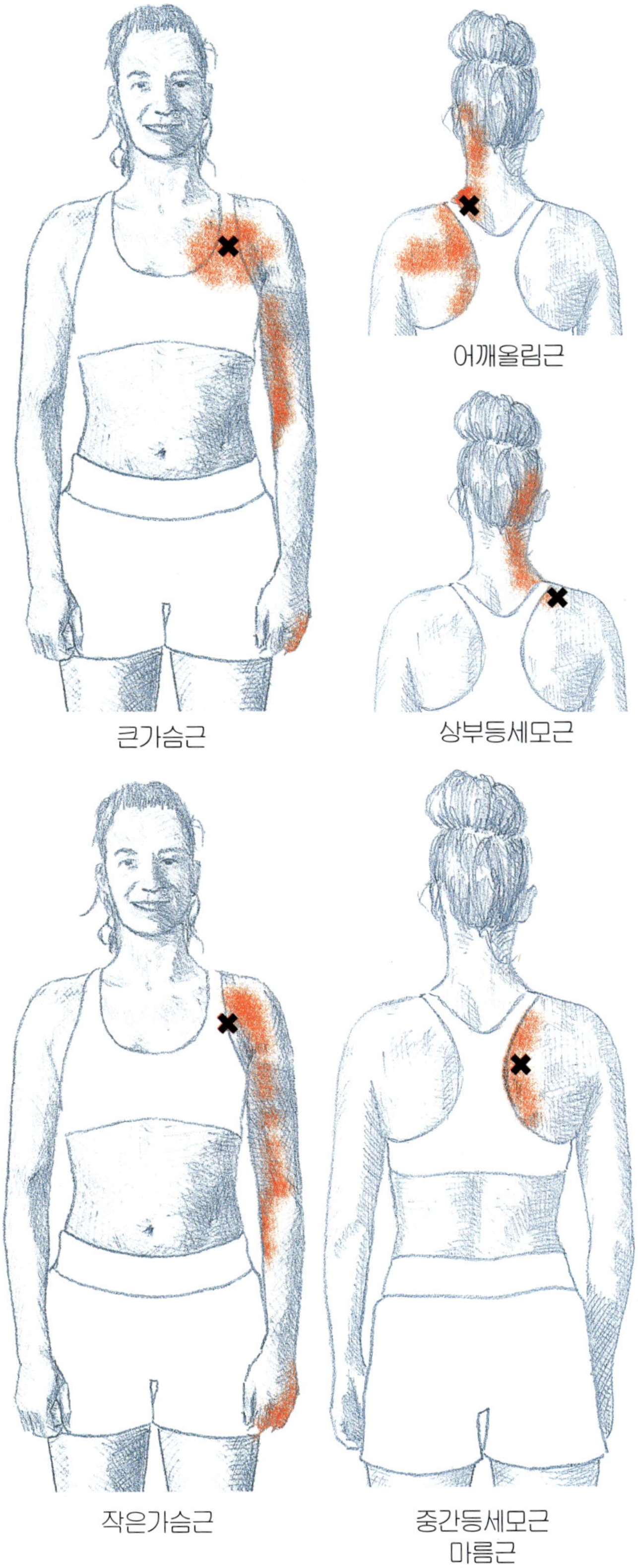

X는 통증유발점의 위치를 나타내고 색칠한 영역은 불쾌감이 확산될 가능성이 있다는 것을 나타낸다.

일반적인 치료법

가장 중요한 것은 자세를 개선하는 것이다. 앉아야 할 경우, 한번에 20분 이상 앉지 않도록 한다. 5분간 밖에 앉아 있지 않았다 해도 근육이 단단하게 느껴지면, 일어서서 어깨, 목, 머리를 움직인다. 온열 패드 사용을 시도해본다.

특수 치료법

스트레칭하기 위해 자주 짧은 휴식을 취한다.
이 근육들은 쉽게 치료하지 않는다.

전문가의 도움을 구하는 시기

통증이 1주일 내내 지속되면 전문가를 찾아간다.

스트레칭할 근육

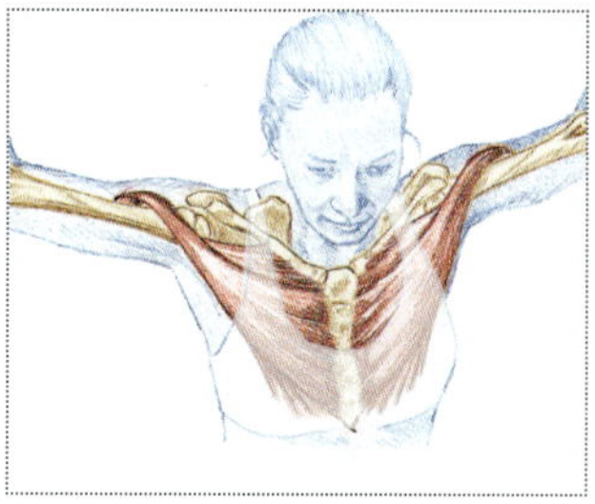

큰가슴근 : 46, 48쪽

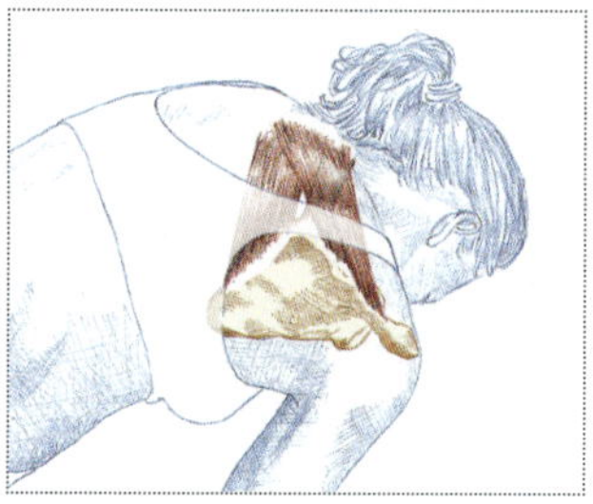

중간등세모근 및 마름근 : 58, 60쪽

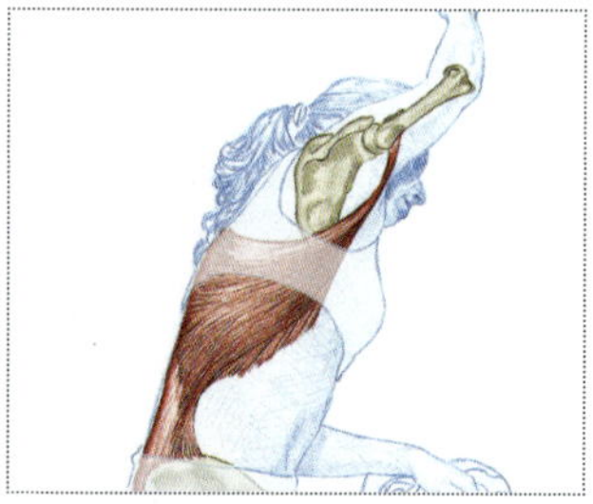

넓은등근 : 63, 66쪽

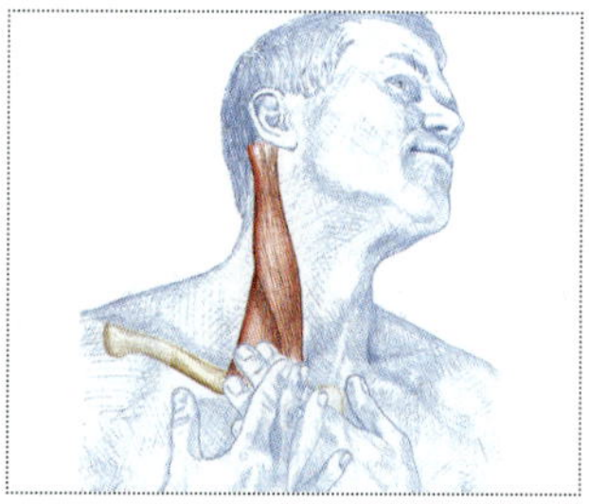

목빗근 : 36쪽

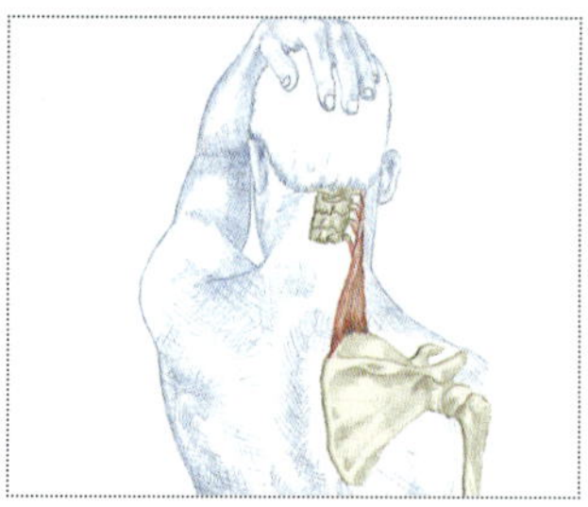

어깨올림근 : 42, 44쪽

팔과 손으로 방산되는 어깨통증

SHOULDER PAIN THAT RADIATES INTO THE ARM AND HAND

어깨부위를 잘 스트레칭하지 않으면, 팔과 손으로 방산되는 통증의 위험성이 높아진다. 이러한 이유로 항상 먼저 팔이음뼈(견갑대) 주위의 근육을 스트레칭하고 다음으로 특정 어깨 근육과 팔의 근육을 스트레칭해야 할 것이다.

무엇이 통증을 느끼게 하는가?

- 뻣뻣한 근육의 통증유발점
- 정적으로 과부하가 되어 있는 아래팔 근육
- 목뼈(경추)의 관절 제한

통증의 원인

통증은 손과 아래팔로 수행되는 작은 섬세한 운동기술에 의해 야기될 수 있으며, 이것은 어깨 근육이 바로 아래팔 근육만큼 정적으로 기능을 한다.

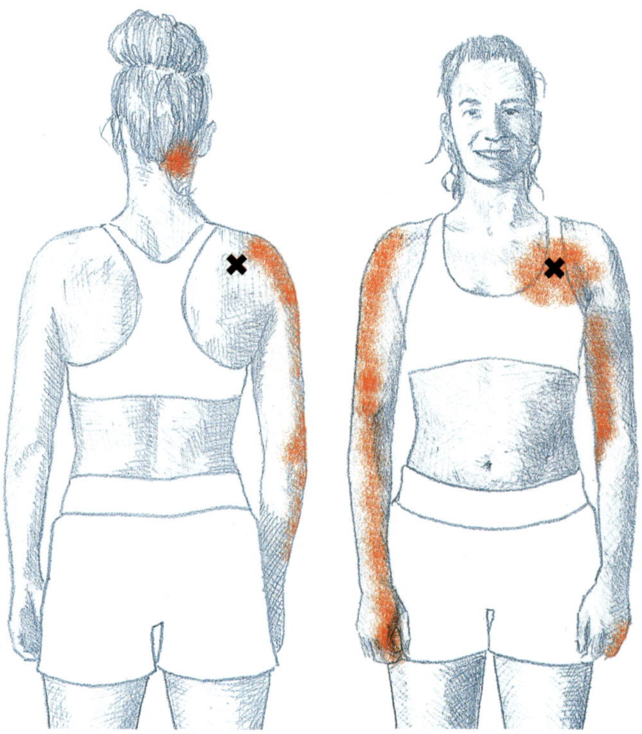

가시아래근

가시아래근
큰가슴근

X는 통증유발점의 위치를 나타내고 색칠한 영역은 불쾌감이 확산될 가능성이 있다는 것을 나타낸다.

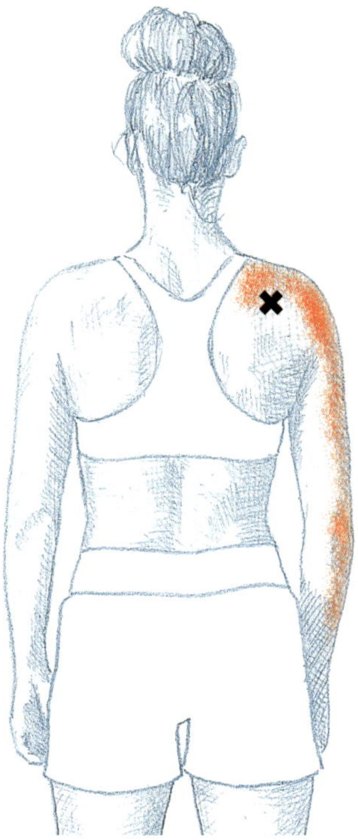

가시아래근

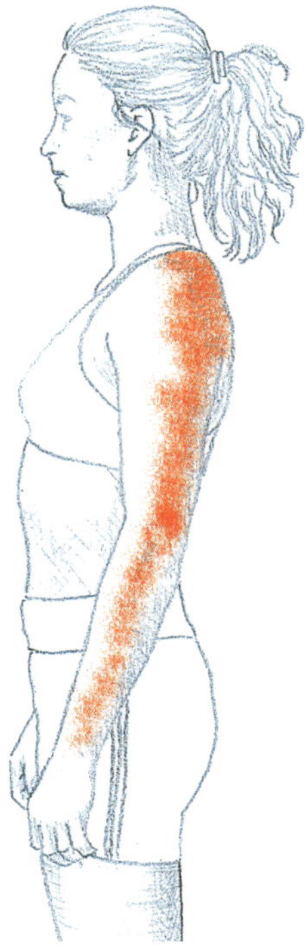

가시아래근

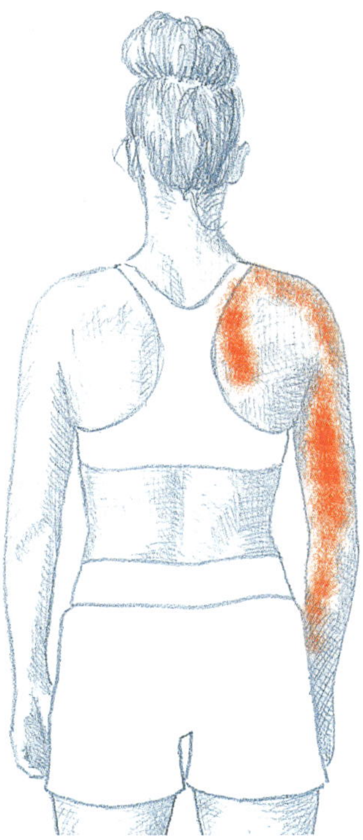

목갈비근

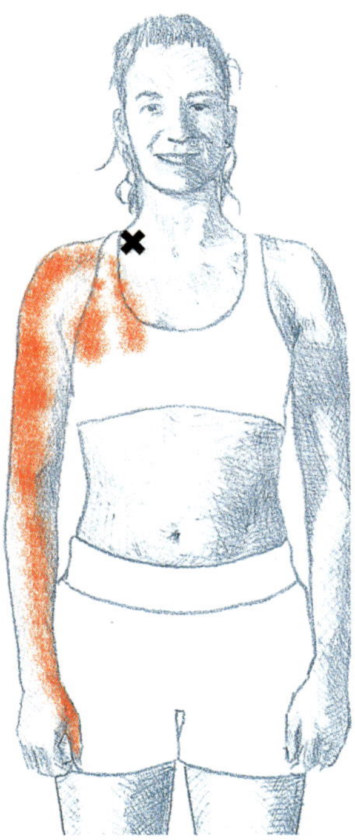

목갈비근

X는 통증유발점의 위치를 나타내고 색칠한 영역은 불쾌감이 확산될 가능성이 있다는 것을 나타낸다.

일반적인 치료법

키보드, 마우스, 책상 높이 및 의자와 같은 컴퓨터와 함께 사용하는 모든 것을 검사한다. 20분마다 의자에서 내려와 어깨를 이리저리 움직인다. 집에 있을 때는 이 근육들에 부하를 걸지 않도록 하고 어깨와 팔의 정적인 작업을 피한다.

특수 치료법

근무시간 뿐만이 아니라 규칙적으로 스트레칭을 한다.

전문가의 도움을 구하는 시기

오래 지속되는 둔한 통증(ache)이 3~4주에서 진정되지 않으면 전문가를 찾아간다.

스트레칭할 근육

먼저 목과 팔이음뼈 주위에 있는 근육을 스트레칭한다.

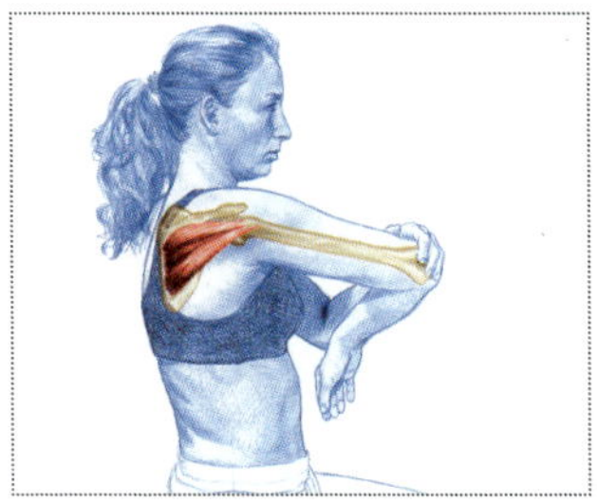

가시아래근 : 72, 75쪽

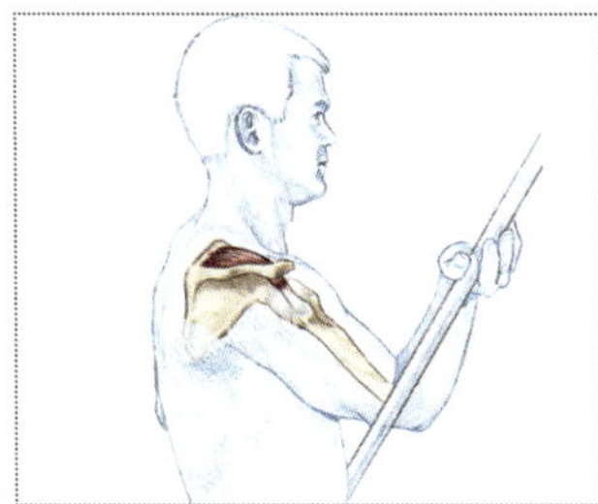

가시위근 : 80, 82쪽

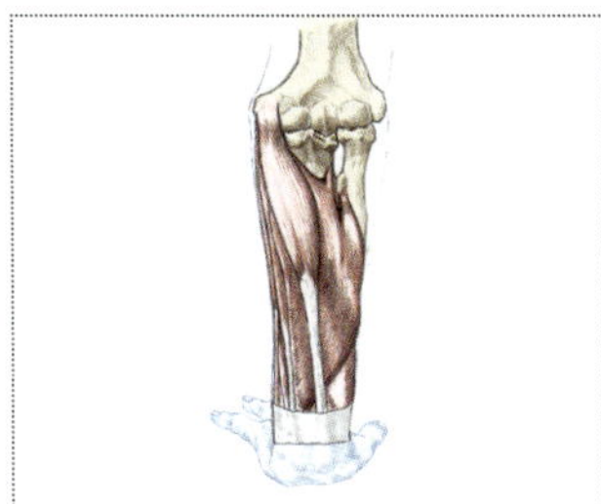

아래팔 굽힘근 : 152쪽

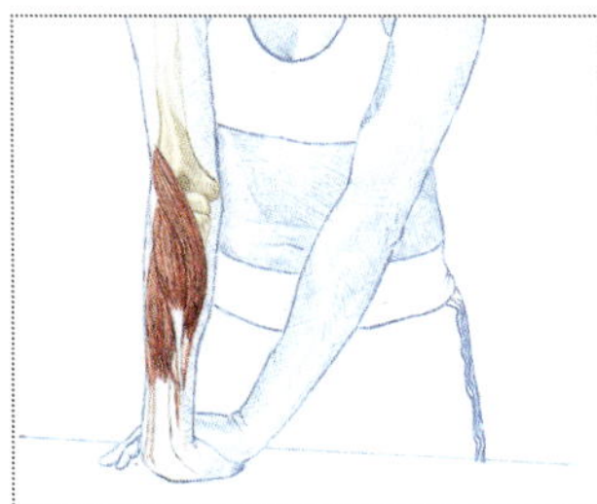

아래팔 폄근 : 154쪽

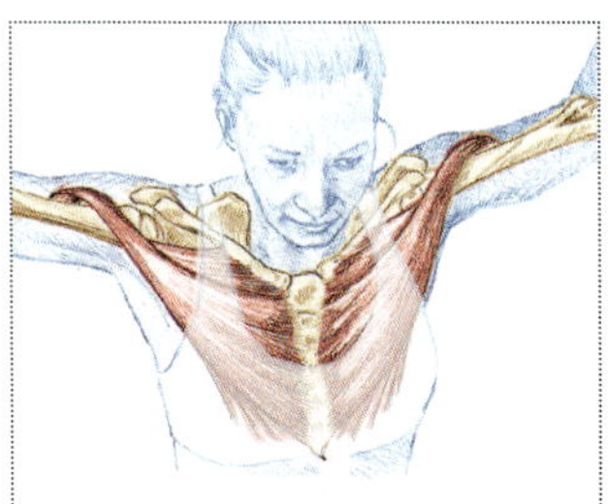

큰가슴근 : 46, 48쪽

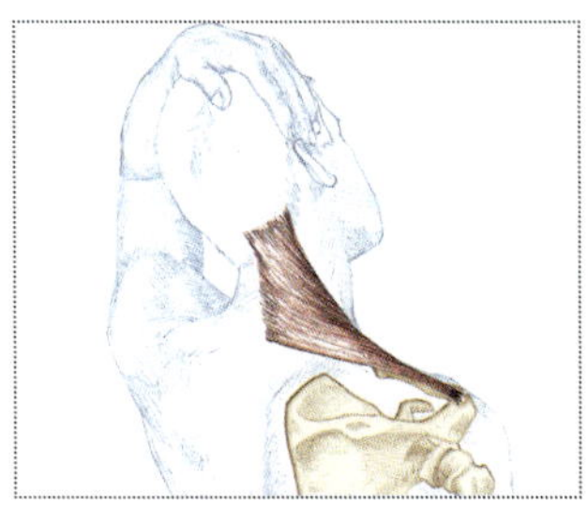

상부등세모근 : 32쪽

어깨통증 SHOULDER PAIN

당연히, 어깨 또는 어깨를 에워싸는 부위에 통증을 느끼게 하는가의 몇 가지 이유가 있다. 때로는 통증은 어떤 운동의 수행을 방해한다. 만일 그렇다면 무리하게 스트레칭을 하지 않는다.

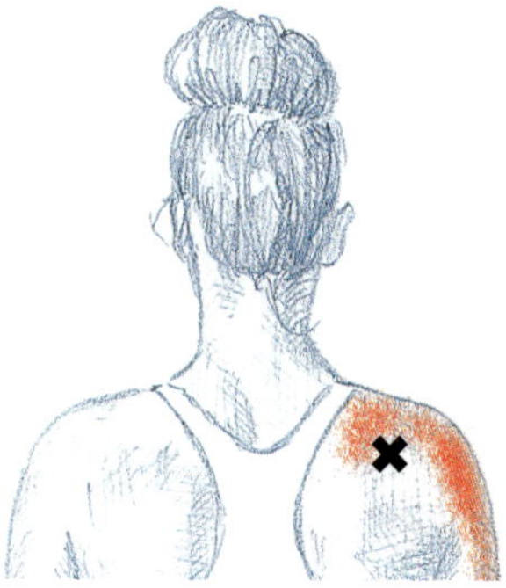

가시위근

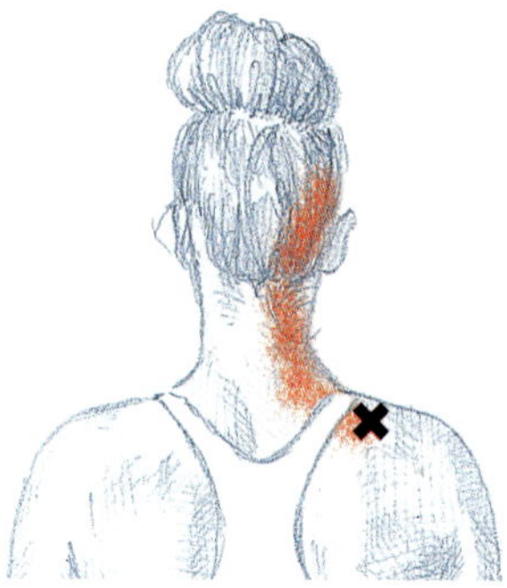

상부등세모근

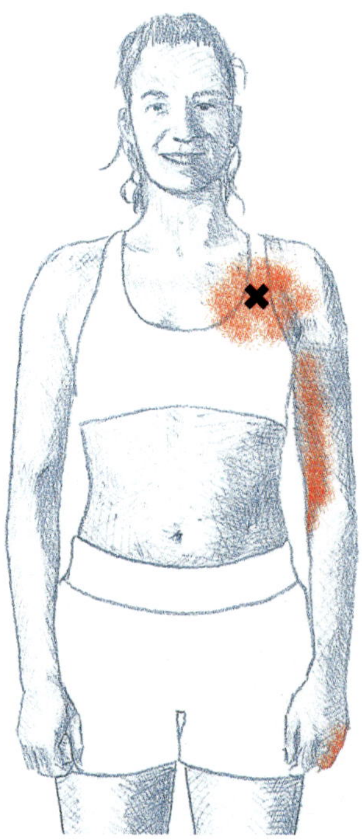

큰가슴근

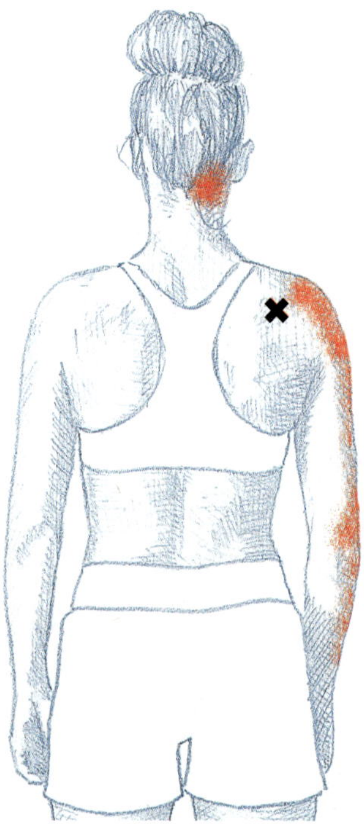

가시아래근

X는 통증유발점의 위치를 나타내고 색칠한 영역은 불쾌감이 확산될 가능성이 있다는 것을 나타낸다.

무엇이 통증을 느끼게 하는가?

- 뻣뻣한 근육의 통증유발점
- 사이에 끼인 근육
- 사이에 끼인 신경
- 부상으로 손상된 관절연골
- 목의 관절이 잘 움직이지 않는다.

통증의 원인

통증은 다음의 것에 의해 야기될 수 있다:

- 어깨관절을 안쪽 또는 바깥쪽으로 회전시키는 움직임을 반복한다.
- 손을 머리 위로 하여 많은 작업을 한다.
- 던지는 스포츠에 적극적으로 참여한다.

일반적인 치료법

머리 위의 모든 움직임과 어깨관절의 반복된 회전을 피한다.

특수 치료법

조심스럽게 스트레칭을 하고 통증을 느끼면 중지한다.

전문가의 도움을 구하는 시기

다음의 어느 것이든 있는 경우는 전문가를 찾아간다.

- 멈추지 않는 통증
- 통증 또는 갑작스런 저항으로 인해서 어깨의 움직임을 완료할 수 없다.

스트레칭할 근육

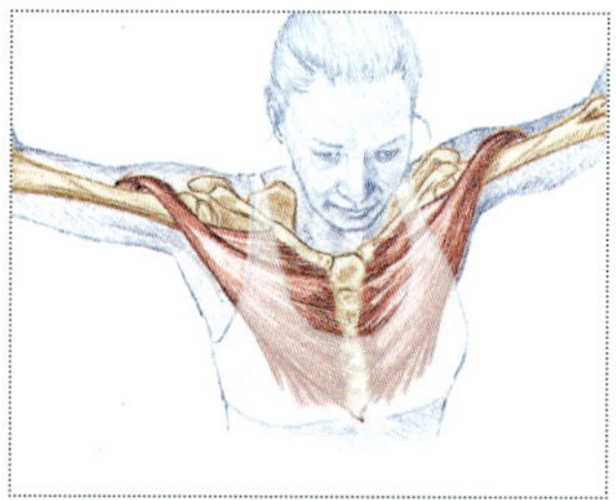

큰가슴근 : 46, 48쪽

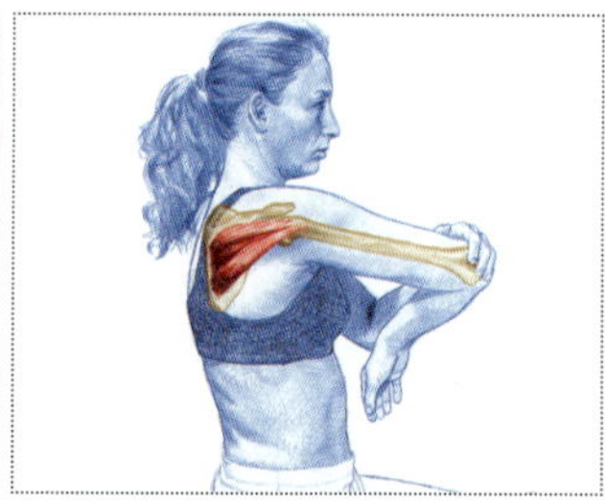

가시아래근 : 72, 75쪽

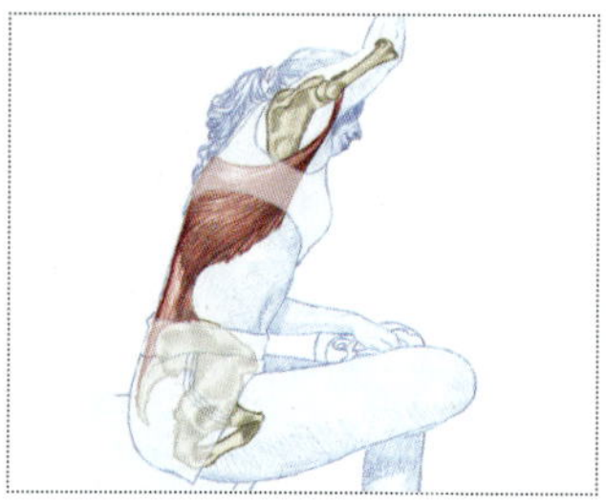

넓은등근 : 63, 66쪽

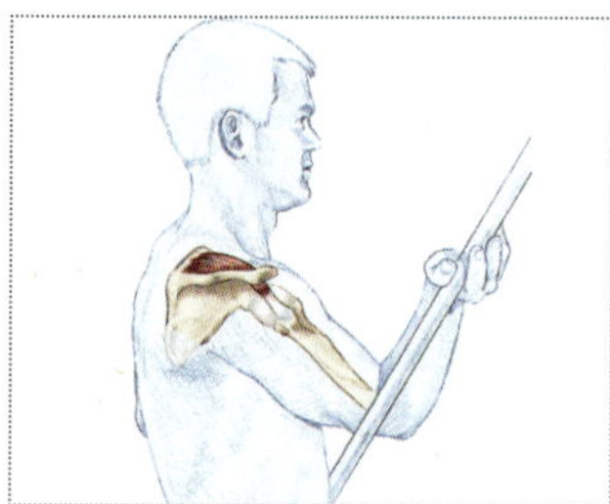

가시위근 : 80, 82쪽

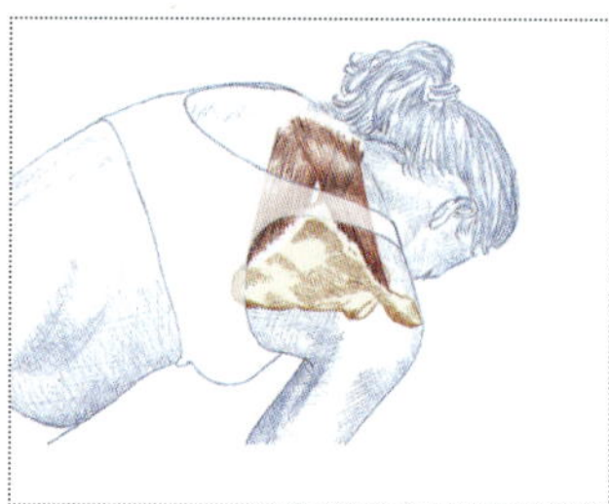

중부 등세모근 및 마름근 : 58, 60쪽

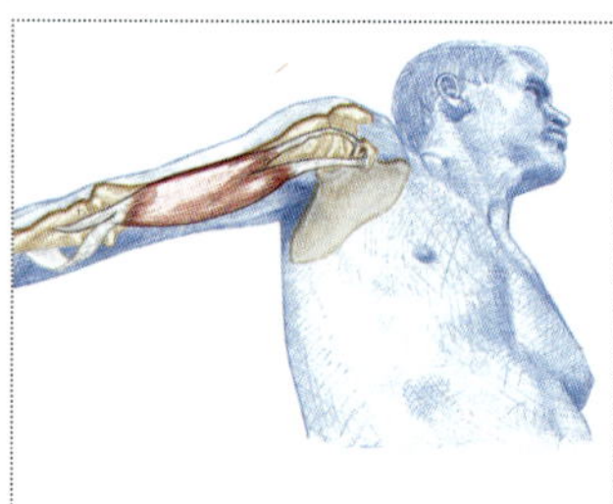

위팔두갈래근 : 148쪽

테니스 엘보 및 골퍼의 엘보

TENNIS ELBOW AND GOLFER'S ELBOW

이 용어들은 아래팔 통증을 야기하는 질병을 설명한다. 이것은 더욱더 일반적으로 되어가고 있다. 건설노동자가 흔히 이환된다.

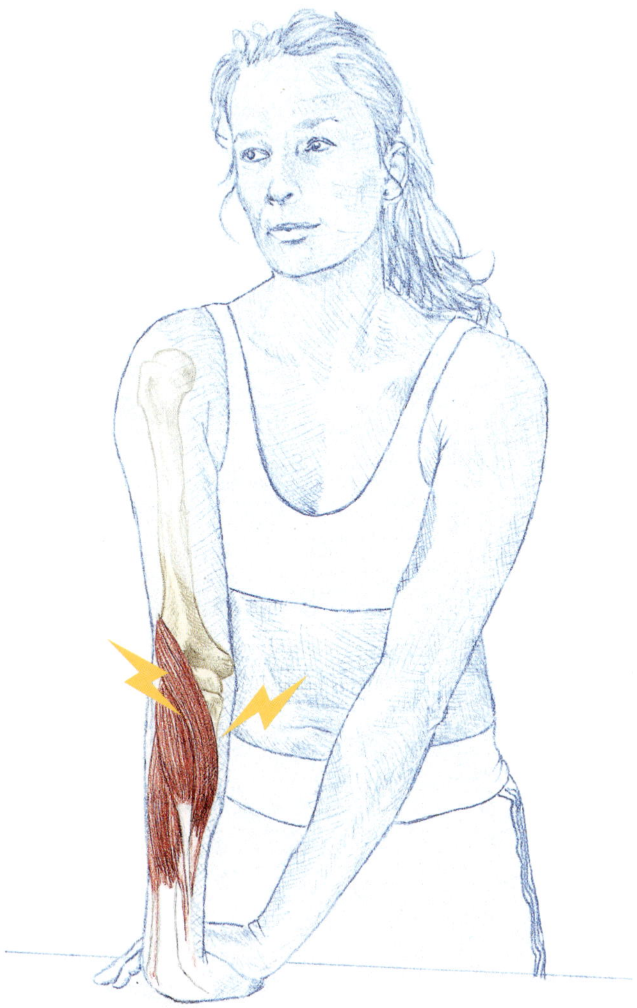

골퍼의 엘보는 팔꿈치 안쪽에 통증을 일으키고 테니스 엘보는 바깥쪽에 통증을 일으킨다.

무엇이 통증을 느끼게 하는가?

- 부착부가 과부하가 되고 젖산 농도가 높은 아래팔 근육.

통증의 원인

통증은 다음의 것에 의해 야기될 수 있다:

- 아래팔을 사용하는 장기간의 정적인 작업
- 아래팔과 손의 양쪽에 근력 지구력이 요구되는 작업

일반적인 치료법

가벼운 과제를 포함하여 아래팔로 하는 모든 작업을 피한다. 아래팔의 혈액순환을 높이기 위해 온열 패드를 사용한다.

특수 치료법

하루에 20회나 자주 스트레칭한다.

전문가의 도움을 구할 시기

1주일 이상 지속되는 통증이 있으면 전문가를 찾아간다.

스트레칭할 근육

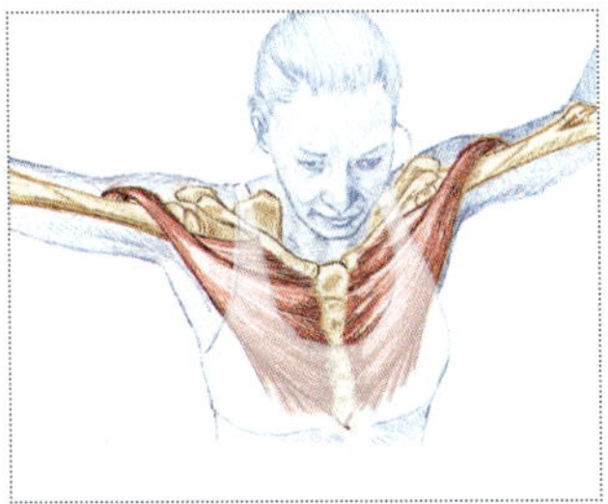

큰가슴근 : 46, 48쪽

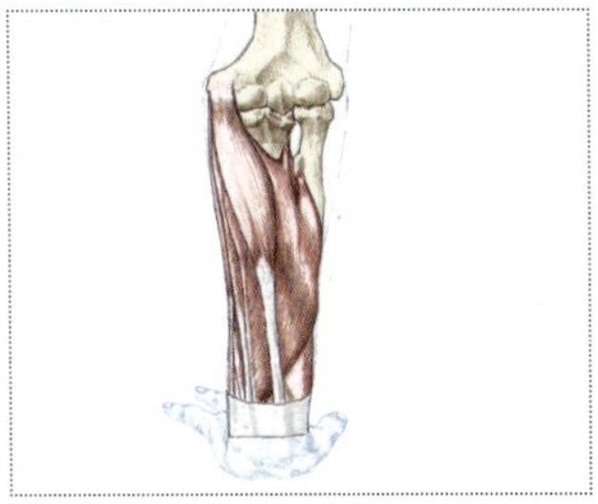

아래팔 굽힘근 : 152쪽

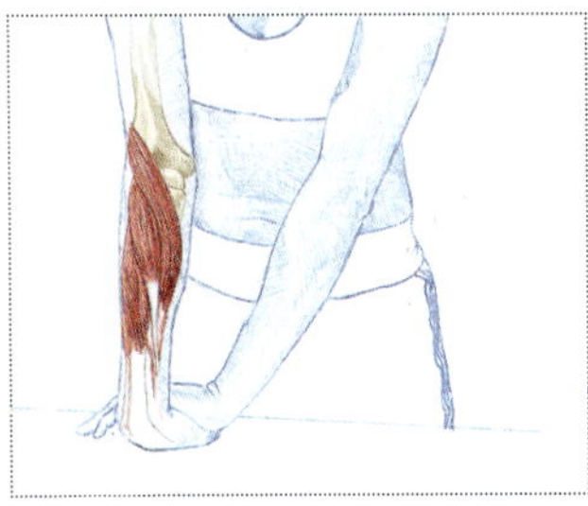

아래팔 폄근 : 154쪽

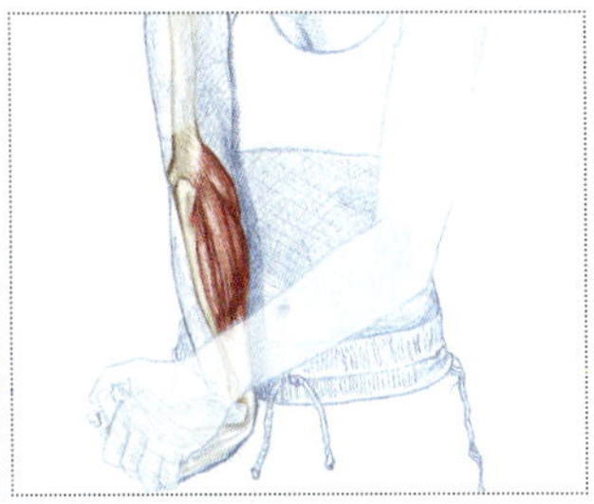

긴노쪽손목폄근 및 짧은노쪽손목폄근 : 156쪽

러너의 무릎 RUNNER'S KNEE

러너의 무릎은 운동을 하지 않는 사람들에게 흔히 이환되는 운동 부상이다.

무엇이 통증을 느끼게 하는가?

- 넙다리근막긴장근과 중간볼기근에서 시작되어 무릎 바깥쪽을 가로질러 뻗는 짧은 힘줄근막.

통증의 원인

통증은 다음의 것에 의해 야기될 수 있다:

- 엉덩이와 넓적다리의 단단하고 단축된 근육은 근막을 조여 무릎 바깥쪽을 문지르게 한다.
- 잘못된 발의 각도로 달리기, 걷기, 자전거타기를 한다.

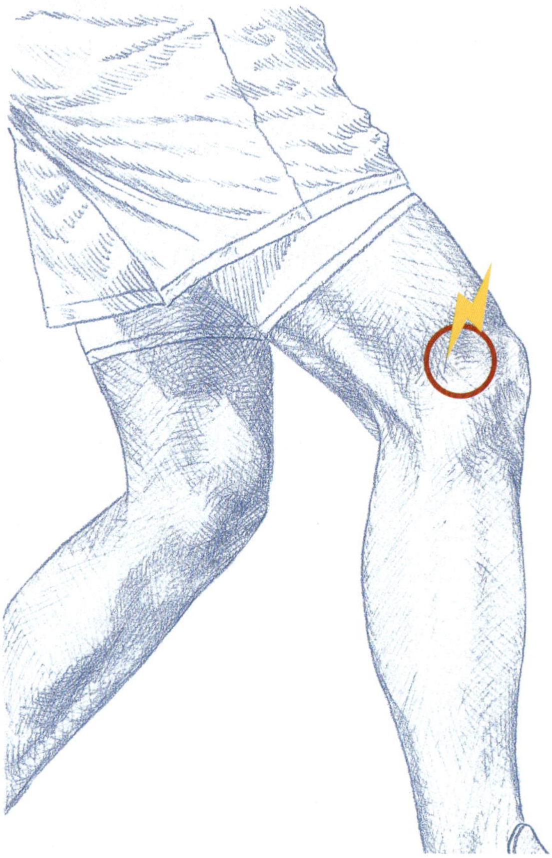

러너의 무릎은 스트레칭에 매우 잘 반응하는 질환이다.

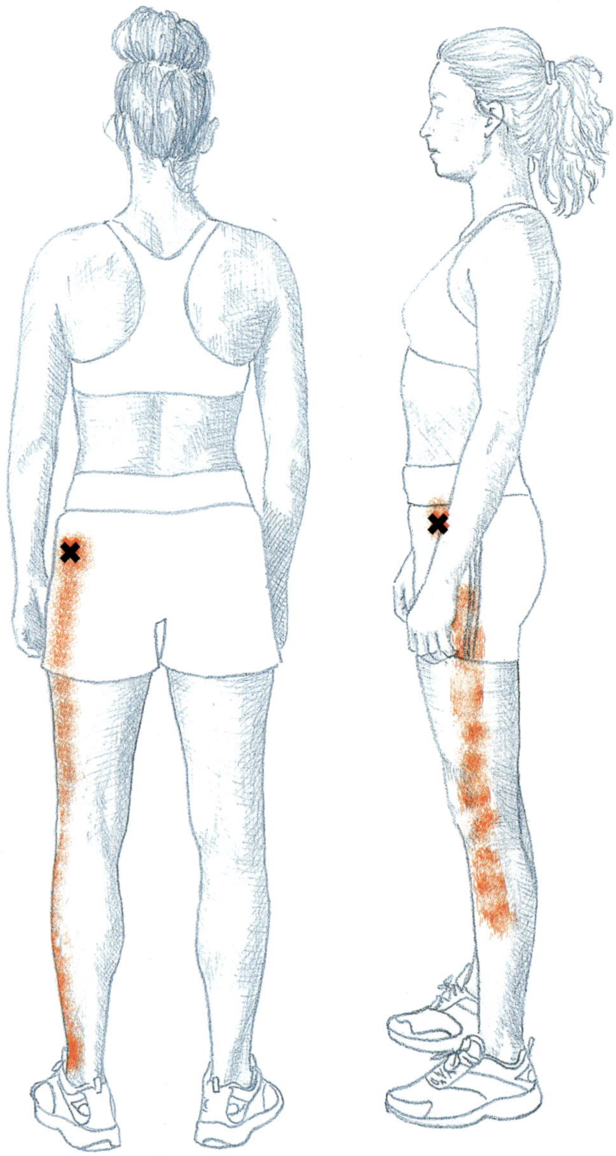

중간볼기근 *넙다리근막긴장근*

X는 통증유발점의 위치를 나타내고 색칠한 영역은 불쾌감이 확산될 가능성이 있다는 것을 나타낸다.

일반적인 치료법

통증을 느끼고 있는 경우는 달리기, 걷기 또는 자전거 타기를 피한다. 마음 놓고 운동해도 되지만 불쾌감을 느끼면 바로 중지한다.

특수 치료법

운동 전후만이 아니라 다음의 근육을 하루에 여러 번 스트레칭한다.

전문가의 도움을 구하는 시기

통증이 만성적인 오래 지속되는 둔한 통증(ache)으로 바뀌는 경우는 전문가를 찾아간다.

스트레칭할 근육

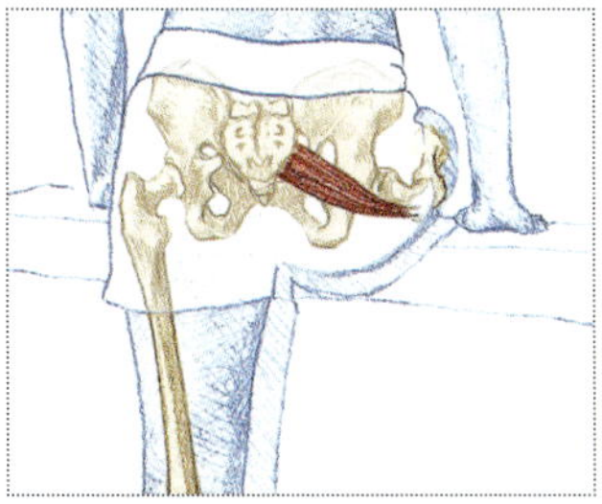

궁둥구멍근 : 92, 96쪽

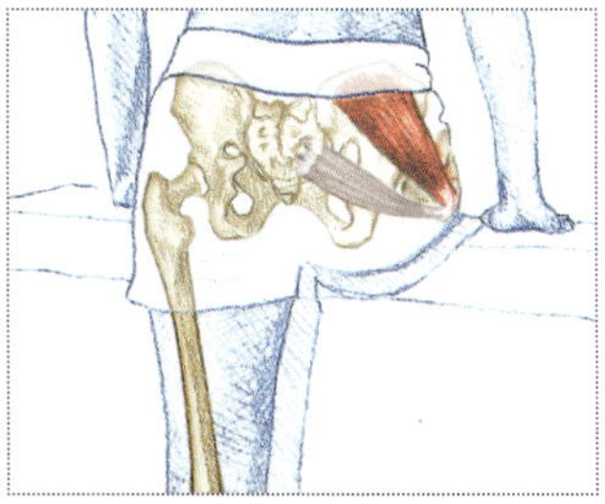

중간볼기근 및 작은볼기근 : 86쪽

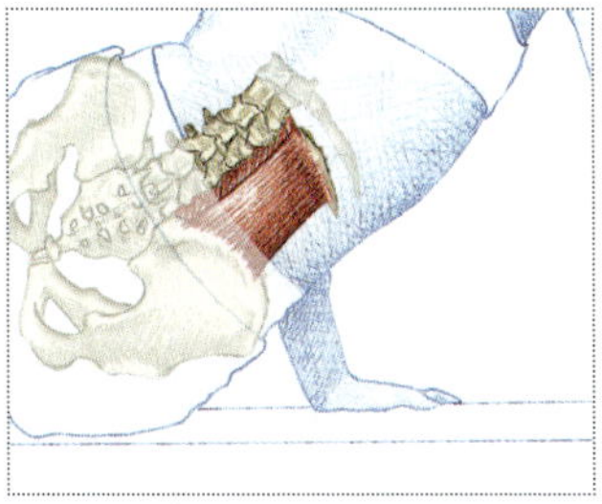

허리네모근 : 101, 104쪽

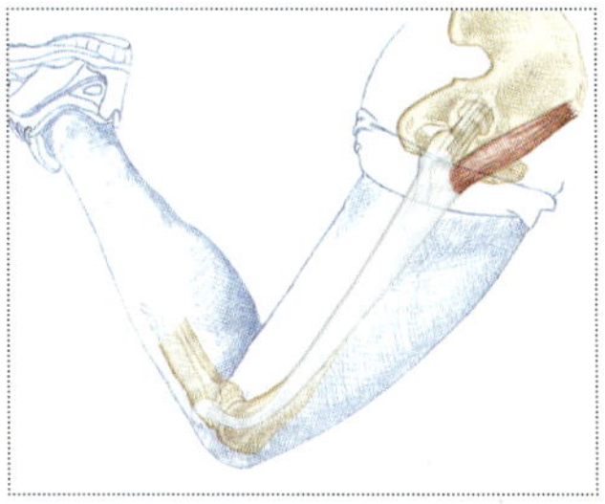

넙다리근막긴장근 : 122쪽

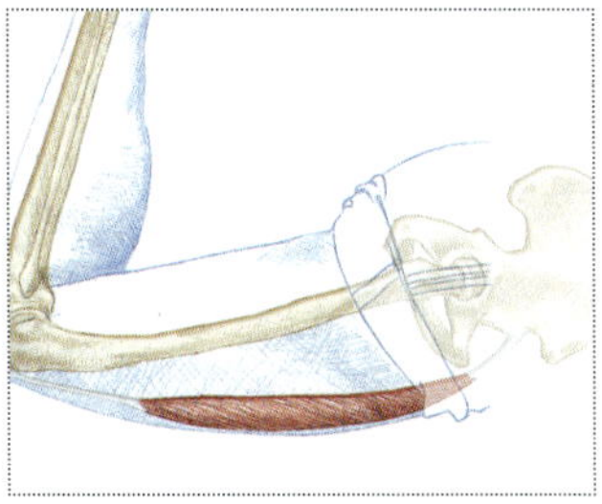

넙다리곧은근 : 113, 117쪽

허리통증 LOW-BACK PAIN

대부분의 사람은 어느 시점에서 허리 통증이 있을 것이다. 개인적인 고통과 삶의 질이 저하하는 것에 더해서 이 질병은 결근, 병가 및 장애수당의 측면에서 엄청난 금액의 사회적 비용이 들게 한다.

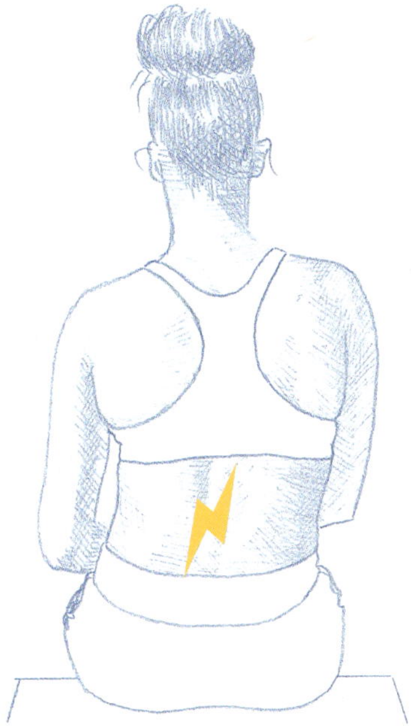

앉아 있는 것은 허리통증을 일으키는 최상의 방법 중 하나이다. 다리를 꼬고 앉아 있는 것은 허리를 아프게 할 위험성이 더욱 높아진다.

무엇이 통증을 느끼게 하는가?

- 척추 디스크
- 인대
- 척추와 엉덩관절의 고정된 관절
- 과도하게 가동화된 척추와 엉덩관절의 관절
- 경련을 일으키는 뻣뻣한 근육

통증의 원인

허리통증에는 많은 이유가 있다. 주된 이유는 우리들이 지나치게 많이, 지나치게 오래 그리고 지나치게 여러 해 동안 앉아 있음으로 해서 척추의 추간판을 압박하고 인대를 신장시키고 있기 때문이다. 앉아 있는 것은 또한 엉덩관절 굽힘근 및 볼기근육을 조이고 단축시켜 허리의 심부근육을 피로하게 한다.

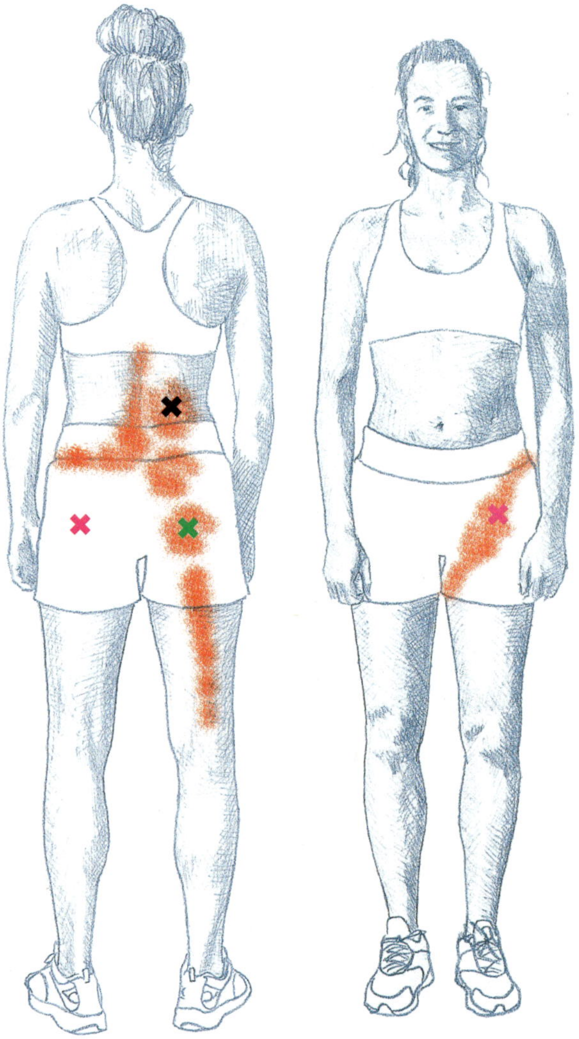

엉덩허리근 - 적색 ×
허리네모근 - 흑색 ×
궁둥구멍근 - 녹색 ×

X는 통증유발점의 위치를 나타내고 색칠한 영역은 불쾌감이 확산될 가능성이 있다는 것을 나타낸다.

일반적인 치료법

앉아 있는 것을 피한다. 이것은 근육의 활성화를 감소시킨다. 하루를 통해서 짧은 시간 동안 자주 움직이도록 한다. 컴퓨터 앞에 몇 시간이나 앉아 있으면 등에 엄청난 손상을 준다.

특수 치료법

다음의 근육을 하루에 여러 번 스트레칭한다.

전문가의 도움을 구하는 시기

다음의 어느 것이 있는 경우는 전문가를 찾아간다.

- 잠을 잘 수 없을 만큼 심한 오래 지속되는 둔한 통증 또는 통증이 있다.
- 하루 종일 또는 자세를 바꿔도 변화하지 않는 강한 통증이 있다.
- 다리, 하퇴 및 발로 방산되는 강한 통증이 있다.
- 다리에 근력저하가 있다.
- 맥없이 주저앉지 않고는 발끝 또는 발꿈치로 서 있을 수 없다.
- 재채기나 기침을 할 때 등과 다리에 찌르는 것 같은 느낌이 있다.

스트레칭할 근육

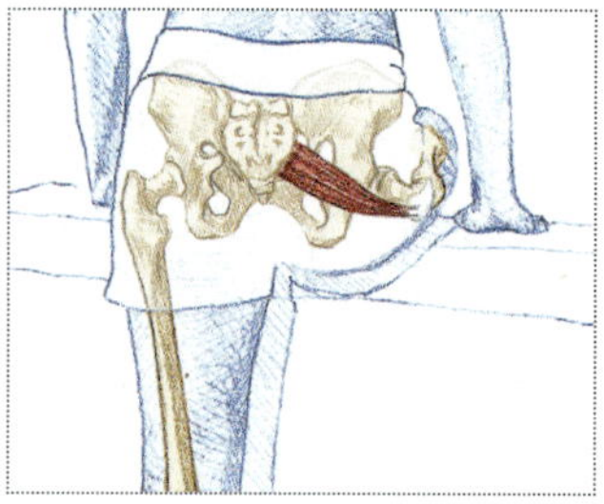

궁둥구멍근 : 92, 96쪽

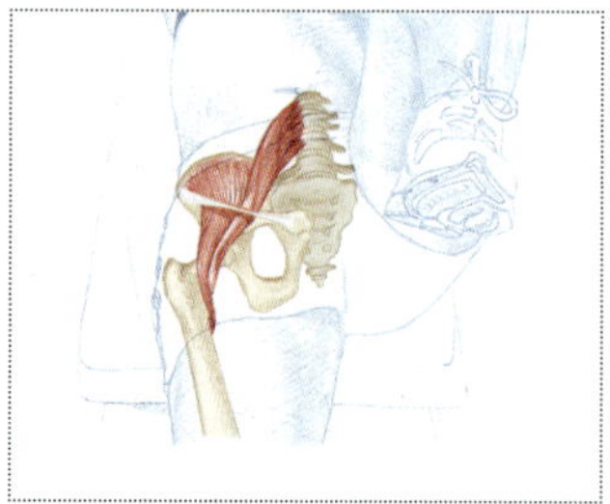

허리근과 엉덩근 : 108쪽

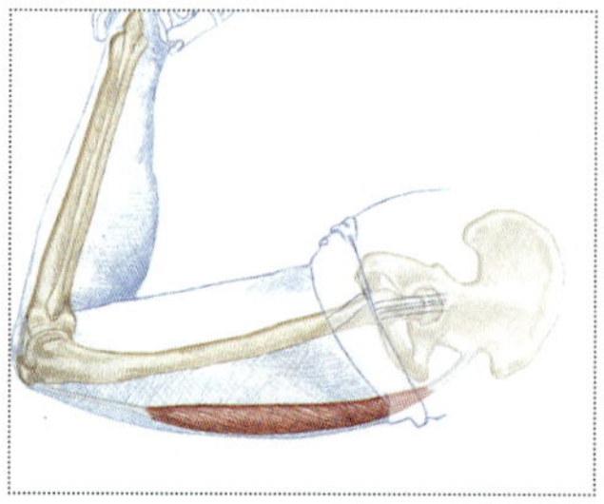

넙다리곧은근 : 113, 117쪽

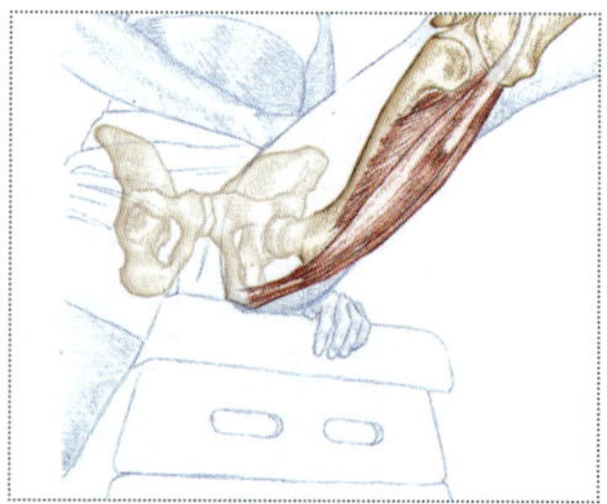

뒤넙다리근 : 126쪽

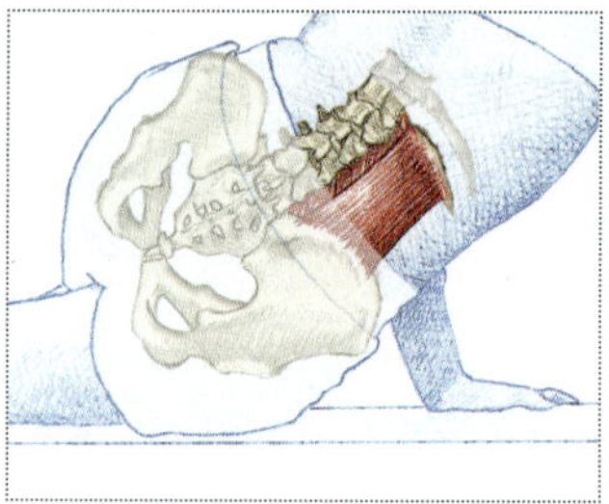

허리네모근 : 101, 104쪽

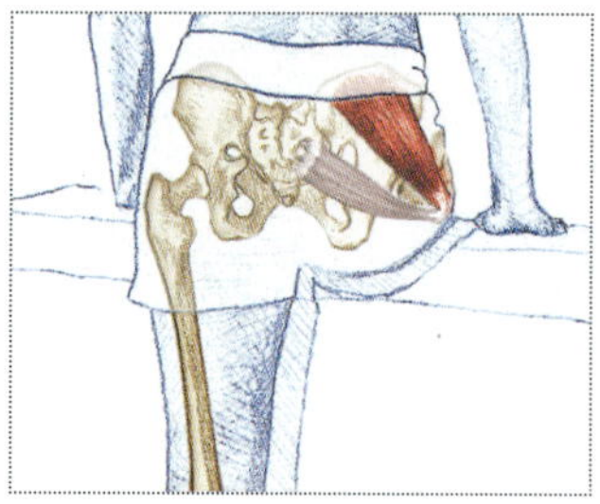

중간볼기근 및 작은볼기근 : 86쪽

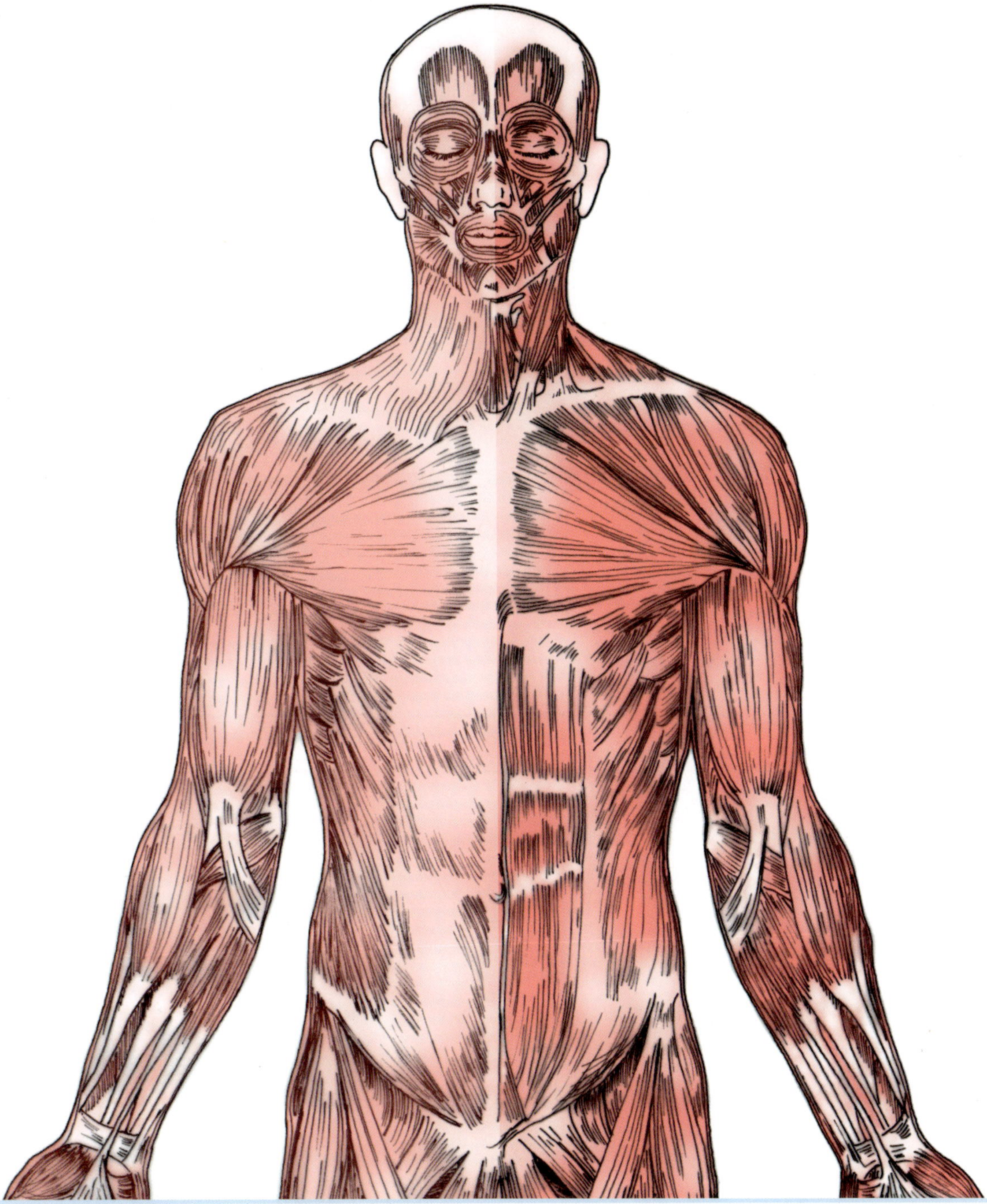

유연성 및 근육 균형의 평가

ASSESSING FLEXIBILITY AND MUSCLE BALANCE

왼쪽 근육과 오른쪽 근육 사이의 유연성 불균형으로 인해서 오래 지속되는 둔한 통증(ache), 통증(pain) 및 부상이 많이 발생한다. 실제의 문제를 일으키기 위해서는 차이가 크지 않아도 된다. 유연성을 검사할 때, 자신이 할 수 있는 데까지 억지로 스트레칭할 필요가 없다. 대신에, 근육에 저항 또는 찌르는 것 같은 통증(sting)이 있을 때는 멈춘다. 이 감각은 양쪽이 같아야 한다. 양쪽에 같은 방법으로 운동해야 한다는 것을 잊지 말아야 한다.

스트레칭 되는 근육	왼쪽이 짧다	오른쪽이 짧다	동등하다
목과 어깨의 검사			
상부 등세모근			
어깨올림근			
목빗근			
목갈비근			
어깨관절의 검사			
가시위근			
가시아래근			
큰원근			
넓은등근			
상부 등의 검사			
중부등세모근			
마름근			
넓은등근			
큰가슴근			
허리의 검사			
허리근과 엉덩근			
궁둥구멍근			
중간볼기근과 작은볼기근			
넙다리곧은근			
뒤넙다리근			

K. Berg, Prescriptive Stretching, 2nd ed. (Champaign, IL: Human Kinetics, 2020). 에서 발췌

스트레칭 찾아보기 STRETCH INDEX

ㅈ

ㅋ

ㅎ

참고문헌 REFERENCE

Amako, M., T. Oda, K. Masuoka, H. Yokoi, and P. Campisi. 2003. Effect of static stretching on prevention of injuries for military recruits. *Military Medicine* 168: 442-446.

Barcsay, J. 1976. *Anatomy for artists.* [Anatomi för konstnärer.] Stockholm: Bonnier.

Behm, D.G., A.J. Blazevich, A.D. Kay, and M. McHugh. 2015. Acute effects of muscle stretching on physical performance, range of motion, and injury incidence in healthy active individuals: A systematic review. *Applied Physiology, Nutrition, and Metabolism* 41(1):1-11.

Bojsen-Möller, F. 2000. *The anatomy of the musculoskeletal system.* [Rörelseapparatens anatomi.] Stockholm: Liber.

Feland, J.B., J.W. Myrer, S.S. Schulthies, G.W. Fellingham, and G.W. Measom. 2001. The effect of duration of stretching of the hamstring muscle group for increasing range of motion in people aged 65 years or older. *Physical Therapy* 81: 1110-1117.

Fowles, J.R., D.G. Sale, and J.D. MacDougall. 2000. Reduced strength after passive stretch of the human plantar-flexors. *Journal of Applied Physiology* 89: 1179-1188.

Halbertsma, J.P., A. van Bolhuis, and L.N. Göeken. 1996. Sport stretching: Effect on passive muscle stiffness on short hamstrings. *Archives of Physical Medicine and Rehabilitation* 77: 688-692.

Harvey, L., R. Herbert, and J. Crosbie. 2002. Does stretching induce lasting increases in joint ROM? A systematic review. *Physiotherapy Research International* 7: 1-13.

Handel, M., T. Horstmann, H.H. Dickhuth, and R.W. Gulch. 1997. Effects of contract-relax stretching training on muscle performance in athletes. *European Journal of Applied Physiology and Occupational Physiology* 76: 400-408.

Hotta. K., B.J. Behnke, B. Arjmandi, P. Ghosh, B. Chen, and R. Brooks et al. 2018. Daily muscle stretching enhances blood flow, endothelial function, capillarity, vascular volume and connectivity in aged skeletal muscle. *Journal of Physiology* 596(10):1903-1917.

Hotta K., W.B. Batchelor, J. Graven, V. Dahya, T.E. Noel, and A. Ghai, et al. 2019. Daily passive muscle stretching improves flow-mediated dilation of popliteal artery and 6-minute walk test in elderly patients with stable symptomatic peripheral artery disease. *Cardiovascular Revascularization Medicine.* Available online 10 May 2019. DOI: 10.1016/j.carrev.2019.05.003.

Iwata, M., A. Yamamoto, S. Matsuo, G. Hatano, M. Miyazaki, and T. Fukaya et al. 2019. Dynamic stretching has sustained effects on range of motion and passive stiffness of the hamstring muscles. *Journal of Sports Science & Medicine* 18(1):13-20.

Kallerud H, and N. Gleeson. 2013. Effects of stretching on performances involving stretch-shortening cycles. *Sports Medicine* 43(8):733-50.

Karlsson, T., and M. Hallonlöf. 2003. *Stretching the hamstrings: The effect on quadriceps femoris regarding strength. [Stretching av hamstrings: Effekt på quadriceps femoris beträffande styrka.]* Stockholm: Karolinska Institute.

Kay, A.D., J. Husbands-Beasley, and A.J. Blazevich.

2015. Effects of PNF, Static Stretch, and Isometric Contractions on Muscle–Tendon Mechanics. *Medicine and Science in Sport and Exercise*. 47(10):2181-90.

Konrad, A., S. Stafilidis, and M. Tilp. 2017. Effects of acute static, ballistic, and PNF stretching exercise on the muscle and tendon tissue properties. *Scandinavian Journal of Medicine & Science in Sports* 27(10):1070-1080.

Lundeberg, T., and R. Nisell. 1993. *Pain and inflammation: Physiology and pain in the moving parts. [Smärta och inflammation: fysiologi och behandling vid smärta irörelseorganen.]* Stockholm: Syntex Nordica.

Masugi, Y., H. Obata, D. Inoue, N. Kawashima, and K. Nakazawa. 2017. Neural effects of muscle stretching on the spinal reflexes in multiple lower-limb muscles. *PLoS One* 12(6):e0180275.

Peterson, F.P., E.K. McCreary, and P.G. Provance. 1993. *Muscles, testing and function: With posture and pain*. Baltimore: Williams & Wilkins.

Petrén, T. 1989. *Textbook of anatomy: Musculoskeletal system. [Lärobok i anatomi: Rörelseapparaten.]* Stockholm: Nordic Bookstore.

Pope, R.P., R.D. Herbert, J.D. Kirwan, and B.J. Graham. 2000. A randomized trial of preexercise stretching for prevention of lower limb injury. *Medicine and Science in Sports and Exercise* 32: 271-277.

Putz, R., and R. Pabst, eds. 2001. *Sobotta atlas of human anatomy: Head, neck, upper limb*. Munich: Elsevier, Urban & Fischer.

Putz, R., and R. Pabst, eds. 2001. *Sobotta atlas of human anatomy: Trunk, viscera, lower limb*. Munich: Elsevier, Urban & Fischer.

Radford, J.A., J. Burns, R. Buchbinder, K.B. Landorf, and C. Cook. 2006. Does stretching increase ankle dorsiflexion range of motion? A systematic review. *British Journal of Sports Medicine* 0(10):870-5.

Richer, P. 1971. *Artistic anatomy*. trans. Robert Beverly Hale. New York: Watson-Guptill.

Rohen, J.W., C. Yokochi, and E.L. Drecoll. 1998. *Color atlas of anatomy: A photographic study of the human body*. Baltimore: Williams & Wilkins.

Szunyoghy, A. 1999. *Anatomical drawing school: Humans, animals, comparative anatomy. [Anatomisk tecknarskola människa, djur, jämförande anatomi.]* London: Könemann.

Taylor K.L., J.M. Sheppard, H. Lee, and N. Plummer N. 2009. Negative effect of static stretching restored when combined with a sport specific warm-up component. *Journal of Science and Medicine in Sport* 12(6):657-61.

Travell, J.G., D.G. Simons, and L.S. Simons. 1999. *Myofascial pain and dysfunction: The trigger point manual*. Baltimore: Williams & Wilkins.

Turki, O., A. Chaouachi, D.G. Behm, H. Chtara, M. Chtara, D. Bishop, et al. 2012. The effect of warm-ups incorporating different volumes of dynamic stretching on 10- and 20-m sprint performance in highly trained male athletes. *Journal of Strength & Conditioning Research* 26(1):63-72.

Wicke, J., K. Gainey, and M. Figueroa. 2014. A comparison of self-administered proprioceptive neuromuscular facilitation to static stretching on range of motion and flexibility. *Journal of Strength & Conditioning Research* 28(1):168-72.

Yildirim, M.S., S. Ozyurek, O. Tosun, S. Uzer, and N. Gelecek. 2016. Comparison of effects of static, proprioceptive neuromuscular facilitation and Mulligan stretching on hip flexion range of motion: A randomized controlled trial. *Biology of Sport* Mar;33(1):89-94.

Younis Aslan, H.I., H.H. Buddhadev, D.N. Suprak, and J.G. San Juan. 2019. Acute effects of two hip flexor stretching techniques on knee joint position sense and balance. *International Journal of Sports Physical Therapy* 13(5): 846–859.

저자에 대해서 ABOUT THE AUTHOR

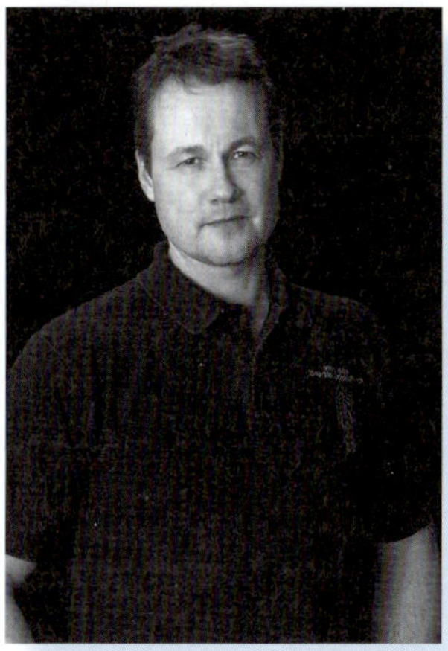

Kristian Berg는 척추와 결합조직의 도수교정과 스트레칭에 초점을 맞춘 의학요법인 마사지치료(naprapathy)의 의사이다. 1988년 이래 그는 스웨덴의 스톡홀름에서 자기 자신의 클리닉을 운영해왔고 그곳에서 그는 근골격 초음파 진단(MSKUL)을 전문으로 하고 있다. 그는 정형외과학과 스포츠의학의 전문가에게 정기적으로 MSKUL에 대해 강의하고 있다. 그의 진료의 일환으로서 중증 힘줄 손상에 대해 PRP/ACP 주사를 제공하는 것을 인증 받은 ESSR이다. 그의 클리닉에서는 30,000명 이상의 환자에게 전반적인 건강을 위한 스트레칭과 근육 균형의 중요성을 보여주어 왔다. Berg는 절개(dissection), 해부 및 도수조작 기법의 국제 훈련과정에 매년 참여하고 있다.

Berg는 개인 훈련교육을 정규 교육으로 통합하는 데 스톡홀름의 Idrottsgymnasium(스톡홀름의 스포츠 고등학교)과 협력하고 있다. 그는 스톡홀름에 있는 스칸디나비아 마사지치료 도수의학 대학(Scandinavian College of Naprapathic Manual Medicine)에서 해부학 강사로 있고 스웨덴과 유럽 전역에서 스트레칭과 운동훈련(athletic training)에 대한 높이 평가된 발표자이다. 그는 Global Hamstring Project (2015에 창립 컨퍼런스 개최)에서 자주 강의를 하는 강사이고 국제올림픽위원회(IOC) 세계 컨퍼런스에 정기적으로 참석하고 있다.

마사지치료를 시행하는 전문가(naprapath)가 되기 전에는 Berg는 전국적으로 등급이 있는 체조선수였고 재능 있는 주니어 테니스 선수이었다. 최근에는 그는 복합스포츠 운동선수로서 출전을 하였고 남아메리카의 최고봉인 아콩카과산(Aconcagua)을 등반하였다. Berg는 스웨덴의 Svartsjo에 거주하고 있다.